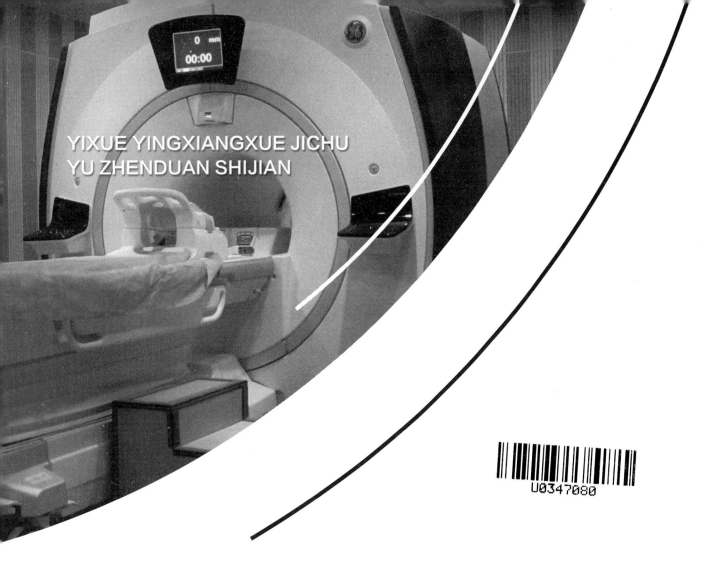

YIXUE YINGXIANGXUE JICHU
YU ZHENDUAN SHIJIAN

U0347080

医学影像学基础
与诊断实践

主 编　缪文捷　陈慧　胡玲　等

吉林出版集团
吉林科学技术出版社

图书在版编目（CIP）数据

医学影像学基础与诊断实践 / 缪文捷等主编. -- 长春 : 吉林科学技术出版社, 2018.6
ISBN 978-7-5578-4445-5

Ⅰ.①医… Ⅱ.①缪… Ⅲ.①影象诊断 Ⅳ.①R445

中国版本图书馆CIP数据核字(2018)第103182号

医学影像学基础与诊断实践

主　　编	缪文捷　陈　慧　胡　玲　宋　涛　李俊兰　闫堂中
副 主 编	贾进正　王素青　王禄伟　杨　丽
	牛合平　李　焜　闫华静　李　鹤
出 版 人	李　梁
责任编辑	赵　兵　张　卓
装帧设计	雅卓图书
开　　本	880mm×1230mm　1/16
字　　数	362千字
印　　张	11
版　　次	2018年6月第1版
印　　次	2018年6月第1次印刷
出　　版	吉林出版集团
	吉林科学技术出版社
地　　址	长春市人民大街4646号
邮　　编	130021
编辑部电话	0431-85635185
网　　址	www.jlstp.net
印　　刷	济南大地图文快印有限公司
书　　号	ISBN 978-7-5578-4445-5
定　　价	88.00元

前　言

　　医学影像是指为了医疗或医学研究，对人体或人体某部分，以非侵入方式取得内部组织影像的技术与处理过程。它包含以下两个相对独立的研究方向：医学成像系统和医学图像处理。前者是指图像形成的过程，包括对成像机理、成像设备、成像系统分析等问题的研究；后者是指对已经获得的图像作进一步的处理，其目的是或者是使原来不够清晰的图像复原，或者是为了突出图像中的某些特征信息，或者是对图像做模式分类等等。

　　为更好地利用影像设备治疗疾病，缓解医患关系，减轻患者经济负担，提高患者生活质量，本书作者参考大量国内外文献资料，结合国内临床实际情况，编写了本书。

　　本书首先介绍了医学影像学技术概述、计算机体层成像检查技术、MRI 检查技术等内容；其次介绍了 X 线临床诊断、CT 临床诊断、MRI 临床诊断等内容。

　　本书的作者，从事本专业多年，具有丰富的临床经验和深厚的理论功底。希望本书能为医务工作者处理相关问题提供参考，本书也可作为医学院校学生和基层医生学习之用。

　　在编写过程中，由于作者较多，写作方式和文笔风格不一，再加上时间有限，难免存在疏漏和不足之处，望广大读者提出宝贵的意见和建议，谢谢。

编　者

2018 年 6 月

目　录

第一章

X 线普通摄影技术

X 线普通摄影检查即 X 线平片检查。人体不同的组织和器官组成的物质不同,密度也就不同,对 X 线的吸收也就存在差异,利用 X 线的穿透特性,把穿透人体后强度不均匀的 X 线记录在胶片上的检查方法就称为 X 线普通摄影。所以,X 线照片影像是 X 线穿透方向上组织和器官影像的重叠影。因此,我们需要尽可能地减少被检组织或器官与其他组织或器官的影像重叠。这种将被检肢体、X 线胶片以及 X 线中心线三者间做特定关系的摆放称为摄影体位。本章将对一些常用的检查体位做主要介绍,其余一些很少应用或已经由其他检查方法代替的体位将不再介绍。

第一节　X 线普通摄影概述

一、解剖学知识

(一)解剖学姿势(标准姿势)

人体直立,两眼平视前方,两上肢下垂置于躯干两侧,掌心向前,两下肢并拢,足尖向前。在 X 线摄影和影像诊断时,都以此标准姿势作为定位依据(图 1 − 1)。

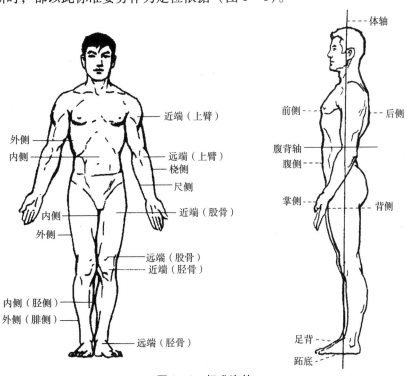

图 1 − 1　标准姿势

（二）解剖学的基准线、面

以解剖学姿势为准，可将人体假设为三个典型的互相垂直的轴。

1. 垂直轴 与水平线垂直的自头顶至足部的连线称为垂直轴，亦称为人体长轴。

2. 矢状面、矢状轴 沿前后方向将人体纵断为左右两部分的断面，称为矢状面。使人体左右两部分相等，居正中线上的矢状面为正中矢状面。前后方向的水平线，称为矢状轴。

3. 冠状面、冠状轴 沿左右方向将人体纵断为前后两部分的断面，称为冠状面，也称为额状面。左右方向的水平线，称为冠状轴。

4. 水平面 将人体横断为上下两部分的断面，称为水平面，也称为横断面。

5. 头颅水平面 指两眼眶下缘及两外耳孔连线所构成的平面。

（三）解剖学的方位

1. 一般的方向和位置

（1）上和下：近头部者为上，近足部者为下。

（2）前和后：近身体腹面者为前（或腹侧），近身体背面者为后（或背侧）。

（3）近和远：靠近心脏者为近端，远离心脏者为远端。

（4）深和浅：距体表近者为浅，距体表远者为深。

（5）内侧和外侧：靠近正中矢状面者为内侧，远离正中矢状面者为外侧。

2. 四肢的方向和位置

（1）近端和远端：靠近心脏者为近端，远离心脏者为远端。

（2）桡侧和尺侧：上肢靠近桡骨者为桡侧，靠近尺骨者为尺侧。

（3）胫侧和腓侧：下肢靠近胫骨者为胫侧，靠近腓骨者为腓侧。

（4）掌侧和背侧：手心侧为掌侧，手背侧为（手）背侧。

（5）足底侧和足背侧：靠近跖骨上部为足背侧，靠近跖骨下部为足底侧。

3. 关节运动

（1）屈伸运动：关节沿腹背轴运动，使组成关节的两骨骼间的夹角变小的运动为屈；使组成关节的两骨骼间的夹角变大的运动为伸。

（2）内收和外展运动：关节沿冠状面运动，骨骼靠近正中矢状面的移动称为内收；使骨骼远离正中矢状面的移动称为外展。

（3）旋转运动：骨骼环绕矢状面进行的转动称为旋转运动。使骨的前面转向内侧称为内旋或旋内；使骨的前面转向外侧称为外旋或旋外。

二、X线摄影基本知识

1. X线照射方向 我们把X线中心线与地面水平面垂直的照射称为垂直照射，中心线与地面水平面水平的照射称为水平照射。中心线向头侧倾斜称为向上倾斜，中心线向足侧倾斜称为向下倾斜。

2. 摄影距离

（1）焦–片距：X线管焦点到胶片间的距离。

（2）焦–物距：X线管焦点到被检物体中心所在平面间的距离。

（3）焦–台距：X线管焦点到摄影床面间的距离。

（4）物–片距：被检物体中心所在平面到胶片间的距离。

3. 胶片放置 与胶片长边平行的轴线称为胶片长轴，与胶片短边平行的轴线称为胶片短轴。胶片长轴与肢体长轴相平行的摆放称为胶片竖放，胶片短轴与肢体长轴相平行的摆放称为胶片横放。

4. 身体体位

（1）站立位：被检者身体直立，矢状轴与水平面垂直的体位称为站立位。

（2）仰卧位：被检者仰卧于摄影床面上的体位称为仰卧位。

（3）俯卧位：被检者俯卧于摄影床面上的体位称为俯卧位。

（4）侧卧位：被检者身体矢状面与摄影床面平行的体位称为侧卧位。左侧在下称为左侧卧位，右侧在下称为右侧卧位。

（5）斜位：被检者身体的冠状面与胶片呈一定角度的体位称为斜位。

5. X线照射方向　指X线中心线照射于被检部位的方向。

（1）矢状方向：X线与人体矢状面平行的照射方向，具体如下。①前后方向：X线由被检者的前方射入，从后方射出的照射方向。②后前方向：X线由被检者的后方射入，从前方射出的照射方向。

（2）冠状方向：X线与人体冠状面平行的照射方向，具体如下。①左右方向：X线由被检者的左侧射入，从右侧射出的照射方向。②右左方向：X线由被检者的右侧射入，从左侧射出的照射方向。

（3）斜方向：X线从人体冠状面与矢状面之间射入的照射方向，具体如下。①左前斜位：X线由被检者身体的右后方射入左前方射出的照射方向。②右前斜位：X线由被检者身体的左后方射入右前方射出的照射方向。③左后斜位：X线由被检者身体的右前方射入左后方射出的照射方向。④右后斜位：X线由被检者身体的左前方射入右后方射出的照射方向。

（4）轴方向：X线与矢状轴平行的照射方向，具体如下。①上下方向：X线自上而下的照射方向。②下上方向：X线自下而上的照射方向。

（5）切线方向：X线中心线与被检肢体局部边缘相切的照射方向。

6. 摄影体位

（1）前后位：胶片在被检部位的背侧，X线呈矢状方向由被检部位的前面射入胶片的摄影体位被称为前后位。

（2）后前位：胶片在被检部位的前面，X线呈矢状方向由被检部位的后面射入胶片的摄影体位被称为后前位。

（3）侧位：胶片置于身体一侧，X线呈冠状方向从身体的另一侧射入胶片的摄影体位被称为侧位。身体左侧靠近胶片称为左侧位，身体右侧靠近胶片称为右侧位。

（4）右前斜位：被检者身体的右前部靠近胶片，使冠状面与胶片成一定角度，X线由被检部位的左后方射入胶片的摄影体位被称为右前斜位。通常把右前斜位称为第1斜位。

（5）左前斜位：被检者身体的左前部靠近胶片，使冠状面与胶片成一定角度，X线由被检部位的右后方射入胶片的摄影体位被称为左前斜位。通常把左前斜位称为第2斜位。

（6）右后斜位：被检者身体的右后部靠近胶片，使冠状面与胶片成一定角度，X线由被检部位的左前方射入胶片的摄影体位被称为右后斜位。

（7）左后斜位：被检者身体的左后部靠近胶片，使冠状面与胶片成一定角度，X线由被检部位的右前方射入胶片的摄影体位被称为左后斜位。

X线摄影体位是前人经过大量探索和实践总结出来的，是由被检者体位、胶片位置和X线照射方向共同组合而成的统一体。摄影体位的命名方法很多，除了以上几种命名方法，有的是根据被检肢体姿势来命名的，有的是根据被检肢体的功能状态来命名的，还有一些是根据摄影体位的设计人的姓名来命名的。

（缪文捷）

第二节　X线普通摄影常用体位

一、上肢常用体位

1. 手后前位

（1）摄影体位：被检者坐于摄影床旁，肘部弯曲。将被检侧手掌平放于暗盒上，手指略分开。第3掌骨头放于暗盒中心。

（2）中心线：对准第3掌骨头垂直射入。如需摄取双手影像，中心线经双手间中点射入暗盒中心（图1-2）。

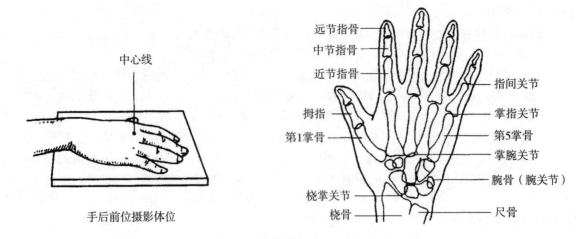

手后前位摄影体位

图1-2 手后前位摄影体位及显示

2. 手后前斜位

（1）摄影体位：被检者坐于摄影床旁，肘部弯曲。将被检侧手第5掌骨靠近暗盒，掌面向下并与暗盒成45°。各手指略分开且稍弯曲。

（2）中心线：对准第3掌骨头垂直射入。

3. 腕关节后前位

（1）摄影体位：被检者坐于摄影床旁，肘部弯曲。将被检侧腕关节平放于暗盒上，手半握拳，使腕部掌面紧靠暗盒。

（2）中心线：对准尺、桡骨茎突连线中点垂直射入。如需摄取双腕关节影像，中心线对准暗盒中心。

4. 腕关节侧位

（1）摄影体位：被检者坐于摄影床旁，肘部弯曲。被检侧腕部尺侧向下靠近暗盒，将腕关节放于暗盒中心。

（2）中心线：对准桡骨茎突垂直射入（图1-3）。

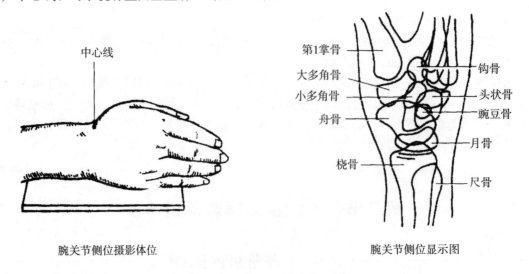

腕关节侧位摄影体位　　　　　　腕关节侧位显示图

图1-3 腕关节侧位摄影体位及显示

5. 腕部尺偏位

（1）摄影体位：被检者坐于摄影床旁，被检侧手和前臂伸直，腕部置于远端抬高与床面成20°的暗盒上，掌面向下。

（2）中心线：对准尺、桡骨茎突连线中点垂直射入（图1-4）。

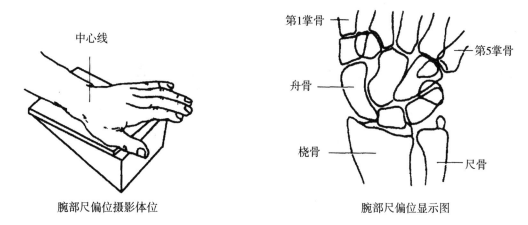

腕部尺偏位摄影体位　　　　　腕部尺偏位显示图

图1-4　腕部尺偏位摄影体位及显示

6. 尺桡骨（前臂）前后位

（1）摄影体位：被检者坐于摄影床旁，前臂伸直，手掌向上、背侧向下平放于暗盒上，长轴与暗盒长轴平行。

（2）中心线：对准前臂中点垂直射入。

7. 尺桡骨（前臂）侧位

（1）摄影体位：被检者坐于摄影床旁，肘部弯曲。被检侧腕部尺侧向下靠近暗盒，将腕关节放于暗盒中心。

（2）中心线：对准桡骨茎突垂直射入。

8. 肘关节前后位

（1）摄影体位：被检者坐于摄影床旁，前臂伸直，手掌向上。尺骨鹰嘴放于暗盒中心。肘部背侧紧靠暗盒。肩部放低，尽量与肘关节相平。

（2）中心线：对准肘关节垂直射入（图1-5）。

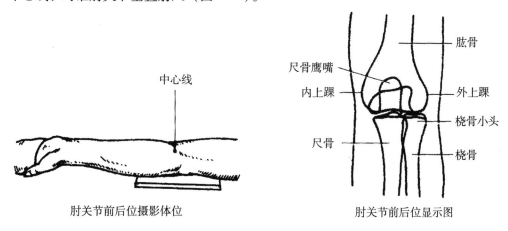

肘关节前后位摄影体位　　　　　肘关节前后位显示图

图1-5　肘关节前后位摄影体位及显示

9. 肘关节侧位

（1）摄影体位：被检者坐于摄影床旁，肘部弯曲成直角。尺侧在下，肘部紧靠暗盒。肩部放低，尽量与肘关节相平。

（2）中心线：对准肘关节垂直射入（图1-6）。

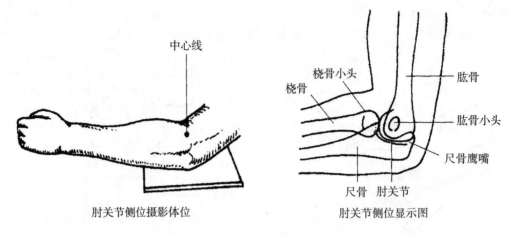

肘关节侧位摄影体位　　　　　　　肘关节侧位显示图

图 1-6　肘关节侧位摄影体位及显示

10. 肱骨（上臂）前后位

（1）摄影体位：被检者仰卧于摄影床上，手臂伸直稍外展，手掌向上。肱骨长轴与暗盒长轴平行。

（2）中心线：对准肱骨中点垂直射入（图 1-7）。

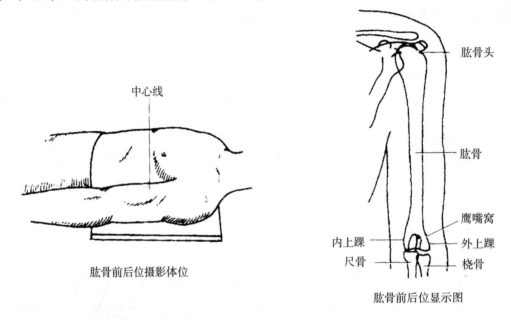

肱骨前后位摄影体位　　　　　　　　肱骨前后位显示图

图 1-7　肱骨前后位摄影体位及显示

11. 肱骨（上臂）侧位

（1）摄影体位：被检者仰卧于摄影床上，手臂屈肘 90°，前臂内旋置于腹前。肱骨长轴与暗盒长轴平行。

（2）中心线：对准肱骨中点垂直射入（图 1-8）。

12. 肩关节仰卧前后位

（1）摄影体位：被检者仰卧于摄影床上，手臂伸直，手掌向上。暗盒上缘超出肩部软组织，将肩胛骨喙突置于暗盒中心。

（2）中心线：对准喙突垂直射入（图 1-9）。

13. 肩关节站立前后位

（1）摄影体位：被检者站立于摄影架前，手臂下垂稍外旋且与躯干分开，肩部背侧紧贴暗盒。暗盒上缘超出肩部软组织，将肩胛骨喙突置于暗盒中心。

（2）中心线：对准喙突垂直射入（图 1-9）。

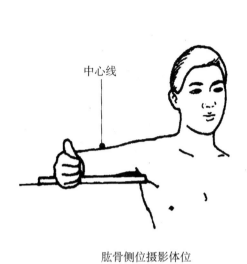

肱骨侧位摄影体位

肱骨侧位显示图

图1-8 肱骨侧位摄影体位及显示

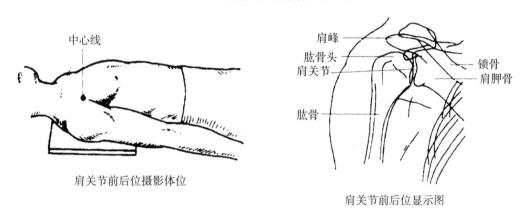

肩关节前后位摄影体位

肩关节前后位显示图

图1-9 肩关节前后位摄影体位及显示

14. 肩关节（肱骨头）侧位

（1）摄影体位：被检者侧立于摄影架前，被检侧上臂外侧紧贴暗盒，肱骨外科颈放于暗盒中心。对侧上肢上举抱头。

（2）中心线：对准对侧腋下垂直射入（图1-10）。

15. 肩胛骨前后位

（1）摄影体位：被检者仰卧于摄影床上，被检侧上臂外展，与躯干垂直，前臂上举，肘部弯曲90°角。将肩胛骨置于暗盒中心。

（2）中心线：对准喙突下方4~5cm垂直射入。

16. 肩胛骨侧位

（1）摄影体位：被检者俯卧于摄影床上，膝、肘和髋关节弯曲，用以支撑身体。被检侧上臂外展，最好高举过头，使肱骨上端不与肩胛骨重叠。转动身体，被检侧肩部紧靠床面，使肩胛骨内外缘连线垂直于暗盒。

（2）中心线：对准肩胛骨内缘中点垂直射入（图1-11）。

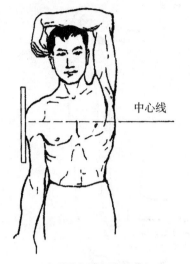

中心线

肩关节侧位摄影体位

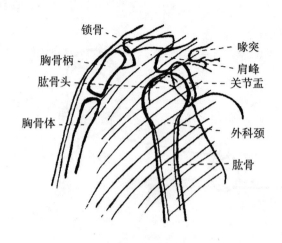

锁骨
胸骨柄
肱骨头
胸骨体

喙突
肩峰
关节盂
外科颈
肱骨

肩关节侧位显示图

图1-10　肩关节侧位摄影体位及显示

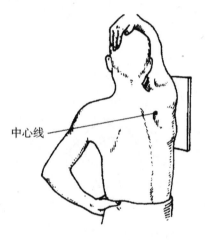

中心线

肩胛骨侧位摄影体位

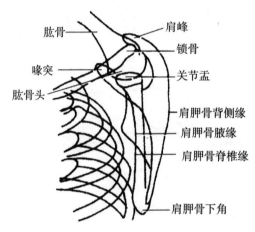

肱骨
喙突
肱骨头

肩峰
锁骨
关节盂
肩胛骨背侧缘
肩胛骨腋缘
肩胛骨脊椎缘
肩胛骨下角

肩胛骨侧位显示图

图1-11　肩胛骨侧位摄影体位及显示

17. 锁骨后前位

（1）摄影体位：被检者俯卧于摄影床上，头部转向对侧，使被检侧锁骨紧贴床面或暗盒。手臂内转，手掌向上。将锁骨中点置于暗盒中心。

（2）中心线：对准锁骨中点垂直射入（图1-12）。

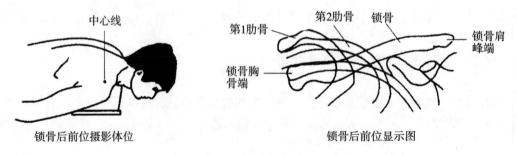

图1-12　锁骨后前位摄影体位及显示

二、下肢常用体位

1. 足前后位

（1）摄影体位：被检者坐于摄影床上，被检侧膝关节弯曲，足底部紧贴暗盒。第3跖骨基底部放于暗盒中心，暗盒中线与足部长轴平行。

（2）中心线：对准第3跖骨基底部垂直射入。

2. 足前后内斜位

（1）摄影体位：被检者坐于摄影床上，被检侧膝关节弯曲，足底内侧贴近暗盒，外侧抬高，使足底与暗盒成30°～45°。第3跖骨基底部放于暗盒中心，暗盒中线与足部长轴平行。

（2）中心线：对准第3跖骨基底部垂直射入。

3. 足侧位

（1）摄影体位：被检者侧卧于摄影床上，被检侧足外侧缘紧贴暗盒，足底与暗盒垂直。第5跖骨基底部放于暗盒中心。

（2）中心线：对准舟楔关节垂直射入（图1-13）。

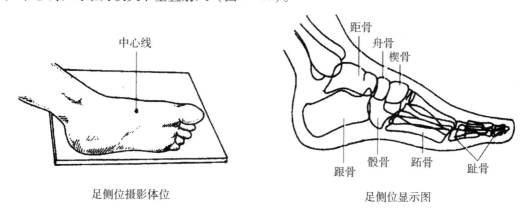

足侧位摄影体位　　　　　　　　　　　足侧位显示图

图1-13　足侧位摄影体位及显示

4. 跟骨轴位

（1）摄影体位：被检者坐于摄影床上，被检侧下肢伸直，足尖向上，足背极度背屈（可用布带牵拉）。

（2）中心线：向头侧倾斜35°～45°，经跟骨中点射入（图1-14）。

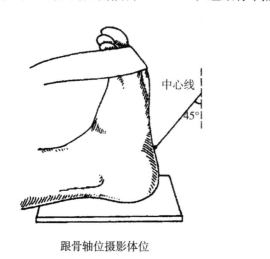

跟骨轴位摄影体位

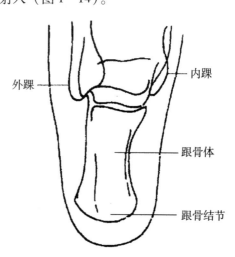

跟骨轴位显示图

图1-14　跟骨轴位摄影体位及显示

5. 跟骨侧位

（1）摄影体位：被检者侧卧于摄影床上，被检侧足部外踝紧贴暗盒，将跟骨放于暗盒中心。

（2）中心线：对准内踝下2cm跟距关节垂直射入（图1-15）。

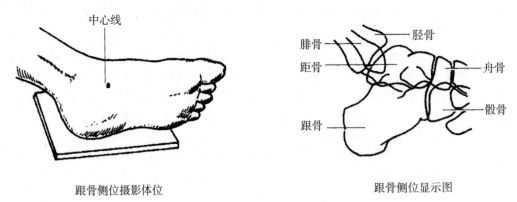

跟骨侧位摄影体位   跟骨侧位显示图

图1-15　跟骨侧位摄影体位及显示

6. 踝关节前后位

（1）摄影体位：被检者仰卧于摄影床上，被检侧下肢伸直，将内、外踝连线中点上方1cm处放于暗盒中心。长轴与暗盒长轴平行。

（2）中心线：对准内、外踝连线中点上方1cm处垂直射入（图1-16）。

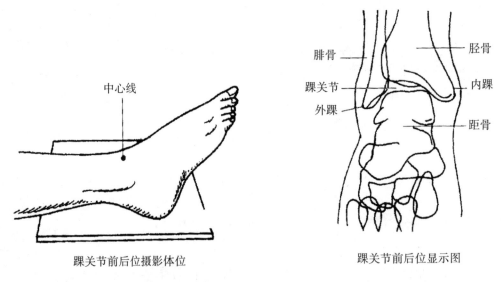

踝关节前后位摄影体位   踝关节前后位显示图

图1-16　踝关节前后位摄影体位及显示

7. 踝关节侧位

（1）摄影体位：被检者侧卧于摄影床上，被检侧下肢伸直，外侧在下紧靠暗盒，长轴与暗盒长轴平行。将外踝上方1cm处放于暗盒中心。

（2）中心线：对准内踝上方1cm处垂直射入。

8. 胫腓骨（小腿）前后位

（1）摄影体位：被检者仰卧于摄影床上，被检侧下肢伸直稍内旋，足尖向上，将被检侧胫腓骨中点放于暗盒中心。长轴与暗盒长轴平行。

（2）中心线：对准胫腓骨中点垂直射入。

9. 胫腓骨（小腿）侧位

（1）摄影体位：被检者侧卧于摄影床上，被检侧下肢伸直，外侧在下紧靠暗盒，长轴与暗盒长轴平行。将胫腓骨中点放于暗盒中心。

（2）中心线：对准胫腓骨中点垂直射入。

10. 膝关节前后位

（1）摄影体位：被检者仰卧于摄影床上，被检侧下肢伸直稍内旋，足尖向上，腘窝靠近暗盒。将髌骨下缘放于暗盒中心。长轴与暗盒长轴平行。

（2）中心线：对准髌骨下缘垂直射入。

11. 膝关节侧位

（1）摄影体位：被检者侧卧于摄影床上，被检侧下肢屈膝120°～135°，外侧缘紧靠暗盒。将髌骨下缘放于暗盒中心。

（2）中心线：对准髌骨下缘垂直射入。

12. 髌骨轴位

（1）摄影体位：被检者俯卧于摄影床上，被检侧膝部尽量屈曲（被检者用手或用布带拉住踝部），对侧下肢伸直。股骨长轴与暗盒长轴平行。

（2）中心线：对准髌骨下缘、经髌骨后缘垂直射入（图1-17）。

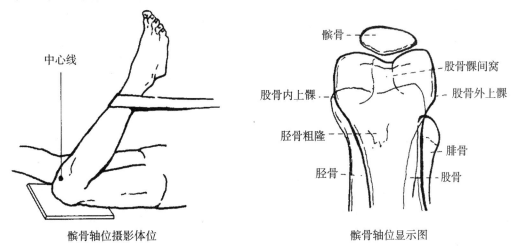

髌骨轴位摄影体位　　　　　髌骨轴位显示图

图1-17　髌骨轴位摄影体位及显示

13. 股骨前后位

（1）摄影体位：被检者仰卧于摄影床上，被检侧下肢伸直稍内旋，足尖向上，将股骨中点放于暗盒中心。长轴与暗盒长轴平行。

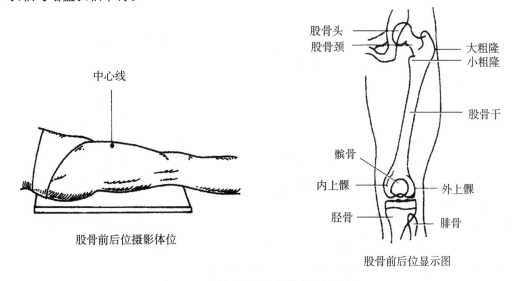

股骨前后位摄影体位　　　　　股骨前后位显示图

图1-18　股骨前后位摄影体位及显示

（2）中心线：对准股骨中点垂直射入（图1-18）。

14. 股骨侧位

（1）摄影体位：被检者侧卧于摄影床上，对侧髋部与膝部屈曲并置于被检侧下肢的前方，被检侧膝部屈曲约135°，外侧在下紧靠暗盒，长轴与暗盒长轴平行。将股骨中点放于暗盒中心。

（2）中心线：对准股骨中点垂直射入（图1-19）。

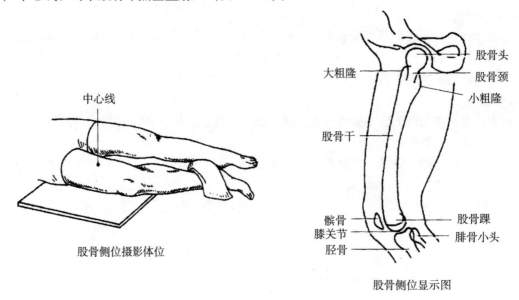

中心线

股骨侧位摄影体位

股骨头
大粗隆
股骨颈
小粗隆
股骨干
髌骨
膝关节
胫骨
股骨踝
腓骨小头

股骨侧位显示图

图1-19 股骨侧位摄影体位及显示

15. 髋关节前后位

（1）摄影体位：被检者仰卧于摄影床上，双下肢伸直且稍内旋，足跟部略分开，足尖并拢。将股骨头（髂前上棘与耻骨联合上缘连线的中垂线向外2.5cm处）放于暗盒中心。

（2）中心线：对准股骨头垂直射入（图1-20）。

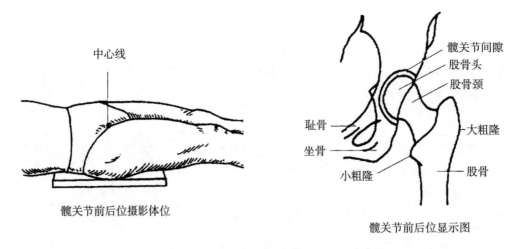

中心线

髋关节前后位摄影体位

髋关节间隙
股骨头
股骨颈
耻骨
坐骨
大粗隆
小粗隆
股骨

髋关节前后位显示图

图1-20 髋关节前后位摄影体位及显示

如需摄取双侧髋关节前后位影像时，将两侧髂前上棘连线中点至耻骨联合上缘连线的中点放于暗盒中心。中心线也对准该点垂直射入。

16. 髋关节和股骨颈侧位

（1）摄影体位：被检者侧卧于摄影床上，对侧髋部与膝部屈曲成直角，尽量抬高，并置于被检侧下肢的前方。被检侧下肢伸直，大腿外侧缘紧靠暗盒，将股骨颈放于暗盒中心。

（2）中心线：向头侧倾斜25°~30°，经被检侧股骨大粗隆射入（图1-21）。

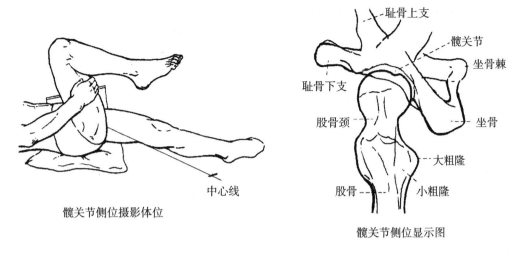

中心线

髋关节侧位摄影体位

耻骨上支
髋关节
坐骨棘
耻骨下支
股骨颈
坐骨
大粗隆
股骨
小粗隆

髋关节侧位显示图

图 1-21　髋关节侧位摄影体位及显示

三、头颅摄影

头颅的解剖结构极为复杂，多数组织都居于颅骨之内，且互相重叠，X线摄影时除了摄取正常正、侧位整体片外，还应采用某些特殊位置来显示局部的结构。为了得到准确的摄影位置，必须利用头颅的一些体表标志以及这些体表标志所连接的体表定位标志线。这样不但可使位置准确，而且位置摆放也比较方便。现将主要定位标志介绍如下：

听眶线：为外耳孔与同侧眼眶下缘间的连线。此线为解剖学上的头颅基底线，亦称解剖学基线、水平线或 Reid 基线。

听眦线：为外耳孔与同侧外眦角的连线。此线为 X 线摄影学上的头颅基底线，亦称摄影学基线。

听鼻线：为外耳孔与同侧鼻翼下缘间的连线。

听口线：为外耳孔与同侧口角间的连线。

听眉线：为外耳孔与眉间的连线。

瞳间线：为两瞳孔间的连线。

1. 头颅后前位

（1）摄影体位：被检者俯卧于摄影床上，两肘弯曲，两手放于头旁。头颅正中矢状面正对床面中线并垂直于床面，下颌内收，前额及鼻尖紧贴床面，听眦线垂直于床面。暗盒上缘超出头顶，下缘包括下颌骨。

（2）中心线：对准枕外隆凸下 3cm 垂直射入。

2. 头颅前后位

（1）摄影体位：被检者仰卧于摄影床上，两臂放于身旁。头颅正中矢状面正对床面中线并垂直于床面，下颌内收，听眦线垂直于床面，左右两外耳孔与床面等距。暗盒上缘超出头顶，下缘包括下颌骨。

（2）中心线：对准眉间垂直射入。

3. 头颅侧位

（1）摄影体位：被检者俯卧于摄影床上，头侧转，被检侧紧贴床面。头颅矢状面与床面平行，瞳间线垂直于床面。暗盒上缘超出头顶，下缘包括下颌骨。

（2）中心线：对准外耳孔前、上各 2.5cm 处垂直射入（图 1-22）。

4. 鼻骨侧位

（1）摄影体位：被检者俯卧于摄影床上，头侧转，被检侧紧贴床面。头颅矢状面与床面平行，瞳间线垂直于床面。将鼻根下方 2cm 处放于暗盒中心。

（2）中心线：对准鼻根下方 2cm 处垂直射入（图 1-22）。

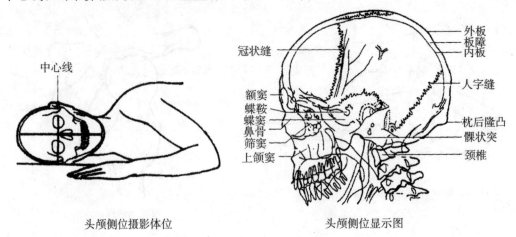

头颅侧位摄影体位 头颅侧位显示图

图 1-22　头颅侧位摄影体位及显示

5. 鼻旁窦 Waters 位（亦称华氏位或瓦氏位）

（1）摄影体位：被检者俯卧于摄影床上，两手放于头两侧。头颅正中矢状面正对床面中线并垂直于床面。下颌骨颏部置于床面上，头稍后仰，听眦线与床面成 37°角，即鼻尖距离床面 1~1.5cm。将鼻根部放于暗盒中心。

（2）中心线：对准鼻根部垂直射入（图 1-23）。

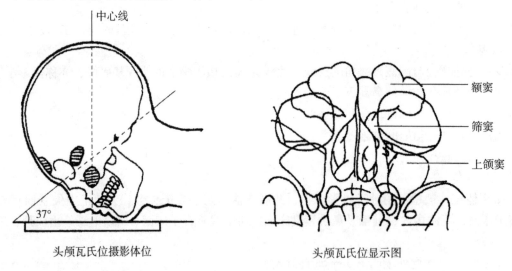

头颅瓦氏位摄影体位 头颅瓦氏位显示图

图 1-23　头颅瓦氏位摄影体位及显示

6. 颅骨切线位

（1）摄影体位：被检者卧于摄影床上，转动头部，使病变区颅骨的边缘与暗盒呈垂直关系并使之置于暗盒中心。

（2）中心线：与病变区颅骨相切，垂直射入。

四、脊柱摄影

脊柱的范围大、椎体数目多，所以要测定某一椎体的具体位置是相当困难的。因此，我们可以借用体表上的标记作为脊柱摄影定位之用。

前面观。①第 1 颈椎：上颚同一平面。②第 2 颈椎：上颌牙齿咬合面同一平面。③第 3 颈椎：下颌骨同一平面。④第 4 颈椎：舌骨同一平面。⑤第 5 颈椎：甲状软骨同一平面。⑥第 6 颈椎：环状软骨同一平面。⑦第 2 胸椎间隙：胸骨颈切迹同一平面。⑧第 4 胸椎间隙：胸骨角同一平面。⑨第 9 胸椎：胸骨体剑突关节同一平面。⑩第1腰椎：剑突与脐孔连线中点同一平面。⑪第3腰椎：下肋缘同一平面。⑫第3腰椎间隙：脐孔同一平面。⑬第4腰椎：两髂骨嵴连线中点。⑭第2骶椎：髂前上棘同一平面。⑮尾骨：耻骨联合同一平面。

侧面和背面观。①第7颈椎：颈根部最突出的棘突。②第2胸椎：两肩胛骨上角连线中点。③第7胸椎：两肩胛骨下角连线中点。④第12胸椎：两肩胛骨下角与髂骨嵴连线中点同一平面。⑤第3腰椎：髂嵴上3cm平面。⑥第4腰椎：髂骨嵴同一平面。

1. 第1、第2颈椎张口位

（1）摄影体位：被检者仰卧于摄影床上，两臂放于身旁，身体正中矢状面正对床面中线并垂直于床面。头后仰，使上颌门齿咬合面和枕外隆凸连线与床面垂直。曝光时被检者口尽量张大。口腔如有活动义齿者，摄影时应取下，以免与颈椎影像重叠。

（2）中心线：对准上颌门齿咬合面垂直射入。如被检者颈部强直而不能后仰者，可将中心线向头侧倾斜，使中心线与上颌门齿咬合面和枕外隆凸连线平行。

2. 第3~7颈椎前后位

（1）摄影体位：被检者仰卧于摄影床上或立于摄影架前，两臂放于身旁，身体正中矢状面正对床面中线并垂直于床面。头稍后仰，使听鼻线与床面垂直。暗盒上缘平外耳孔，下缘包括第1胸椎。

（2）中心线：向头侧倾斜10°对准甲状软骨射入。

3. 颈椎侧位

（1）摄影体位：被检者侧立于摄影架前，颈椎长轴与暗盒长轴平行，头稍后仰，以免下颌骨支部与上部颈椎重叠。暗盒上缘超出枕外隆凸，下缘包括第2胸椎。

（2）中心线：对准第4颈椎垂直射入。

4. 胸椎前后位

（1）摄影体位：被检者仰卧于摄影床上，两臂放于身旁，身体正中矢状面正对床面中线并垂直于床面。下肢伸直或屈髋屈膝使两足平踏床面。暗盒上缘包括第7颈椎，下缘包括第1腰椎。

（2）中心线：对准胸骨角与剑突连线中点垂直射入。

5. 胸椎侧位

（1）摄影体位：被检者侧卧于摄影床上，两臂上举屈曲，头枕于近床面侧的上臂上，双侧髋、膝屈曲以支撑身体。脊柱置于床面中线，使脊柱长轴平行于床面。暗盒上缘包括第7颈椎，下缘包括第1腰椎。

（2）中心线：对准第6或第7胸椎垂直射入（图1-24）。

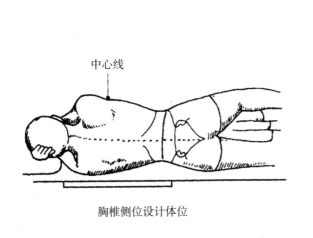

胸椎侧位设计体位

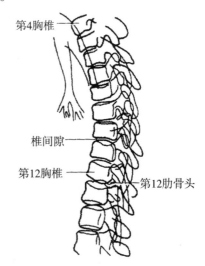

胸椎侧位显示图

图1-24　胸椎侧位摄影体位及显示

6. 腰椎前后位

（1）摄影体位：被检者仰卧于摄影床上，两臂放于身旁，身体正中矢状面正对床面中线并垂直于床面。下肢屈髋屈膝、两足平踏床面，使腰部贴近床面，减少生理弯曲度。暗盒上缘包括第11胸椎，下缘包括上部骶椎。

（2）中心线：对准脐上3cm即第3腰椎垂直射入（图1-25）。

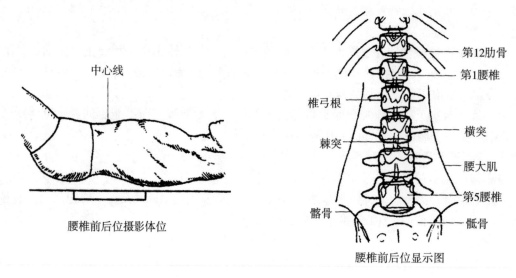

图1-25 腰椎前后位摄影体位及显示

7. 腰椎侧位

（1）摄影体位：被检者侧卧于摄影床上，两臂上举抱头或屈曲放于胸前，双侧髋、膝并拢屈曲以支撑身体。脊柱置于床面中线，使脊柱长轴平行于床面。暗盒上缘包括第11胸椎，下缘包括上部骶椎。

（2）中心线：对准髂嵴上3cm即第3腰椎平面垂直射入（图1-26）。

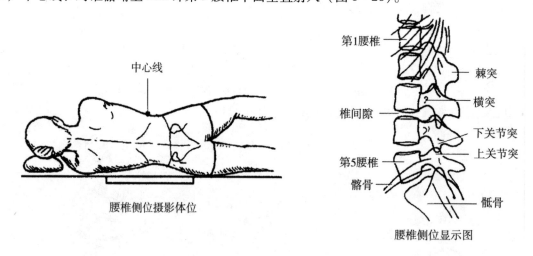

图1-26 腰椎侧位摄影体位及显示

8. 骶、尾椎前后位

（1）摄影体位：被检者仰卧于摄影床上，两臂放于身旁，身体正中矢状面正对床面中线并垂直于床面。两下肢伸直并拢。骶椎摄影时暗盒上缘包括髂嵴，下缘包括耻骨联合；尾椎摄影时暗盒上缘平髂嵴，下缘超出耻骨联合。

（2）中心线：骶椎摄影时向头侧倾斜15°～20°，对准耻骨联合上3cm射入暗盒，两髂前上棘连线中点至耻骨联合上缘连线中点；尾椎摄影时向足侧倾斜15°，对准耻骨联合上3cm射入暗盒；骶尾椎同时摄影时，中心线对准两髂前上棘连线中点至耻骨联合上缘连线中点垂直射入（图1-27）。

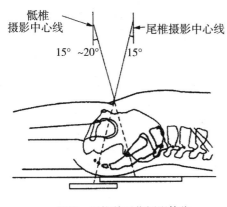
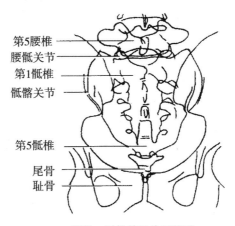

骶椎、尾椎前后位摄影体位　　　　　骶椎、尾椎前后位显示图

图 1-27　骶、尾椎前后位摄影体位及显示

9. 骶、尾椎侧位

（1）摄影体位：被检者侧卧于摄影床上，两臂上举抱头或屈曲放于胸前，双侧髋、膝并拢屈曲以支撑身体。脊柱置于床面中线，使身体冠状面垂直于床面。暗盒上缘平第5腰椎，下缘包括尾椎下缘，后缘超出骶部后缘3cm。

（2）中心线：对准髂后下棘平面垂直射入（图 1-28）。

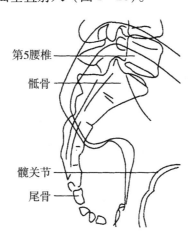

图 1-28　骶、尾椎侧位显示

10. 骶髂关节前后位

（1）摄影体位：被检者仰卧于摄影床上，两臂放于身旁，身体正中矢状面正对床面中线并垂直于床面。两下肢伸直并拢。暗盒上缘超出髂嵴，下缘包括耻骨联合。

（2）中心线：向头侧倾斜20°~25°，对准两髂前上棘连线中点至耻骨联合上缘连线中点射入暗盒（图 1-29）。

为了满足临床需要，有些单位利用加长的暗盒和加长的胶片，完成了脊椎全长站立位一次成像和全下肢全长站立负重位一次成像的方法。主要运用于全脊柱的全面观和成角测量，以及下肢长度和角度的测量，并应用于手术方案的制订和复查对比。

11. 站立位全脊椎前后位

（1）摄影体位：被检者站立于摄影架前，两臂放于身旁，身体正中矢状面正对（经过加长的）暗盒中线并垂直于暗盒，也可视脊柱侧弯情况把整个侧凸的脊柱缘尽量包括在暗盒里。两足平踏地面，使背部贴近暗盒。暗盒上缘尽量包括第1颈椎，下缘包括髋关节。如果胶片长度或宽度不够，应尽量使整个侧凸的脊柱包括在暗盒里。

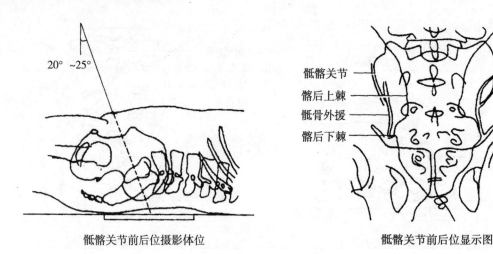

20° ~25°

骶髂关节前后位摄影体位

骶髂关节

髂后上棘

骶骨外援

髂后下棘

骶髂关节前后位显示图

图 1-29　骶髂关节前后位摄影体位及显示

（2）中心线：对准剑突即第 10、第 11 胸椎平面或暗盒中心垂直射入。

12. 站立位全脊椎侧位

（1）摄影体位：被检者侧立于摄影架前，两臂上举抱头或屈曲放于胸前。脊柱置于暗盒中线，也可视脊柱前后凸出的情况把整个脊柱缘尽量包括在暗盒里。暗盒上缘尽量包括外耳孔，下缘包括髋关节。如果胶片长度或宽度不够，应尽量使整个侧凸的脊柱包括在暗盒里。

（2）中心线：对准暗盒中心垂直射入。

13. 站立位双下肢全长负重前后位

（1）摄影体位：被检者站立于摄影架前的专用木箱上，两臂放于身旁，背部贴近暗盒，身体正中矢状面正对（经过加长的）暗盒中线并垂直于暗盒。暗盒上缘尽量包括髋关节，下缘包括足底。如果被检者下肢较长而胶片长度不够，可使双膝关节置于暗盒中心。

（2）中心线：对准双膝关节连线中点或暗盒中心垂直射入。

五、胸部摄影

1. 胸部后前位

（1）摄影体位：被检者面向摄影架站立，前胸紧靠暗盒，双足分开，使身体站稳。身体正中矢状面或脊柱正对暗盒中线，头稍后仰，下颌放于暗盒上缘，暗盒上缘超出肩峰，下缘包括第 12 胸椎。双手背放在髋部，双肘内旋并贴向暗盒，肩部下垂，使锁骨成水平位，以免遮盖肺尖部。曝光前须请被检者深吸气后屏气。

（2）中心线：对准第 6 胸椎高度垂直射入。

2. 胸部前后位

（1）摄影体位：被检者背向摄影架站立，背部紧靠暗盒，双足分开，使身体站稳。身体正中矢状面或胸骨正对暗盒中线，头稍后仰，暗盒上缘超出肩峰，下缘包括第 12 胸椎。双手背放在髋部，双肘内旋，肩部下垂并内转，使锁骨成水平位，以免遮盖肺尖部。曝光前须请被检者深吸气后屏气。

（2）中心线：对准第 6 胸椎高度垂直射入。

3. 胸部侧位

（1）摄影体位：被检者侧立于摄影架前，被检侧胸部紧靠暗盒，身体正中矢状面与暗盒平行，胸部长轴与暗盒长轴一致，腋中线正对暗盒中线。两臂高举，交叉放于头上，使两肩尽量不与肺野重叠。暗盒上缘平第 7 颈椎，下缘包括第 12 胸椎，前胸壁和后胸壁投影与暗盒边缘等距。

（2）中心线：对准第 6 胸椎高度经侧胸壁中点垂直射入。

4. 胸部前凸位

（1）摄影体位：被检者背向摄影架站立，立于摄影架前约 30cm，双足分开，使身体站稳，身体正中矢状面正对暗盒中线。双手背放在髋部，双肘内旋，身体稍后仰，肩部紧靠暗盒，下胸部前凸，使胸部冠状面与暗盒成35°。暗盒上缘超出锁骨6～7cm，两侧与侧胸壁等距。

（2）中心线：对准胸骨角与剑突连线中点垂直射入（图1-30）。

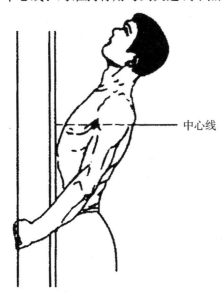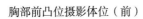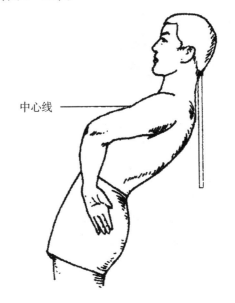

胸部前凸位摄影体位（前）　　　　　　　　　胸部前凸位摄影体位（后）

图1-30　胸部前凸位摄影体位

5. 胸部右前斜位

（1）摄影体位：被检者面向摄影架站立，右前胸壁紧靠暗盒，身体冠状面与暗盒成45°～55°。左臂上举，屈肘抱头，右手背放在髋部，右臂内旋。暗盒上缘超出肩部，下缘包括第12胸椎，两侧缘包括左前及右后胸壁。该位置用于检查心脏时要吞服钡剂。被称为"第1斜位"。

（2）中心线：对准第6胸椎高度垂直射入（图1-31）。

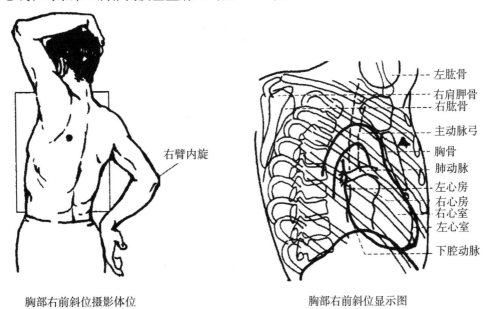

胸部右前斜位摄影体位　　　　　　　　　　胸部右前斜位显示图

图1-31　胸部右前斜位摄影体位及显示

6. 胸部左前斜位

（1）摄影体位：被检者面向摄影架站立，左前胸壁紧靠暗盒，身体冠状面与暗盒成65°～75°。右臂上举，屈肘抱头，左手背放在髋部，左臂内旋。暗盒上缘超出肩部，下缘包括第 12 胸椎，两侧缘包括右前及左后胸壁。被称为"第 2 斜位"。

（2）中心线：对准第 6 胸椎高度垂直射入（图 1 - 32）。

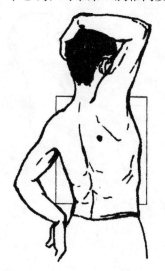
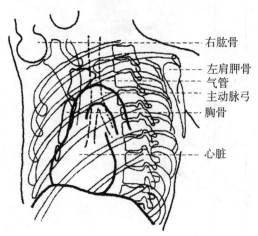

右肱骨
左肩胛骨
气管
主动脉弓
胸骨

心脏

胸部左前斜位摄影体位   胸部左前斜位显示图

图 1 - 32　胸部左前斜位摄影体位及显示

六、腹部摄影

在临床上，一些泌尿系结石、异物的病例需要使用腹部前后位摄影帮助诊断；而一些急性胃扩张、急腹症、肾下垂和游走肾的病例则需要使用腹部站立前后位摄影帮助诊断。

1. 腹部前后位

（1）摄影体位：被检者仰卧于摄影床上，身体正中矢状面正对床面中线并垂直于床面，两臂上举或放于身旁，下肢伸直。暗盒上缘包括剑突上 3cm，下缘包括耻骨联合下 3cm。

（2）中心线：对准剑突至耻骨联合连线中点垂直射入。

2. 腹部站立前后位

（1）摄影体位：被检者背向摄影架站立，身体正中矢状面正对暗盒中线并垂直于暗盒。两臂放于身旁，两足分开、站稳。暗盒上缘包括第 4 前肋。

（2）中心线：对准剑突至耻骨联合连线中点垂直射入。

七、骨盆摄影

1. 骨盆前后位

（1）摄影体位：被检者仰卧于摄影床上，身体正中矢状面正对床面中线并垂直于床面，双下肢伸直且稍内旋，足跟部略分开，足尖并拢。暗盒横放，上缘超出髂嵴 2cm，下缘包括耻骨联合下 3cm。

（2）中心线：对准两髂前上棘连线中点至耻骨联合上缘连线中点垂直射入（图 1 - 33）。

2. 耻骨前后轴位

（1）摄影体位：被检者坐于摄影床上，身体正中矢状面及耻骨联合正对床面中线，两臂支撑床面，躯干长轴与床面成 40°~50°，使骨盆上口与床面平行。耻骨联合对准暗盒中心。

（2）中心线：对准耻骨联合上缘垂直射入。

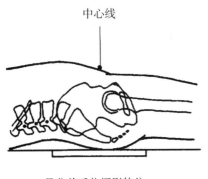

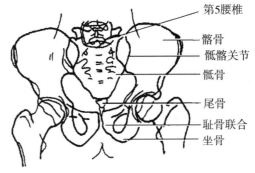

第5腰椎
髂骨
骶髂关节
骶骨
尾骨
耻骨联合
坐骨

中心线

骨盆前后位摄影体位　　　　　　　　　骨盆前后位显示图

图 1 - 33　骨盆前后位摄影体位及显示

八、乳腺摄影

软 X 线摄影是指选用管电压在 40kV 以下的软 X 线进行的摄影技术，又称为"软组织摄影"，常用于乳腺、阴茎、喉侧位等组织器官较薄、不与骨骼重叠的软组织的摄影，对于乳腺的检查为其主要应用，故本节主要介绍乳腺摄影。

乳腺摄影使用专用的乳腺摄影 X 线机，其机械结构按乳腺生理特征设计，X 线管为钼靶 X 线管。选用高感度、高对比度、高清晰度的单页细粒增感屏。使用栅比值 3.5：1 ~ 5：1 的滤线栅。

由于乳腺特殊的解剖方位与 X 线几何投射方向，常规采用内外侧斜位（MLO）和上下轴位（CC）。乳腺摄影经常摄取双侧以作对比。

1. 内外侧斜位（MLO）

（1）摄影体位：被检者立于或坐于乳腺摄影架前，旋转被检者身体，使托盘尽可能多地承托被检侧乳腺组织和胸大肌，并向上向外牵拉乳腺，使其尽量离开胸壁以避免组织重叠。使用乳腺专用压迫器压迫乳腺。暗盒与人体矢状面成 30°~ 60°。

（2）中心线：对准被检侧乳腺内上方射入。

2. 上下轴位（CC）

（1）摄影体位：被检者立于或坐于乳腺摄影架前，旋转被检者身体，使托盘尽可能多地承托被检侧乳腺组织和胸大肌，并向机架方向牵拉乳腺，使其尽量离开胸壁以避免组织重叠。使用乳腺专用压迫器压迫乳腺。托盘高度应使被检者乳头处于切线位显示为宜。暗盒平面与人体水平面平行。

（2）中心线：对准被检侧乳腺上方射入（图 1 - 34）。

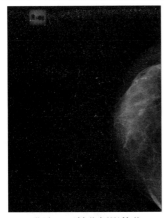

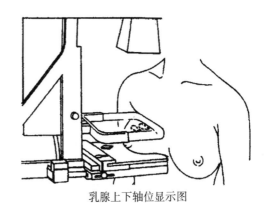

乳腺上下轴位摄影体位　　　　　　　　乳腺上下轴位显示图

图 1 - 34　乳腺上下轴位摄影体位及显示

（缪文捷）

第二章

计算机体层成像检查技术

第一节　CT 扫描机成像原理与软、硬件设备

一、CT 扫描机的成像原理

CT 扫描机的成像过程为：X 线管发出 X 线→穿过人体→探测器采集数据→计算机进行数据处理→图像重建→输出图像。

X 线管发出的 X 线经准直器准直后成为一窄束 X 线，这一窄束 X 线对人体的某一特定层面从各个角度进行投射。透过人体的射线由探测器进行接收后进行光电模/数转换，将模拟信号转换成数字信号后，送到计算机进行数据处理，处理后的数据进行图像重建。重建的图像再经数/模转换器变成模拟信号，最后显示在监视器上，或传输给多幅照相机摄片和传输给光盘、磁盘等进行储存。

1. X 线产生　首先由操作人员在控制台上输入信息向计算机发出指令，计算机接受指令后，其中央处理器输出"产生 X 线"的指令。经单总线、缓冲寄存器、X 线产生电路，送到产生 X 线高压电路。高压发生器收到该信号以后产生高压加在 X 线管的两端，这一高电压使 X 线管产生 X 线。

当计算机的中央处理器发出"X 线停止"的指令后，该信号经单总线、X 线停止指令电路传送给高压初级电路。高压初级电路在收到停止发送 X 线的指令以后，切断高压，X 线管停止发出 X 线。

2. 数据采集　CT 扫描机在进行扫描时，分布均匀的一束 X 线穿过人体时，由于人体各个部位、组织、器官之间厚度、密度的差异很大，使得 X 线的衰减不一致。这种 X 线衰减不一致就代表了人体被扫描部位其内部结构的信息，该信息是人眼看不见的"X 线图像"信息。该信息由探测器接收，并被输送到计算机进行处理。

3. 数据处理　探测器接受的"X 线图像"信息被转换成与 X 线量成正比的电流，该电流被称为模拟信号。这些模拟信号经过模/数转换器转换成数字信号，成为数字数据。为获得较准确的重建图像数据，在进行图像重建之前，用计算机对这些数据进行处理，处理方法如下。

（1）减除空气值和零点漂移值：由于探测器在电子电平上工作，此工作环境为非真空状态，它必然存在一定的空气值，需将此值扣除。在数据收集和转换时，探测器常常发生零点漂移，为得到准确的重建图像数据，需将此零点漂移值加以校正。

（2）线性化：对 X 线束硬化效应进行校正，称为线性化。穿过扫描部位的 X 线应尽量接近单色射线，以减少硬化效应的影响，但实际上线束硬化效应仍然存在。

（3）X 线束硬化效应：X 线束硬化效应是指低能 X 线比高能 X 线衰减快的现象。在连续不断的 X 线穿过人体各个扫描部位时，X 线在同一密度和厚度的扫描部位中，X 线的衰减与扫描部位的厚度成正比。即当扫描部位的厚度增加时 X 线的衰减也增加。由于低能 X 线比高能 X 线的衰减大，因此，低能 X 线很快被衰减掉。由于存在着 X 线束硬化效应现象，因此，在 X 线穿过人体某一均匀的部位后 X 线吸收曲线接近高能，使人体该部位的实际厚度变薄。

用事先制定好的相应校正曲线表，由模/数转换器对 X 线束硬化效应进行校正，并且对每一个探测

器。应将该校正用线性表编写成文件储存在数据库中。

（4）正常化：正常化是指对扫描数据的总和进行检验和校正。在对人体同等密度的部位进行 CT 扫描时，每条 X 线或一束 X 线在同一次扫描中，环绕人体被扫描部位在不同方向上进行扫描，所采集到的数据经内插的总和应相等。

4. 图像重建

（1）数据的传输与处理：采集到的信息被转变成数字数据之后，按序被输送到模/数微处理器。并在模/数微处理中进行减除空气和零点漂移值、线性化和正常化处理。处理后的数字数据经存储器被送到摺积器中，用重建滤波器对数字数据进行摺积处理。摺积后的数字数据经存储器被送入反投影器，并在其中进行反投影计算。反投影后的数字数据被填入事先设置在存储器内的矩阵像素中，并利用该数字数据形成人体该部位的 CT 扫描数字图像。

（2）显示图像：经跟踪器、窗位和窗宽对数字图像进行控制后，使要显示的部位显示得更加清晰，它们可被记录在磁带或磁盘上，还可用激光型多幅照相机摄片。数字图像由显示控制器将其转变成模拟图像，即所有的像素都被转变成为电流，并将其显示在视频监视器上，或用多幅照相机把视频监视器上的图像摄片，供医师诊断。

二、CT 常用概念与术语

（一）常用概念

1. 密度分辨率　又被称为对比度分辨率，即能分辨组织结构密度差的能力。在背景与细节之间对比度较低时，将细节从背景中鉴别出来的能力称为密度分辨率。CT 扫描机的密度分辨率大多数都在 0.3% ~2%/cm 范围之内。密度分辨率受到以下因素的影响：①像素噪声，该因素是主要影响因素；②物体的大小；③物体的对比度；④系统的 MTF 等。

密度分辨率用像素噪声的标准偏差表示。像素噪声是匀质水模在限定范围内 CT 值的标准偏差，它是在匀质 CT 扫描断面图像中像素点与点之间 CT 值的随机波动和它的平均值离散的测量。固有噪声只能在没有伪影的图像中进行测量。

2. 空间分辨率　在高对比度的情况下，鉴别物体大小及微细结构的能力，即显示较小体积病变的能力，它是由 X 线管焦点与像素的尺寸决定。

CT 的空间分辨率有一定的极限，不可能被无限地提高，限制它的因素有：①颗粒度的大小；②探测器孔径的大小和相互间的距离；③采样频率；④重建算法和重建矩阵及显示像素的大小；⑤扫描设备的精度及 X 线管焦点的大小等。常采用增加探测器数目和提高采样频率的办法提高空间分辨率。

3. 部分容积效应　又称局部容积效应。进行 CT 扫描时，其每一个层面都具有一定的厚度。在这个立方体内，很有可能出现密度差异，或呈斜面，这就导致了局部密度与 CT 值不符的现象。在 CT 扫描显示图像上出现异常，此种情况被称之为部分容积效应。为了提高 CT 扫描图像的质量应采用薄切层和密行矩阵以重建显示图像，有的情况下还应采用适当的切层部分重叠扫描，以减少部分容积效应对 CT 扫描图像的影响。

4. CT 值　人体组织对 X 线的局部衰减特性在 CT 检查中被用于离散成像，而在常规 X 线摄片时，它被重叠在 X 线片上。

人体组织对 X 线的局部衰减特性，是在 X 线与物质若干相互作用过程中形成的。这一过程中的每一种过程都有其自身的发生概率，概率也是辐射能量的函数。X 线管所产生的 X 线是由全能谱所组成，并被称为线衰减系数 U。组织的衰减性质是一个复杂的函数，按辐射情况的不同可有不同的值。

在 X 线穿过某物质时，由于它的能量与物质的原子相互作用而减弱，X 线减弱的程度与物质的厚度、物质成分、吸收系数有关，并且按指数规律衰减。

物质的线性吸收系数与 X 线的能量、物质的原子系数、密度有关，当物质的厚度增加时 U 也增加，同时 X 射线衰减也就越大。

人体是由多种物质组成，在进行 CT 扫描时，所有所测射线的路径都是由骨骼、肌肉、脂肪、空气等不同的物质组成。因而，出现不同的 U，它们都对这一测量起作用。X 线强度由所有 U 的总和来决定。U 在一般情况下是连续变化的，这个总和常表示为一个积分值，即线积分。它是沿所测射线路径上 U 的线积分，将这种取衰减因素 I。I 的自然对数所得到的线积分值称为 U 值，或 CT 值。

X 射线能 T 与衰减系数 U 之间的关系是：能量越低，U 值越大，U 值随着能量增加而减小。

由于 X 线光谱中的低能 X 线比高能 X 线更容易被过滤掉，当 X 线束通过某组织时，低能的 X 线比高能的 X 线的衰减大。组织的有效线吸收系数 U 在 X 线束穿过患者身体时，随着距离的增加而减少。为了避免该效应对 CT 图像产生不均匀性影响，必需对其进行校正。

X 线束硬化的校正方法：即把某 U 值当成是从单一能量的 X 线扫描中获得的。为使校正简单化，应采用 73keV 的能量进行扫描。

在医学上，Hounsfield 将空气至致密骨之间的 X 线线性衰减系数的变化分成 2 000 个单位，并被命名为 H，即以 H 为 CT 值的单位，作为表达组织密度的统一单位。CT 值的计算方法：将被检体的吸收系数 U 与水的吸收系数 U 作为比值进行计算，并以空气和致密骨的吸收系数分别作为上下限进行分度。

空气的吸收系数 U 为 0.001 3，接近于 0；水的吸收系数 U 为 1；致密骨的吸收系数 U 为 1.9 ~ 2.0，近于 2。按 CT 值的计算公式得出水的 CT 值为 0H，空气的 CT 值为 – 1 000H，骨密质的 CT 值为 1 000H。人体所有组织的 CT 值有 2 000 个分度，骨最大，其 CT 值为 +1 000H，空气最低，其 CT 值为 – 1 000H。

人体各组织的 CT 值从高到低依次为：骨密质为 1 000H；钙质为 60H；凝血为 40H；脑灰质为 36H；脑白质为 24H；血液为 16H；水为 0H；脂肪为 – 100H；气体为 – 1 000H。

线衰减系数大的组织密度和原子序数高，CT 值也大；反之，CT 值就小。根据 CT 值图像重建所求出的 CT 值和被检断层面各部位应有的 CT 值的对比，对 CT 图像诊断有很大的帮助。

5. GT 扫描图像的重建方法　将人体各部位扫描时所采集到的数据，在检测中被转换成电信号以后被送到计算机。经过计算机对这些数据进行一系列处理后，重建成图像，并将其显示在监视器上。图像重建的速度与计算机的功能有关。重建的方法有几种，但原理是相同的，下面介绍三种 CT 图像的重建方法。

（1）直接反投影法：将测量得到的各个方向上对物体剖面的投影在反方向上投影，再组成该物体的剖面图像。

（2）迭代法：将近似重建图像的投影同实测的剖面进行比较，再将比较得到的差值反投到图像上，每次反投影后可得到一幅新的近似图像。将所有的投影方向都作上述处理，一次迭代就完成了，并将前一次迭代的结果作为下一次迭代的初始值，连续进行，直到结果非常准确为止。

迭代重建技术有三种方法：联立迭代重建法、代数重建法和迭代最小二乘法。

（3）解析法：该方法是目前 CT 图像重建技术中应用最多的一种方法，它是基于傅利叶变换投影定理上的，其主要方法有：①二维傅利叶变换重建法；②空间滤波反投影法；③摺积反投影法。其特点为：①不需进行傅利叶变换；②速度快；③图像质量好；④变换简单。

6. 常见伪影

（1）运动条纹伪影：CT 扫描时，由于患者的点头运动、侧向运动、屏不住气、吞咽动作、心脏搏动、肠蠕动等，可造成 X 线从一次检测到另一次检测的不一致性，这些都有可能产生粗细不等的、黑白相间的条状伪影。

（2）交叠混淆伪影：假定在被照射体内出现高于采样频率的空间频率而产生的。

（3）杯状与角度伪影：杯状伪影是在 X 线穿过人体时，假定 X 线束能量保持不变而产生的。当投影曲线作等角分布时产生角度伪影。

（4）模糊伪影与帽状伪影：当图像重建中心与 CT 扫描旋转中心重合时产生模糊伪影。当患者处于扫描域内时，会产生截止边缘处的强帽状伪影。

（5）环状伪影：大多数是由于探测器的灵敏度不一致、采样系统故障等造成的。常常出现在图像的高对比度区，并可向低对比度区扩散，影响图像的诊断价值。

产生伪影的原因很多，机器故障造成的伪影可通过修理和校正加以解决。CT 正常运转时也会产生伪影，如运动伪影、高密度界面伪影等，在工作中应尽量避免和减少伪影。

7. 图像灰阶　在黑白图像上的每一个点都表现出从黑到白不同深度的灰色。将白色与黑色之间分成许多级，称为"灰度等级"。其灰度信号的等级差别被称为灰阶。灰阶有 16 个刻度，每一刻度内有 4 级连续变化的灰度，共有 64 个连续的不同灰度等级。CT 扫描图像是将重建后矩阵中每个像素的 CT 值转换成相应的不同明暗度的信号，并将其显示在图像上或显示器上。图像或显示器所显示的明暗度信号的等级差别称为灰阶，它是根据人的视觉所设定的最大等级范围。

8. 噪声与信噪比　噪声是指各种频率和各种强度的声音，无规律地组合在一起所形成的。而在电路中的噪声是指由于电子持续或冲击性的杂乱运动在电路中形成频率范围相当宽的杂波。在 X 线数字成像中将噪声定义为：影像上看到的亮度中随机出现的波动。

信噪比是信号与噪声之比的简称。实际信号中大多包含有两种成分：信号和噪声。有信号就有噪声，噪声是无处不在的。信号噪声比是用来表示有用信号强度与噪声之比的一个参数。该值越大，噪声的影响愈小，信息传递质量越好。信噪比是评估灵敏电子设备的一项重要技术指标。

9. 滤波函数　是一种数学计算程序，常被用于图像重建。它的计算方法有：①反投影法；②分析法——傅利叶反演法；③滤波反投影法；④卷积投影法；⑤二维傅利叶变换法等。各种成像设备所采用的计算程序也各不相同。前四种重建算法在 CT 扫描机和 MRI 中常用，二维傅利叶变换图像重建法仅在 MRI 中使用。各种算法所得到的图像效果也有较大差别。例如 CT 扫描机，为了满足诊断的需要，重建算法常采用以下三种算法，即高分辨率算法、标准算法和软组织算法。高分辨率算法可突出轮廓，它在图像重建时可提高对比度和空间分辨率，但增加了图像噪声。软组织算法是一种使图像边缘平滑、柔和的算法。虽然图像的对比度下降，但可减少图像噪声，提高密度分辨率，软组织层次分明。标准算法是不采取附加平滑和突出轮廓的措施。

（二）常用术语

1. CT 值标度　在 Hounsfield 标度中，将空气与水衰减的 CT 值作为标度，空气的 CT 值为 – 1 000H，水的 CT 值为 0H。

2. 探测器孔径　是探测器阵列面向 X 线方向孔径的大小。

3. 双窗技术　例如在观察一幅胸部 CT 扫描图像时，由于图像中的密度相差很大，要想同时看清低密度组织和高密度组织，需采用双窗技术，即肺窗和纵隔窗。

4. 窗口技术（window technology）　用合适的窗宽和窗位将病变部位显示出来，它是分析数字化图像的重要方法。

5. 窗宽和窗位（window width or window level）　窗宽是指显示信号强度值的范围。窗位是指图像显示过程中代表图像灰阶的中心位置。

6. 阵列处理机　部分软件指令已被"硬件"化的计算机，它能快速重建计算与数据处理。

7. 算法　图像重建时，解决某数学问题的程序。

8. 反投影　是图像合成的一种方法，在某个方向上用投影一个横断图像的剖面来重建图像，它的方向正好与测量该剖面的方向相反。

9. 摺积　用权函数对原始数据进行处理，是数学图像处理方法的一种。

10. 扇形角　产生透射量信号的检测器阵列所对的角度，它的顶点在 X 线管焦点上。

11. 模型　它被用以代替被检查的患者，是用来测量 CT 扫描机响应的物体或模具，也是用以测量 CT 扫描机图像质量的工具。

12. 扫描　执行至少重建一幅图像的透射测量所需要的整套机械运动。

13. 扫描时间　X 线穿透辐射从开始到结束所经历的时间。该穿透辐射至少要保证重建一幅图像的透射测量。

14. 矩阵（matrix）　将计算机所计算的人体横断面每一个点的 X 线吸收系数按数学上的矩阵进行排列，并形成分布图。在相同的采样范围内，像素点多少与矩阵大小成正比，即矩阵越大，像素点就越多，同时图像质量也就越高。但是，矩阵越大，计算机的工作量就越大，存储器容量也要相应增大，患者受到的 X 线辐射剂量也就越大。

15. 采集矩阵（acquistion matrix） 每幅图像所含像素的量。

16. 显示矩阵（display matrix） 显示在监视器上的图像像素的量。为确保显示图像的质量，显示矩阵通常应等于或大于采集矩阵。

17. 像素与像体素（pixel or voxel） 像素是组成图像矩阵的基本单元。图像实际是代表含有人体某一部位一定厚度的三维空间的体积单元，通常被称为像体素。像体素是一个三维的概念，而像素是一个二维概念。像素是像体素在成像时的表现。

18. 原始数据与显示数据（raw data or display data） 原始数据是指由探测器接收到的，再经放大，最后由模/数转换后所得到的数据。显示数据是指构成某层面图像的数据。

19. 采集时间（acquistion time） 是指获取一幅图像所需要的时间。

20. 重建（reconstruction） 将扫描所获得的原始信息，经检测器被变成电信号，再经计算机的运算与处理后，得到显示数据的过程被称之为重建。

21. 重建时间（reconstruction time） 是指将原始数据重建成显示数据矩阵所需要的时间。重建时间与重建矩阵的大小成正比，即重建矩阵越大所需的重建时间就越长。同时还与运算速度和内存容量有关，即运算速度越快，重建的时间就越短；内存容量大，重建时间就短。

22. 比特（bit） 是一种信息量单位。在数字通讯中，用被称为"码元"或"位"的符号来表示信息。在二进制中，1 比特代表一位码元所包含的信息量。

23. 亮度响应（brightness respond） 换能器能将光能转换为电流，此种转换功能被称之为光能 - 电流换能器的亮度响应。

24. 动态范围（dynamic range） 光电转换器亮度响应既不是从 0 水平开始，也不会持续至无限大。动态范围是指有用的最大亮度与有用的最小亮度值之比。

25. 观察视野（FOV） 拟进行 CT 扫描的选定区域。

26. 模/数转换（A/DC） 将模拟信号转换成数字信号。也就是将连续的模拟信号分解成分离的数字信息，并分别被赋予相应的数字量级，这一过程被称之为模/数转换，该转换过程在模/数转换器上进行。

27. 数/模转换（D/AC） 将数字信号转换成模拟信号，它是模/数转换的逆转。二进制数字影像被转变为模拟影像以后，即形成可在电视屏幕上显示的视频影像。数/模转换的过程需在数/模转换器上完成。

28. 硬件（hardware） 指成像设备的机械部件、计算机与电子部分的元件。

29. 软件（software） 由计算机语言写成，并能被计算机识别的一系列数字，是控制计算机运算的程序。它主要包括计算机的管理程序、数据获取程序、数据处理程序和显示程序等。

三、CT 扫描机的硬件设备与应用软件

（一）常用硬件设备

1. 扫描机架 扫描机架起支承 X 线管、探测器、探测器电子线路、准直器的作用。同时它还具有运动功能，一般采用三点支撑大圆盘作间歇的圆周等分运动。CT 扫描机扫描时，在驱动马达、变速箱、涡轮 - 涡杆的带动或传动后，框架做旋转运动。扫描机架还可根据需要被打成 ±20°或 ±25°的倾斜角。

2. X 线管 现在生产的 CT 扫描机多采用旋转阳极 X 线管，此种 X 线管可达到扫描时间短（1 ~ 5s），满足连续扫描时热容量大的要求，同时还要求做到发出的 X 线不随旋转阳极靶摆动。现在生产的 CT 扫描机还具有双轴承、靶盘直径大（120mm）、金属管壳陶瓷绝缘、油循环冷却等特点。在安装时应将旋转阳极 X 线管的长轴与探测器垂直。

旋转阳极 X 线管主要被用在扇束旋转扫描机中。由于其扫描时间短，要求管电流在 100 ~ 600mA。旋转阳极 X 线管有两种：连续发射和脉冲发射。焦点为 1mm，高速旋转阳极的 X 线管焦点更小。

为了提高 X 线管热容量，X 线管多采用了飞焦点，其 X 线管的阴极有两组灯丝，X 线管曝光时交替使用。由于螺旋 CT 采用了双动态焦点，从而使探测器获得的信息量增加了一倍，这极大地改善和提高了图像的空间分辨率。采用大功率 X 线管，其阳极热容量可达到 MHV，管电流可达 400mA，这保证了 CT 扫描机的长时间扫描。

3. X 线高压发生器　为保证 CT 扫描机对高压稳定性的要求，所有高压发生器都应采用高精度的反馈稳压措施。高压发生器有连续式和脉冲式两种。

（1）连续 X 线高压发生器：在 CT 扫描机扫描一个断层面期间，高压发生器不间断地产生高压，并将此高压输送给 X 线管，使其连续产生 X 线。

（2）脉冲式 X 线发生器：CT 扫描机上应用的脉冲式 X 线高压产生形式有三种：①高压开关电路控制式；②栅控式；③低压控制式。

4. 准直器　准直器位于 X 线管的前方，其作用为：①减少散射线的干扰；②决定扫描层厚；③减少患者的 X 线辐射剂量；④提高图像质量等。它的结构较为简单，但精确度要求较高。

用在 CT 扫描机上的准直器有两种：①X 线管侧准直器；②探测器侧准直器。

5. 滤过器　滤过器由低原子序数的物质组成，其功能是吸收低能量 X 线，减少散射线和降低患者受到 X 线辐射剂量。滤过后的 X 线束变成能量分布较为均匀的硬线束。

6. 探测器　探测器是用来探测 X 线的辐射强度，并将其转为可记录的电信号的装置。在 CT 扫描机配置的探测器有两种类型：①收集电离电荷的探测器，它收集电离后所产生的电子和离子，并记录下它们所产生的电压信号。该类型探测器又被分为气体探测器和固体探测器。气体探测器的种类有电离室、正比计数器和盖革计数器等。固体探测器主要为半导体探测器。②收集荧光的射线探测器——闪烁探测器。用光电倍增管收集射线通过某些发光材料时所激发的荧光，经放大转变为电信号并进行接收的装置。

探测器应具备以下一些功能：①对 X 线具有较好的吸收能力；②对大范围的 X 线强度具有良好的反应能力与均匀性；③残光较少，并且恢复常态的时间短；④工作性能稳定，具有较好的再现性，使用寿命长；⑤为了减少对 X 线的不感应区，应尽量减少检测器间的空隙；⑥容积小，灵敏度高。在较少 X 线照射情况下，可获得足够大的信息强度。下面简单介绍两种探测器。

（1）闪烁晶体探测器：用 X 线光子对某些物质进行照射后，使这些物质产生短暂的荧光脉冲，这种荧光脉冲被称之为"闪烁"。可产生闪烁的物质被称为闪烁体。闪烁体有一定的容积和较好的透明度，由于其原子排列像晶体那样，因此又被称为闪烁晶体。

现在生产的 CT 扫描机大多采用氟化钙（铕）晶体和锗酸铋晶体。这两种晶体被 X 线光子照射后，晶体的原子被激发或发生电离，在其恢复到基态时产生与 X 线量成正比的闪烁性可见光。此种光线经光电倍增管放大，由 X 线光子转变成电子流，然后再经模/数转换器转换后输入计算机。晶体中常加入微量如铊的物质，用以增光或减少余晖的激活物质。

（2）充氙气电离室探测器：氙气或氪气为惰性气体，由于它们化学性能稳定，目前，CT 扫描机上用的气体探测器多采用这两种气体。它们几乎完全吸收 CT 扫描机上所有的 X 线波长范围内的 X 线。将被吸收后的 X 线转换成成对的光电离子，它们被收集电极后，产生与入射 X 线强度成正比的电流。增加气体压力可提高此类探测器的灵敏度。

电离室为充有一定压力气体的密封容器，在容器内有一根金属丝或金属棒，它们被作为电离室的正极，而容器的壁作为负极。在两极间加上工作电压后，两极间形成电场。当 X 线光子射入时，气体被电离后产生正、负离子对，这些离子对在电场的作用下向正、负极移动形成电流，同时也产生了相应的电压信号。将充有惰性气体的电离室排列成扇形阵列，这就形成了 CT 扫描机上使用的气体探测器。

气体探测器转换率较低，但其余晖和稳定性都优于闪烁晶体探测器。由于螺旋 CT 等采用了双排或多排探测器，使一次扫描可获得 2 幅或多幅 CT 扫描图像。

7. 模/数转换器　常用的模/数转换器有两种：①逐次逼近式模/数转换器；②双积分式模/数转换器。模/数转换的步骤如下：将需转换的模拟信号与推测信号进行比较，如果推测信号大于输入信号，那么推测信号就应该减小。如果推测信号小于输入信号，那么就应该增大该推测信号。这样一来使模拟输入信号与推测信号接近。推测信号在数/模转换器中得到，当推测信号与模拟输入信号两者相等时，向数/模转换器输入的数字为对应的模拟输入的数字。

计算机只接受数字信号并进行运算，输出的结果也是数字信号。在系统的实际运转中会遇到大量连续变化的物理量，此种物理量被称为模拟量。要将模拟量输入计算机，首先要对模拟量进行数字化的转换，转换后计算机才能接受。数字信号被计算机处理后，还必须对计算机输出的数字信号进行转换，将数字信号转变成模拟信号，这种模拟信号才能用于控制。模/数转换器（在前面已作介绍）和数/模转换器是将计算机控制系统与外界联系的重要部件。

8. 磁盘机和光盘　磁盘机有软磁盘机和硬磁盘机两种，用于储存图像、储存系统操作软件和故障诊断软件。CT 扫描后，采集的扫描原始数据先储存在磁盘内的缓冲区，待全部扫描完成后，将经重建处理后的图像储存到磁盘的图像储存区。磁盘还起着从磁带或光盘存取图像的中介作用。

目前生产的 CT 扫描机多采用光盘存储，光盘有只读和可读写两种，5.25 英寸大小。只读光盘的表面有一层激光染料，数据写入时在激光的作用下熔化，并形成不可修复的数据层。激光头在读取时，将表面凹凸不平的小坑转成计算机可识别的数据，并显示在监视器上或复制在磁盘上。

9. 控制台　CT 扫描机控制台的主要作用是用以控制 CT 扫描机对患者进行 CT 扫描检查，同时还兼有输入扫描参数、显示和储存图像；系统故障的诊断等功能。下面简单介绍三个主要部分的构成。

（1）视频显示系统：由字符显示器、调节器、视频控制器、视频接口和键盘等组成。该系统具有人机对话、控制图像操作、输入和修改患者数据；产生和输送至视频系统的视频信号；传送视频系统和显示系统处理器之间的数据和指令等功能。

（2）电视组件系统：由存储器及其控制、输入输出、模/数转换、模拟显示、字符产生和选择、窗口处理和控制等组成。该系统具有以下功能：①储存和显示图像；②窗口技术处理；③实现示踪等。

（3）软盘系统：该系统被安装在操作台上，用以储存和提取图像信息，也可进行故障的诊断。

10. 检查床　它的功能是将患者送进扫描机架内，并将患者的被检部位正确地固定在 X 线可扫描到的位置上。为了完成此项任务，应在机架内安装可射出细长光的投光器，在其外部安装定位投光器。大多数 CT 扫描机都具有自动把患者送到 X 线束下的功能。

检查床或机架可提供患者进行轴位 CT 扫描，同时还具有倾斜各种不同角度进行 CT 扫描的功能。例如，在进行头部 CT 扫描时，可以进行和听眦线成某角度的扫描。

检查床大多还配有特制的担架，可直接将患者送上检查台，不必再搬动患者，特别方便那些不宜搬运的患者。检查床还可做左右运动，此功能应用于和身体横轴成斜角的脏器 CT 扫描，移动的绝对误差不允许超过 ±0.2mm。

11. 成像设备　激光打印机又称激光型多幅照相机或称数字摄影机。激光打印机的作用是将影像信息传递给胶片，并使其成像。

激光打印机上采用两种激光器：①红外二极管激光器；②氦氖激光器。

激光打印机采用激光束扫描，以数字方式成像。既将每一个像素的灰度值输入激光摄影机的存储器中，并控制每个像素曝光，在胶片上成像；也可以将视频信号传给它，但必须将视频信号经模/数转换器转换为数字信号以后，再输入到激光打印机的存储器内。

激光打印机的光源为激光束，激光束经过发散透镜系统，将激光束投射到沿 X 轴方向上转动的多角光镜或电流计镜上折射，折射后的激光束再经聚焦透镜打印在胶片上。在打印机打印的同时，胶片在电动机带动下，沿 Y 轴方向向前移动，最后完成整个打印过程。用调节器调节激光束的强度，调节器被数字信号控制。

氦氖激光器产生的激光波长为 633nm；红外二极管激光器产生的激光波长为 670~830nm。前者性能稳定，但使用寿命比后者短。红外二极管激光器是电注入，调制速率高，体积小，寿命长，使用方便等特点。按胶片处理方法，将激光打印机分为"湿"式打印机和"干"式打印机。

激光打印机中的激光束具有聚集性好、有方向性、反应迅速（在毫秒级上）等特点。由于激光束直接投射在胶片上，它还具有防伪影，分辨率高，成像效果好等特点。激光打印机配有硬磁盘，可同时进行图像存储和打印，还可对急需的图像进行打印。具有多样化的图像幅式可供选择，也可自编幅式程序，还可直接打印 35mm 幻灯片。输入存储器内的图像数据；可重新排列后进行打印；也可将其清除；可对任何图像进行拷贝；打印张数可任意选择。

在激光打印机上配备标准测试灰阶图样及密度读出仪等设备后，可对图像进行密度监测，并自动校准，自动调节打印机和冲洗机的参数，以确保 CT 扫描图像的质量。可将 CT、MRI、DSA、CR、DR、数字胃肠等多种影像设备的图像数据输入，做到一机多配置，效率高；还可联机并网等。

12. 诊断台　由计算机、磁盘机、磁带机、图像显示、照相、操作台等设备组成诊断台。诊断台通过数据链与 CT 扫描系统的计算机进行连接，并在它们之间进行数据交流。

13. 其他设备　如拷贝机可将 CT 图像影印在静电纸上或白纸上，供医师诊断用或传输等。

（二）应用软件

CT 扫描机除了配备计算机的硬件以外，还需配备各种应用软件才能使其正常运作。扫 CT 描机中软件最重要的功能是将探测器采集到的信号进行图像重建。随着计算机技术的不断发展和提高，CT 扫描机的应用软件越来越多，自动化程度也越来越高，操作也越来越简便。CT 扫描机应用软件常用软盘或光盘保存，随时可安装在硬磁盘、外存储器中，或调到主机内存使用。CT 扫描机的应用软件有基本功能软件和特殊功能软件两大类。

1. 执行基本功能的应用软件　该软件是各种 CT 扫描机都应具备的功能软件，它们的功能有：①扫描功能；②诊断功能；③摄片和图像储存功能；④图像处理功能；⑤故障诊断功能等。它们都由主控计算机控制，并以一个管理程序为核心，调度如预校正、平片扫描、轴位扫描、图像处理、故障诊断、外设传送等互相独立的软件。医技人员用键盘和监视器与计算机进行沟通，计算机在接到人的指令后，启动各种相关程序，并完成各种操作，最后将结果显示在监视器上。

2. 执行特殊功能的应用软件　执行特殊功能的应用软件的种类越来越多，而且在不断增加。它们的发展与进步，也使 CT 扫描方式得到了飞速的发展。特殊功能的应用软件有：①动态扫描；②快速连续扫描；③定位扫描；④目标扫描；⑤平滑过滤；⑥三维图像重建；⑦高分辨率 CT 扫描；⑧骨密度测定；⑨氙气增强 CT 扫描等。

四、CT 扫描机的技术指标与参数

（一）扫描时间、重建时间与扫描周期时间

1. 扫描时间　在患者进行 CT 扫描时应尽量缩短扫描时间，除提高效率外，还可减少因患者运动所造成的伪影。在可能的情况下，应尽量选择时间较短的 CT 扫描程序。

2. 重建时间　重建时间是指阵列处理机将采集的数据重建成显示数据矩阵所需要的时间。重建时间短可以及时地对不满意的图像进行修正或补充扫描。重建时间与重建的矩阵、运算速度、内存容量等有关，矩阵越大所需重建时间就越长。

3. 扫描周期时间　从某一层面扫描开始，经重建、显示，到摄片完毕，这一整个过程所花费的时间称扫描周期时间。由于目前 CT 扫描机中的计算机都有并行处理功能，即在第 1 层面扫描后重建时，第 2 层面的扫描就开始了，这使得 CT 扫描周期时间大为缩短。

（二）扫描方法

CT 扫描机的扫描方法有：①旋转；②低压滑环；③低压滑环螺旋扫描；④高压滑环螺旋扫描；⑤球管旋转，探测器固定；⑥低压滑环，探测器固定等方式。

（三）有效视野与机架孔径

各种 CT 扫描机的有效视野差异很大，有的只配有一个有效视野，有的配有几个有效视野。有效视野有 18cm、24cm、30cm、40cm、50cm 等。

机架孔径越大越好，它与机架的倾角有关，大多数 CT 扫描机的机架孔径在 600～720mm。

（四）断层厚度、重建矩阵与显示矩阵

断层厚度多在 1～10mm，CT 扫描机内常常设定几组数值供操作人员选择。

图像的分辨率与矩阵的大小有关，其规格有 256×256、340×340、512×512、768×768、1 024×1 024不等。

为了提高图像质量，在 CT 扫描机器内，显示矩阵应略大于重建矩阵。

（五）硬磁盘容量与高对比分辨率

磁盘容量决定着图像数据的储存量，大多在 100 到数百个兆比特之间。

高对比分辨率代表 CT 扫描机在高对比情况下，对物体空间大小的鉴别能力。高对比分辨有线对/cm（LP/cm）和线径（mm）两种表示方式。

（六）探测器数目

探测器的数目越多越好，拥有较多探测器的 CT 扫描机，其扫描时间较短，采集到的数据也多，图像的质量较高。目前，一些厂家已生产出了多排探测器 CT 扫描机，此种 CT 扫描机探测器的数量成倍地增加。

（七）X 线管的热容量与焦点

当 X 线管的热容量大时，其承受的工作电流也大，工作时间也长。因此，CT 扫描机 X 线管的热容量越大越好。

在 CT 扫描成像时，其焦点越小图像质量越高。CT 扫描机配备的 X 线管有单焦点和双焦点两种。

（缪文捷）

第二节　CT 扫描操作方法与患者防护

一、CT 扫描检查技术的操作方法

（一）CT 扫描前患者的准备工作

在 CT 扫描前患者的准备工作应根据扫描部位和扫描方式来定，这里只介绍常规准备工作，人体各部位扫描前的准备工作请参阅各部位 CT 检查章节。

（1）为防止患者将灰尘带进 CT 扫描机房，患者在 CT 检查前应更换衣服和鞋子。

（2）为了解除患者的思想顾虑和紧张情绪，在 CT 扫描前应向患者做好解释工作。

（3）为了防止产生异物伪影，在扫描前请患者或帮助患者除掉检查部位的饰物和异物。

（4）在进行胸、腹部 CT 扫描前，应做好患者的呼吸训练工作，以减少由于患者呼吸而产生的移动伪影，并确保扫描层面的准确性。

（5）对于需做增强扫描的患者，应在扫描前 4h 禁食。CT 检查前还应给患者做碘过敏试验，试验阳性者禁止做 CT 增强扫描。

（6）腹部扫描一周前，患者应不吃含金属的药物和钡剂。扫描前两日禁止服用泻药，尽量少吃水果和蔬菜。扫描前 4h 禁食。

（7）对昏迷和不合作的患者，可适当给予镇静剂，特殊情况下应给予麻醉剂。

（二）CT 扫描机的操作规程

在使用 CT 扫描机以前，使用人员应详细阅读 CT 扫描机操作手册，并熟悉 CT 扫描机的性能和结构。CT 扫描机操作规程如下。

1. 开机　将 CT 扫描机开关闭合，给 CT 扫描机各系统接通电源。接通电源后，CT 扫描机进行自检。在 CT 扫描机自检时，禁止按任何按键和移动鼠标。在 CT 扫描机自检完成后，根据监视器屏幕上的提示进行下一步操作。

2. 训练 X 线管　为了保护 X 线管，开机后首先应训练 X 线管，即用空气扫描方式曝光数次来对 X 线管进行加热。此时，CT 扫描野内应没有任何物品，并由 CT 扫描机内的软件控制扫描条件和曝光次数。刚开机或 3h 内 X 线管没有曝光，由于球管温度较低，被视为冷球管。通过逐步提高管电压的曝光训练，使 X 线管温度慢慢升高，从而防止了突发的冷高压对 X 线管的损坏。

3. 零点校准

（1）零点漂移现象：为了得到一幅质量较高的 CT 扫描图像，在采集 CT 扫描数据时，应尽量做到准确。由于探测器是执行采集信息任务的主体，在大多数情况下探测器之间存在有参数和余晖时间的差异，再由于 X 线管输出 X 线量的变化，CT 扫描机在执行下一次扫描时各通道输出的 X 线量也不相同。每一个通道的基准值可能是零、正或是负。该现象被称为探测器的零点漂移，此种现象有可能会引起探测器在读空气 CT 值时不是 -1 000H，使得扫描图像失真。

（2）零点漂移的校正方法：为了消除零点漂移现象对 CT 扫描图像质量的影响，在重建图像前应对其进行校正。首先应进行空气减除，方法如下：用空气扫描方式进行，得到探测器各通道的零点漂移值，以确保采样数据的准确性。

4. 清磁盘　磁盘是图像储存的重要工具。它的储存空间是有限度的，为了确保扫描工作不受影响，在对患者扫描前，应首先访问一下磁盘，了解一下磁盘存储的剩余空间是否够用。如果不够用，应将处理过的图像数据删除。

5. 扫描　医技人员应根据临床医师所开申请单的项目和扫描技术要求对患者进行 CT 扫描。

6. 关机和切断电源　在每日工作完成以后，按照 CT 机关机程序进行关机，并切断 CT 扫描机的电源。

（三）CT 扫描检查的操作程序

1. 患者的一般资料　在对患者进行 CT 扫描之前应将患者的下列资料输入到 CT 扫描机内的计算机上：①姓名、性别、年龄、出生年月日、CT 号、住院号和普通 X 线检查号等；②扫描前，应首先选择检查床运动方向，即头先进或足先进，并将选择结果输入计算机；③患者的体位应在仰卧、俯卧、左侧卧或右侧卧等体位中选择一个。

2. 患者的检查体位　患者的体位应按照 CT 扫描申请单上所要求的扫描部位、操作人员所采取的扫描方法而定。其原则为：患者被合理地安置在扫描床上，在不影响扫描要求的前提下，应尽量使患者感到舒适。患者体位安置方法：利用检查床旁的操作台和（或）扫描架上的操作键，将检查床升高到扫描高度，将患者送到预定的扫描位置上。应打开定位灯对人体的扫描部位进行标志，在进行某些部位 CT 扫描时，还可使用如头架、膝关节托、固定软垫、头部及体部固定带等定位辅助工具。

3. 确定扫描范围　常采用以下两种方法确定扫描范围：①先扫描一张定位片，在定位片上画出 CT 扫描的起点与终点；②在摆体位时，用定位指示灯直接从患者体表上定出扫描的起点位置、机架倾角等。此种定位方式既节省时间，又免除了定位片的扫描，也减少了患者受到的 X 线辐射量。但定位的准确性和可靠性不如第一种方法。

4. 横断面　CT 扫描按确定的扫描范围逐层进行横断层扫描，直到扫描完所有要观察的部位，并将得到的影像储存起来。横断层扫描分自动扫描和手动扫描两种方式。

自动扫描比较容易，在选定该项功能后，只要按一下曝光按键，CT 扫描机会自动进行曝光、检查床运动、扫描条件变换等各种不同的功能。

手动扫描：①输入适当的横断层扫描条件；②将曝光按钮压下，第 1 层 CT 扫描开始；③第 1 层 CT 扫描完成以后，根据设定的扫描程序将床退或床进，将患者送到第 2 层 CT 扫描位置上；④再次按动曝光按钮进行第 2 层扫描，这样周而复始，直到扫描全部完成为止。

5. 数据储存　将 CT 扫描所获得的影像数据储存到长期存储器。

（四）CT 扫描技术的特殊检查方法

1. 快速连续扫描　在快速连续扫描应用软件的支持下，在预先设计了扫描的起点、终点、层厚、层距和其他一切必要的扫描条件，输入一次扫描指令后，CT 扫描机会自动进行逐层扫描。在扫描结束后，再逐层进行图像重建与显示。此种扫描方法特别适用于危重或不配合的患者，也特别适用于增强扫描，因为增强扫描需在一定时间内完成整个检查。

2. 动态扫描　是快速连续扫描的一种方式，在给患者推注对比剂以后，为及时的观察对比剂在血管或组织中的浓度变化应采用动态扫描。动态扫描有两种：①单层面快速连续扫描；②多层面快速连续扫描。单层面快速连续扫描的功能为：进行动态研究，即记录下感兴趣区的层面内某一时间段中对比剂浓度的变化；与心电图配合，用以研究心脏某一部位随时间变化的情况。多层面快速连续扫描常被采用，有助于了解较大范围内各层面的增强效果。

由于此种扫描方法加大了 X 线管的负荷，CT 扫描机上应装有自动温度监测系统，用于防止过热损害 X 线管。

3. 重叠和中间加层扫描　重叠扫描是指扫描层厚大于层间距的扫描。此种扫描方式有助于发现较小的病灶，但会加大患者所受到的 X 线辐射量。因此，应尽量缩小扫描范围。中间加层扫描是指在已扫描的层间再加扫一层或数层扫描，以了解某层面的组织结构。

4. 目标扫描　为了减少患者的 X 线辐射量，提高感兴趣区的空间分辨率，应采取仅对感兴趣的层面实施扫描，而对感兴趣区以外的层面采用大层厚、层距，或间隔扫描的方法进行扫描。在显示图像时，由于显示的范围小，矩阵不变，在一定的容积内像素增多，会使空间分辨率大大提高。此种扫描方法常被用于纵隔、脊椎、胰腺、肾上腺和鞍区或颞骨岩部的 CT 扫描检查。

5. 薄层或超薄层扫描　薄层扫描是指扫描的层厚、层间距在 3～5mm 范围内的扫描，层厚、层间距在 3mm 以下的扫描称超薄层扫描。两者常与高分辨率扫描联合使用。

6. 高分辨率扫描　层厚为 1.5～2.0mm 的薄层或超薄层扫描方式。为了提高图像质量，扫描时需增加扫描条件。在扫描前应先输入"数据储存程序"，以利于保留图像原始数据。应用不同的算法，可显示骨与软组织细节，提高了对较小病灶的分辨能力。

7. 放大扫描　缩小扫描范围使图像直接得到放大，以获得高清晰的扫描图像。放大扫描的原理为：缩小 X 线管检测器与人体的距离，使较小的病灶在 X 线曝光后产生信号，并由相对较多的检测器收集。

8. 骨密度测量　骨密度测量是对骨矿物质含量进行定量测定。其测量方法有：①单光子吸收法；②双光子吸收法等。

（五）图像显示与摄片

CT 扫描图像在送交医师出诊断报告之前，应根据诊断的需要进行各种图像的处理或测量。由于计算机功能软件的不断开发，CT 图像的后处理功能也越来越多，下面简单介绍几种与图像显示有关的图像后处理功能以及图像显示技术。

1. 窗口技术和图像放大技术　选择适当的窗宽和窗位是数字图像后处理工作中的一项重要内容。为了得到较清晰的 CT 扫描图像，清晰地显示病灶，应正确地选择和运用窗口技术。因图像放大技术直接关系到图像的质量。

2. 图像重建　为了观察病灶组织结构的形态、大小、范围与相邻组织间的关系，需采取高分辨率放大重建、冠状位或矢状位重建等。在进行 CT 扫描图像重建时应注意以下几点：①在进行高分辨率的图像放大重建时，应在扫描过程中保留原始数据；②如需进行冠、矢状位图像重建，扫描层面应保持连续；③在进行冠、矢状位图像重建时，还应保持扫描条件参数一致。

高对比分辨率的算法进行图像重建的特点：①可观察到骨的细微结构；②增加影像边缘的锐利度；③图像的噪声增加。还可以采用低对比分辨率算法对图像进行重建，该方法的特点：①有利于分辨软组织中的病灶；②图像边缘平滑、柔和、噪声低；③图像对比度下降。这两种图像重建的方法各有利弊，都是以牺牲另一种分辨率为代价。在实际应用中，可充分利用原始 CT 扫描数据，并根据诊断需要，采用不同重建方法进行图像重建，以满足临床诊断的需要。

3. 黑白反转与方向旋转、三维图像重建、多平面重组图像　图像黑白反转与方向旋转可按 CT 指令进行，也可在激光打印机上进行。三维图像重建与多平面重组图像请参阅相关资料。

4. 摄片 用激光打印将 CT 扫描图像打印在胶片上。患者的所有 CT 扫描图像用一份胶片进行总结，供医师对患者的病情进行研究。

CT 胶片上的图像质量，除与冲洗和摄片因素有关外，还与荧屏图像处理、显示技术有关。在摄片时应注意以下几个问题。

（1）窗宽、窗位：应根据病变情况和要观察的内容，选择合适的窗宽与窗位。

（2）按 CT 扫描顺序进行图像排列和摄片，以利于保持一个整体的概念。

（3）不要将平扫和增强扫描的图像进行交叉排列，应分别按其扫描顺序进行图像排列，以便系统分析。

（4）应将局部病灶进行放大、测量、重建的图像布置在序列图像的后面。

（5）应将有定位线和无定位线的定位片扫描图像同时拍摄下来。

（6）图像幅式应大一点，过小将影响观察效果。幅式组合应简单化，图像太复杂将影响其美观。

（六）与 CT 图像有关的测量技术

1. CT 值的测量原则 在测量 CT 值前应明确测量目的，同时还应选择病灶显示最大、最清晰的层面进行测量。为了便于比较，应同时测量正常与异常组织、在同一扫描平面上对平扫和增强后的图像进行测量。

2. CT 值的测量方法 ①将感兴趣区病灶的平均 CT 值进行比较；②再将方框或圆光标调节到适当大小，并分别移到不同密度区域；③最后测量方框或圆圈范围内的 CT 值。当病灶较小、密度不均匀时，应移动光标，测量像素 CT 值的变化。CT 值的测量方法还有：①直方图；②剖面 CT 值曲线图等。

3. 病灶的测量方法 为了得出病灶的面积、容积等数据，应测量病灶的大小。病灶大小的测量方法：将病灶的最大径作为测量的长轴，将与病灶中心垂直的横径作为测量的宽度。单位用厘米或毫米表示。

例如，颅内出血，在临床医师需要了解患者的出血量时，可通过测量血肿的大小，并根据测量得出的数据计算出其容积，即出血量。具体测量方法如下：使用相应的应用软件，标出每个层面上病灶的范围，根据测量得到的数据便可计算出较为精确的面积，然后乘上层厚，便可得出该层面上病灶的容积，最后将每个层面的容积相加，便可得出该患者的出血量。

（七）扫描技术中的术语

1. 体位的命名方法

（1）仰卧位和俯卧位：①仰卧位：患者的背部朝向检查床，腹部朝上；②俯卧位：患者的腹部朝向床面，背部朝上。

（2）右侧位和左侧位：①右侧位：患者侧卧于检查床上，右侧贴近检查床面；②左侧位：患者的左侧贴近检查床。

（3）正位与侧位定位扫描：①正位定位扫描：用与检查床垂直的 X 线对仰卧或俯卧于检查床上的患者进行扫描，称为正位定位扫描；②侧位定位扫描：患者俯卧于检查床上，X 线从患者的左侧或右侧面穿过人体进行扫描，称为侧位定位扫描。

（4）轴位扫描：X 线管绕患者矢状轴旋转进行横切面扫描。

（5）冠状位扫描：X 线管绕患者的前后轴旋转进行 CT 扫描。

（6）矢状位扫描：X 线管绕患者的左右轴旋转进行 CT 扫描。

2. 机架倾角 机架倾角即为 CT 扫描机架的倾斜角度。其大小应由扫描部位和诊断的需要而定。如果扫描机架的顶端向检查床面的头侧方向倾斜为正角度倾斜。如果扫描机架的顶端向检查床面的足侧方向倾斜为负角度倾斜。CT 扫描机架的倾角大多数为 ±20°～30°。

3. 检查床的移动 根据检查的移动方向分进床和退床。如移动方向向检查床的头侧方向移动时称进床；如移动方向向检查床的足侧方向移动时称退床。

4. 头先进或足先进 当患者在进行 CT 检查时，如果该患者的头部先进入扫描架称为头先进；如果患者的足部先进入扫描架称为足先进。

（八）CT 增强扫描检查

给患者注入对比剂，以提高组织之间对 X 线的吸收差别，并增强 CT 图像中组织之间的对比度，称为增强。注入对比剂后的扫描称为增强扫描。

当病变组织和器官与正常组织和器官密度近似时，其对 X 线的吸收差别也较小，扫描后得到的 CT 图像的对比度也不高。在这种情况下，就不易观察到病变组织。给患者注入对比剂后，不同的组织、不同的病变性质对对比剂吸收的数量和分布都各不相同。各种组织对 X 线的吸收差增大，CT 扫描图像的对比度增加，使病变组织和正常组织的界限清楚。病变组织的密度、形态、大小等被显示得更清晰，提高了病变的检出率，也有助于定位、定性的诊断。

1. 对比增强的机制　对比剂进入血管树内和细胞间隙，细胞间隙内碘含量越多，则受检器官的浓度就越大。

器官的增强效果与其血流量成正比，血流量越大增强效果越好。例如，肝脏的增强曲线与肾脏虽然相似，但由于肝脏最初期的峰值不如肾脏高。在增强的初期肝脏的血流量明显低于肾脏，肝组织每分钟血流量只有肾脏的五分之一，这就造成了肾脏在增强初始的增强效应明显比肝脏好。10min 后，肾脏血管内的对比剂减少或消失。由于对比剂经肾小球过滤排泄后聚集在肾小管内，所以增强效应持续存在。

由于正常组织得到了增强，因而增大了正常与异常组织之间的密度差异，病变组织的增强效果常常不如周围正常组织的好。但在血管非常丰富的病灶，如血管性病变、炎性肉芽肿和癌瘤等，注射对比剂后病灶明显得到增强，既可以出现在动脉期，也可以出现在静脉期。肾囊肿、肝脏转移瘤的病变，由于它们的血管较少为缺血性病变，CT 扫描表现为低密度影。肝癌、肾癌尽管它们的血供丰富，但只表现在快速注射对比剂后病灶的 CT 值一过性增高，在延缓的图像上大多表现为低密度区，其原因是正常的肝、肾组织的增强持续时间较长。

2. 血管增强　血管增强 CT 扫描能够显示血管的正常解剖结构和病变情况。当血浆内对比剂含量较高时，增强效果最佳。所以，大血管增强扫描应边注射对比剂边进行 CT 扫描，或在注射对比剂后立即进行 CT 扫描，扫描越快血管显示越好。为了保持血浆内高浓度对比剂，最好的方法是经静脉一次快速注入大剂量对比剂。

3. 脑池与脑室造影　采取颈穿或腰穿的方法注入阳性对比剂 8 ~ 10ml，该 CT 扫描用于了解脑池内等于脑脊液信号的病灶，还可借助于脑池内对比剂的充盈缺损，衬托出脑干病变的轮廓和鞍区病灶等。

通过腰穿注入阴性对比剂（空气）4ml，该种 CT 扫描用于了解小脑桥脑角和内听道开口内的较小听神经瘤。在给患者注射这两种对比剂后，应变换患者的体位，以使对比剂置于受检部位。

通过穿刺法将碘水对比剂直接注入脑室。注入对比剂后 6h 再进行 CT 扫描，其目的在于降低对比剂的浓度，可了解脑室内等于脑脊液密度的病灶，同时可了解到脑脊液内通道的通畅与否。

4. 关节造影　该技术多被用于肩关节和膝关节。在髌骨上囊穿刺后注入对比剂 1.0ml 左右，空气 40 ~ 50ml，为了将气体压入膝关节腔内需用绷带扎紧髌上囊，并请嘱患者活动自己的膝关节，以使对比剂在关节腔内均匀分布，15min 后进行 CT 扫描。也可以单纯使用气体对比剂。关节造影用于显示关节软骨形态、关节少量积液和关节滑膜的增生、粘连等。

5. 脊髓造影　在第 3 腰椎与第 4 腰椎或第 4 腰椎与第 5 腰椎椎间隙穿刺，穿刺成功后立即注入浓度为 240 ~ 300mg/ml 的对比剂 10 ~ 15ml，再将患者的检查床头侧调低 15°左右，密切注视脊髓的充盈情况。在认为脊髓充盈较满意的情况下，摄取仰卧位的正位、侧位、双斜位及俯卧位的图像。应等对比剂的浓度变淡时再进行 CT 扫描，该时间需要 4 ~ 6h。

6. 对比剂

（1）对比剂的种类：①离子型对比剂；②低离子型对比剂；③非离子型对比剂。

（2）非离子型对比剂的特点：①非离子型对比剂在溶液中不解离出离子，它以分子的形式存在于血液中，溶液的渗透压较低，其与血浆的渗透压基本相同；②由于没有离子解离出来，因此，非离子型对比剂没有阳离子的生物学作用；③由于非离子型对比剂是不含钙的螯合物，因此它不影响血液中钙离子的浓度。

由于非离子型对比剂所具有的这些特点，在使用此种对比剂以后，不良反应的发生率已大为下降，死亡的发生率几乎为零。

（3）对比剂常见的不良反应：恶心、呕吐、热感、皮肤潮红、喷嚏、荨麻疹、支气管痉挛、喉头水肿、低血压、心搏异常、肝肾功能障碍等。

（4）对比剂不良反应的对策：①在注射对比剂前，为了减少不良反应的发生率，应经静脉注射1ml对比剂。注射后没有不良反应时，才能注射大剂量对比剂；②为降低不良反应的发生率，可在注射对比剂前，经肌肉给患者注射2~5ml的地塞米松，或将2~5ml的地塞米松与对比剂混合使用；③当患者出现荨麻疹时，应给患者口服25~50mg克敏嗪；④如出现严重的不良反应时，应立即停止注射对比剂；⑤如出现呼吸困难、心脏停搏等严重的不良反应时，应给患者吸氧、立即注射去甲肾上腺素、心脏按压等措施；⑥CT室应准备一套各种急救药品，以备抢救时用。

（5）碘水对比剂的配制方法：温水加60%泛影葡胺配制成1.5%泛影葡胺。在腹部和盆腔部位CT扫描前，给患者口服。

（6）对比剂的使用剂量与注射方法：对比剂的使用剂量应根据扫描部位和注射方法而定。在进行肾、肾上腺、头部增强扫描时，应注射对比剂40~50ml。在进行肝、胆、胰等部位增强扫描时，需注射对比剂60~100ml。

（7）对比剂的注射方法：注射方法多采用一次性快速注射法或同时加点滴，以维持对比剂在血中的浓度。常用方法有：①点滴灌注法：经静脉快速滴注对比剂100~150ml。②团注法：将60~100ml对比剂经静脉快速注射，速度为每秒5ml。③大剂量快速注射+滴注法：首先用手推法经静脉快速注射60~100ml对比剂，使血液中含有高浓度对比剂，然后用滴注法来维持血液中对比剂的浓度。④多次大剂量急速注射法：多次急速经静脉注射对比剂。第1次应注入30~50ml对比剂，每隔一段时间后再注射10~15ml对比剂，对比剂总量不应超过150ml。⑤滴注+大剂量快速注射法：首先经静脉滴注对比剂150ml，以使组织和器官得到部分增强，然后将40~60ml的对比剂经静脉快速注入，此法可更好地观察血管渗出性病变。

7. 用峰值跟踪法行动脉期CT增强扫描

（1）首先给患者进行CT平扫检查，在这些平扫的图像中，将胸主动脉或腹主动脉上有腹腔动脉开口的那一层图像挑选出来。

（2）用圆圈图标，将上述图像中的胸主动脉或腹主动脉进行标记。

（3）抽取70~100ml对比剂，连接好与高压注射器配套的一次性双翼头皮针头，排尽注射器管道内气体，并安装在高压注射器上，选择合适的血管，常规消毒后进行静脉穿刺，穿刺成功后固定好针头，然后根据扫描部位和患者的情况，设置注射压力、注射剂量、注射流速。程序设定好以后，操作者通过操作台上的按钮发出注射和扫描的指令，注射开始。在延迟一段时间以后，CT扫描机进行扫描。

（4）跟踪参数如下：延迟时间为10~15s，即在注射对比剂10~15s后，对人体腹腔动脉标定的层面进行CT扫描；每1s、2s或3s进行腹主动脉CT值峰值跟踪CT增强扫描一次；当腹主动脉CT值在短时间内快速上升，并超过100H时，应立即按下CT增强扫描开关，CT机在3s以后开始扫描。此3s延迟时间是由通用公司提供的，其依据为：我们跟踪的是腹主动脉上有腹腔动脉开口的那一层，而增强扫描应从（平扫时）第1层进行扫描，CT检查床将人体从跟踪层面的位置移到（平扫时）第1层需3s。

在进行肝脏动脉期CT值峰值跟踪的方法进行CT增强扫描时还应该注意以下几个问题：①应详细询问患者有无药物过敏史，有无应用对比剂的禁忌证，原则上有碘过敏史及应用对比剂的禁忌证患者禁止增强扫描；对于病情较重、情况较差而临床必需增强扫描的患者，在遵医嘱前提下，建立静脉通道，并需全程密切观察病情变化。②由于离子型对比剂的不良反应发生率较高，而非离子型对比剂低渗和低毒，具有良好的神经血管的耐受性，不良反应发生率极低，应尽量选择非离子型对比剂。③静脉穿刺时应选择较粗较直，富有弹性的静脉血管，尽量避开关节、静脉窦、血管分叉处，一般选择手背静脉、前臂浅静脉和肘正中静脉、头静脉、贵要静脉等，其中上臂桡静脉和肘正中静脉是最理想的静脉穿刺部位，对于部分化疗患者带有的留置针尽量不要使用，以免加重患者的痛苦和增加患者的费用。④在可能的情况下，对比剂的注射速度应选择 3.0ml/s 以上。⑤在进行 CT 扫描前应训练患者吸气后屏气，在扫描时请患者吸气后屏气。

二、CT 检查中患者的防护

（一）CT 扫描机 X 线辐射特点

CT 检查与普通 X 线检查比较，虽然它们所使用的成像能源都是 X 线，但在 X 线的质和量以及能量转换方式上有明显区别。

（1）CT 检查为窄束 X 线，普通 X 线检查为宽束 X 线。窄束 X 线比宽束 X 线散射少，在同样照射条件下，窄束 X 线比宽束的辐射线少。

（2）CT 检查用的管电压一般在 120kV 以上，所产生的 X 线波长短，线质硬，穿透性大，吸收量少。而普通 X 线检查所用管电压一般为 40～100kV，产生的 X 线相对质软，穿透性小，吸收量多。

（3）CT 检查用的辐射转换介质为灵敏度很高的探测器，不仅对 X 线能量损失少，而且还有放大作用。普通 X 线用的转换介质为荧光屏，转换效率低，对 X 线能量损失大，较 CT 检查所需照射量大。

（4）CT 扫描机 X 线管的滤过要求比普通 X 线管高，波长较长的软线均被吸收了。故 CT 检查时 X 线管所发出的 X 线几乎被看作为单一的高能射线，消除了软线对皮肤的作用。而普通 X 线检查时，滤过低，照射野大，其 X 线仍被视为混合射线，较单一高能射线辐射量大。

（二）CT 检查的防护措施

在 CT 检查防护措施中，除了 CT 扫描机本身和机房设计的固有防护外，作为患者防护措施，应考虑以下三个方面。

1. 正当化　辐射实践的正当化，也就是要加强防护意识合理检查，做到确实需要进行 CT 检查的才检查，避免盲目的和不必要的检查照射。

2. 最优化扫描　在不影响诊断的情况下，尽量缩小扫描野，能少扫的就不要多扫，能厚扫的就不要薄扫，能不增强的就不增强。以最少的检查层数达到最佳的诊断效果，防止只图追求图像质量而随意加大扫描条件。

3. 受检者指导水平　做好扫描前对患者的交代及训练工作，取得患者的合作，以减少不必要的重扫和取得 CT 检查的预期效果。

（李　焜）

第三节　螺旋 CT 扫描原理与应用

一、原理

普通 CT 扫描机 X 线管的供电及信号的传递是由电缆完成，在进行每一层面扫描时，需要带着电缆周而复始地进行运动，而且需要急加速、急减速和停止，易缠绕并且影响扫描速度的提高，每两层扫描之间需耽搁 5～10s。为解决这一问题，近年来，CT 扫描机架旋转过程中去掉了电缆，采用了高度可靠的铜制滑环和导电的碳刷，通过碳刷和滑环的接触导电，得以使机架能做单向的连续旋转。通过滑环供电系统，扫描时 CT 的心脏部件圆滑地沿着一个方向平稳地转动，减轻了转动系统的额外负担，使 CT 扫描机能够进行稳定和快速的扫描。螺旋 CT 扫描时，X 线管和探测器连续进行 360°旋转并产生 X 线，同时，检查床也在纵方向上进行连续匀速移动，在短时间内对人体进行大范围的扫描，即大容量扫描，并获得容积扫描数据，被扫描区域 X 线束运行的轨迹呈螺旋形，因此，称其为螺旋 CT 扫描技术。

螺旋扫描方式不再是对人体的某一层面采集数据，而是围绕人体的一段容积螺旋式地采集数据，常规 CT 扫描与螺旋扫描方式的本质区别在于前者得到的是二维信息，后者得到的是三维信息。所以螺旋扫描方式又被称为容积扫描。

滑环的方式根据传递给 X 线产生部分电压的高低，可分为高压滑环和低压滑环。高压滑环通过滑环传递给产生 X 线的电压达上万伏，而低压滑环通过滑环传递给 X 线发生器的电压为数百伏。高压滑环易发生高压放电，导致高压噪声，影响数据采集系统并影响图像质量。低压滑环的 X 线发生器须装入扫描机架内，要求容积小、大功率的高频发生器，大多数螺旋 CT 扫描机都采用低压滑环。

螺旋 CT 进行扫描时重新安排投影数据在 180° 完成内插运算，以缩小每个图像螺旋扫描的范围，避免了平均容积伪影的影像。由于图像数据是从 360° 的螺旋扫描层面任一部分所获得，要想得到高精度的横断面图像就需要使用内插运算技术。该技术最简单的方法是相邻螺旋圈间螺旋投影数据的线性内插处理，避免了平均容积伪影的影像，并因采用了 180° 内插处理，限制了 X 线管功率，这大大减少了图像噪声。大容量扫描的特长是以扫描装置每转动一次的检查移动量与连续 CT 扫描时间之积来决定扫描范围。

螺旋 CT 扫描机除必须采用滑环技术以外，还须采用一个热容量大、散热快的 X 线管；为使大量的图像处理工作能迅速进行和完成，必须配备高速的计算机系统等；由于原始扫描数据较多，还需要配置一个大容量的硬盘以适应大量储存的需要。随着硬件的不断进步和完善，螺旋 CT 扫描机一次扫描可完成多个扫描的区段，在扫描的间隙可允许患者做短暂的呼吸。这些改进适应了临床诊断工作的需要，使螺旋 CT 扫描机的适应证进一步扩大。

二、螺旋 CT 扫描技术

螺距的定义是床速和层厚的比值。该比值是机架旋转一周床运动的这段时间内运动和层面曝光的百分比。它是一个无量的单位，并可由下式表示。

螺距（P）=S（mm/s）/W（mm）

式中 S 是床运动的速度，W 是层厚的宽度。螺旋 CT 扫描螺距等于零时与常规 CT 相同，通过患者的曝光层面在各投影角也相同。螺距等于 0.5 时，层厚数据的获取，一般采用 2 周机架的旋转及扫描。在螺距等于 1.0 时，层厚的数据采用机架旋转 1 周的扫描。在螺距等于 2.0 时，层厚的数据只得到机架旋转半周的扫描。增加螺距可使探测器接收的射线量减少，但图像的质量下降。在螺旋 CT 扫描中，床运行方向（Z 轴）扫描的覆盖率或图像的纵向分辨率与螺距有关。

重建间隔是被重建的相邻两层横断面之间长轴方向的距离。螺旋 CT 的一个重要特点是可做回顾性重建，也就是说，先获取螺旋扫描原始数据，然后可根据需要做任意横断面的重建。螺旋 CT 扫描的重建间隔并非常规 CT 扫描层厚，因为螺旋 CT 扫描是容积扫描，不管扫描时采用什么螺距，其对原始数据的回顾性重建可采用任意间隔，并且间隔大小的选择与图像的质量无关。

螺旋 CT 扫描技术在许多方面与普通 CT 扫描机一样，但因其设备的一些结构与普通 CT 扫描机有较大的区别。它通过大容量 X 线管，并采用滑环式的连续转动扫描器，使扫描间隔时间为 0s。可以进行无测试时间浪费的连续扫描，同时，还能准确地捕捉造影效果的时效变化。不论做何种位置的扫描均应先做单纯 CT 扫描，然后再根据需要选择不同方式的增强 CT 扫描。

三、螺旋 CT 扫描的三维图像重建与显示

由于近年来计算机软件技术的不断进步、发展与利用，同时快速运算处理技术的进步，可以对许多医学影像进行综合处理，并能够很容易地显示解剖学结构和生理变化等各方面的情况。容积扫描法是含有物质内部结构的显示方法，因此，它能够做任意断面的切出或行内部透视法观察。并且还能够给 CT 值着色，从而能更加准确地显示内部的解剖学结构。最大强度投影法（MIP）具有较高的解像度，并且保持了原有的 CT 值，还可以改变其对比性。因为不显示纵向的信息，可以通过改变视点连续显示复数的影像，从而得到立体感。将容积透视法的影像和 MIP 的影像合成，可以得到具有高解像度的三维图像。结合临床后，可得出病态解析与诊断，这种方法可以清晰地显示许多器官的三维解剖学结构。

螺旋 CT 多采用线性内插方法，由于该方法效果好和易使用，而被普遍应用。线性内插方法有全扫

描、不完全扫描、内插全扫描、半扫描、内插半扫描和外插半扫描。全扫描法是360°收集原始投影数据，在卷积和后投影前不做修正，因而全扫描法是最简单的内插方法。不完全扫描和半扫描法分别是360°和180°加一个扇形角，它们的原始投影数据在靠近扫描的开始部分和结束部分采用不完全加权，通过靠近扫描中间部分的加强加权投影来补偿。内插全扫描法的360°平面投影数据，通过邻近同方向的原始投影数据线性内插获取，因而重建涉及的原始数据达720°范围。内插半扫描法利用多余的扇形束原始数据，在原始数据附近的相反方向内插，可将数据采集角的范围减少到360°加两个扇形角。外插半扫描法没有内插半扫描法那种投影射线的位置，它必须不同于重建平面的情况，如果相对的射线来自平面的相同位置，外插半扫描法估计这个相应的投影值。否则，内插则按照内插半扫描法进行。内插半扫描法和外插半扫描法较好，原始数据利用率高，平面合成可靠，并可得到满意的重建图像。

三维图像显示功能包括：容量和容积的测量；三维空间的两点距离测量；三维空间的两直线间角度测量。这些功能的开发与利用极大地满足临床医学的需求，特别是在神经外科学中的应用，为脑立体定向手术选择最佳方案。三维图像重建技术包括：三维图像的掘削观察；三维图像的画面切削处理，用于显示病变局部的效果；切断法显示；移动法显示；回转法显示；放大和缩小法显示；欠损修复法显示和皮肤合成法显示等。

螺旋CT扫描系大容量扫描，从开始到结束的整个测试数据都是连续的。一次扫描所得到的数据能算出几次的CT图像，由于各图像之间连续良好，因而可获得高精度矢、冠状图像，并且可得到随意角度的断面图像。

四、螺旋CT扫描的优缺点

1. 与普通CT扫描相比螺旋GT扫描主要有以下优点

（1）整个器官或一个部位一次屏气下的容积扫描，大大减少了病灶遗漏的可能性。

（2）单位时间内，扩大了CT检查的适应证与应用价值。

（3）由于扫描速度的提高，使对比剂的利用率提高。

（4）可任意地、回顾性重建，无层间隔大小的约束和重建次数的限制。

（5）螺旋CT扫描覆盖面广、无间隙，采集容积数据，便于各种方式、各个角度的影像重建等优点。

2. 与普通CT扫描机相比螺旋CT扫描检查主要有以下的缺点

（1）层厚响应曲线增宽，使纵向分辨率下降。

（2）在做大范围薄层扫描时，X线管损耗大，要求高，价格贵。

（3）扫描时X线量多，对患者造成的损伤大。

五、螺旋CT扫描技术的临床应用

螺旋CT扫描的临床应用范围与普通CT扫描相同。但螺旋CT扫描的临床应用价值越来越大，尤其是在薄层扫描技术问世以后，获得被检测部位的信息较全面，并能在原有的断面基础上做MPR和三维图像显示，特别是能做仿真CT内镜，从而使单纯的CT断面升华到三维立体显示和一些血管、气道、消化道的腔内观察，达到了腔内视法的目的。

（闫华静）

第四节　多排探测器CT扫描机原理与结构

为了便于说明，将普通CT扫描机称为单排探测器CT扫描机或单层面CT扫描机（single slice CT）。CT扫描技术的进步总是在提高扫描速度、提高图像质量、开发软件功能、改善机器性能、减少患者X线辐射量等方面进行的。近年来，许多科学家参与了多排探测器CT扫描机的研制，并获得了成功。多排探测器CT扫描机是指采用了多排探测器。由于多排探测器CT扫描机的X线管旋转一圈可以获得多个层面的图像，因此，它又被称为多层面 CT 扫描机（multi slice CT）。多排探测器 CT 扫描机的线束宽度从 1 厘米到十几厘米不等，而且将会变得越来越宽。

一、多排探测器 CT 扫描机的工作原理

多排探测器 CT 扫描机和单排探测器 CT 扫描机（single slice CT）的工作原理是基本相同的，它们的球管和探测器都是围绕人体做 360°旋转。探测器接收到穿过人体的 X 线之后将其转化成电信号，被数据采集系统采集后进行图像重建。重建后的图像由数/模转换器转换成模拟信号，最后以不同的灰阶形式在监视器上显示，或输送给多幅照相机照成照片。

配备了激光照相机以后的 CT 扫描机，在计算机重建图像后，不经数/模转换器，其数字信号直接输入激光相机摄制成照片或以数字形式存入计算机硬盘。

二、多排探测器 CT 扫描机与单排探测器 CT 扫描机的区别

多排探测器 CT 扫描机的探测器是有多排探测器阵列组成，排数从几排到几十排不等。而单排探测器 CT 扫描机的探测器只有一排。多排探测器 CT 扫描机与单排探测器 CT 扫描机的区别主要在于多排探测器 CT 扫描机对 CT 扫描机扫描数据收集系统（DAS）进行革命性的创新。

DAS 是将 CT 扫描机中穿过人体的 X 线信号转化成供重建 CT 图像的数字信号的重要组成部分。单排探测器 CT 扫描机的 DAS 是由单排的探测器阵列（数百个探测器），积分器、放大器、模/数（A/D）转换器所组成。探测器将 X 线信号转化成电信号，再经积分、放大得到有一定幅度的电压信号。模/数转换器将各个数据通道传送来的模拟信号转化成数字信号。

单排探测器 CT 扫描机的 X 线线束较窄，用准直器调节 X 线的宽度。X 线的宽度决定 CT 机扫描图像的层厚。穿过人体的 X 线束被单排探测器阵列所接收，经过微分器、放大器将模拟的电压信号传送给模/数转换器。多排探测器 CT 扫描机 X 线束较宽，也用准直器对 X 线束的宽度进行调节。这一调节不是为了改变图像的层厚，而是为了减少患者所受到的 X 线辐射量。X 线被多排的二维探测器阵列所接收。为得到不同层厚的图像，电子开关将相邻探测器的输出进行组合，并分别送入各组积分电路、放大电路。多排探测器 CT 扫描机的数据通道都有四组，在 X 线管旋转 360°后，CT 扫描机得到 4 个层面的图像。多排探测器 CT 扫描机都配有 16 排或 16 排以上的探测器阵列，每排探测器可获得的图像层厚为 1.25mm。它是由探测器阵列的宽度所决定的。当获得 4 组 2.5mm 层厚图像时，可有八组数据输入电子开关，该开关电路将八组数据进行二二组合，相邻两个探测器的输出进行并联叠加，变成 4 组数据。这些数据被用来组成 4 层 2.5mm 的图像，被传送给模/数转换器，通过图像重建产生 4 层 2.5mm 的图像。

三、多排探测器 CT 扫描机扫描层厚的选择

单排 CT 扫描机的层厚是通过准直器的窄缝宽度的调节来实现的。而多排探测器 CT 扫描机是由每排探测器在 Z 轴方向的宽度以及其输出的不同组合来实现的。有时还需要在探测器一侧增加准直器以对 X 线束加以限制。由于各种型号的 CT 扫描机采用的探测器二维阵列的不同，因此它们层厚的差别也较大。

四、图像重建

多排探测器 CT 扫描机扫描时，取样数据量大，数据点的分布与单排探测器 CT 扫描机有较大的差别。其图像重建的程序也有较大的不同，并且较为复杂，为了获得良好质量的图像，减少伪影，需采用一些新的算法。

五、多排探测器 CT 扫描机的优点

工作效率高，多排探测器 CT 扫描机的数据取样率是单排探测器 CT 扫描机的 4 倍；因 X 线管旋转一周可得到 4 层的数据，它的层厚可以被选择得较薄，因此，它在进行螺旋扫描获取三维数据时的精度更高。其优点如下：①缩短了扫描时间，延长了扫描覆盖长度；②图像质量大大改善；③任意调节层面的厚度；④在不影响图像质量的情况下，减少了 X 线辐射剂量，同时也减少了患者所受到 X 线辐射量；⑤X 线管的冷却时间减少到几乎为零的地步；⑥延长了 X 线管使用年限，节省了运行费用。

六、多排探测器 CT 扫描机结构组成

由于多排探测器 CT 扫描机具有诸多优点，现在已在国内外得到广泛的应用，特别是在国内得到许多医院专家与同道们的认可。二维的探测器阵列是多排探测器 CT 扫描机的关键部件。多排探测器 CT 扫描机在 Z 轴方向排列方式主要有两类：①GE 公司生产的 LightSpeed，它在 Z 轴方向有 16 排探测器，每排探测器是等宽的，探测器的宽度相当于层厚为 1.25mm，用稀土陶瓷材料制成。东芝公司生产的多排探测器 CT 扫描机，拥有 34 排探测器，也属于等宽型的，但它在靠近中央的 4 排探测器宽度为 0.5mm。其他 30 排探测器的宽度均为 1mm。②由西门子公司生产。它在 Z 轴方向有 8 排探测器，每排探测器的宽度不等，其宽度分别是 1mm、1mm、5mm、2mm、5mm 和 5mm，探测器的宽度相当于层厚的宽度。探测器的物理宽度为 2mm、3mm、5mm、10mm，两侧对称，探测器阵列的总宽度为 40mm。用超速陶瓷材料制造。

等宽探测器阵列在增减探测器数目方面较为灵活。不等宽的探测器阵列由于在层厚的排列组合时探测器数目较少，造成探测器的间壁减少，对 X 线的吸收减少导致量子吸收效率提高。

（李　鹤）

第三章

MRI 检查技术

第一节　MRI 检查准备

一、适应证与禁忌证

（一）适应证

MRI 适用于人体任何部位检查：包括颅脑、耳、鼻、咽喉、颈部、心、肺、纵隔、乳腺、肝、脾、胆道、肾及肾上腺、膀胱、前列腺、子宫、卵巢、四肢关节、脊柱脊髓、外周血管等。

MRI 适用于人体多种疾病的诊断：包括肿瘤性、感染性、结核性、寄生虫性、血管性、代谢性、中毒性、先天性、外伤性等疾病。

MRI 在中枢神经系统颅脑、脊髓的应用最具优势。对于肿瘤、感染、血管病变、白质病变、发育畸形、退行性病变、脑室系统及蛛网膜下隙病变、出血性病变的检查均优于 CT。对颅后窝及颅颈交界区病变的诊断具有独特的优势。

MRI 具有软组织高分辨特点及血管流空效应和流入增强效应，可清晰显示咽、喉、甲状腺、颈部淋巴结、血管及颈部肌肉。对颈部病变诊断具有重要价值。

MRI 对纵隔及肺门淋巴结肿大、占位性病变的诊断具有特别的价值，但对肺内病变如钙化及小病灶的检出不如 CT。

MRI 根据心脏具有周期性搏动的特点，运用心电门控触发技术，可对心肌、心腔、心包病变、某些先天性心脏病做出准确诊断，且可对心脏功能做定量分析。MRI 的流空效应，可直观地显示主动脉瘤、主动脉夹层等大血管疾病。

MRI 多参数技术及快速和超快速序列在肝病变的鉴别诊断中具有重要价值，对鉴别肝良、恶性疾病很有帮助，通过水成像技术——磁共振胰胆管造影（MRCP）不需用造影剂即可达到造影目的，对胆囊、胆道及胰腺疾病的诊断有很大的价值。

肾与其周围脂肪囊在 MR 图像上形成鲜明的对比，肾实质与肾盂内尿液形成良好对比。MRI 对肾疾病的诊断具有重要价值，MRI 不需造影剂即可直接显示尿液造影图像（MRU），对输尿管狭窄、梗阻具有重要价值。

由于胰腺周围脂肪衬托，MRI 可显示出胰腺及胰腺导管，MRCP 对胰腺疾病亦有一定的帮助，在对胰腺病变的诊断中 CT 与 MRI 两者具有互补性。

MRI 多方位、大视野成像可清晰地显示盆腔的解剖结构。尤其对女性盆腔疾病具有重要诊断价值，对盆腔内血管及淋巴结的鉴别较容易，是盆腔肿瘤、炎症、子宫内膜异位症、转移癌等病变的最佳影像学检查手段。

MRI 可清晰显示软骨、关节囊、关节液及关节韧带，对关节软骨损伤、半月板损伤、关节积液等病变的诊断具有其他影像学检查无法比拟的价值。对关节软骨的变性与坏死诊断，早于其他影像学方法。

MRI 利用血液的流入增强效应，设计特殊的成像技术和序列，能简便而无创地实施 MR 血管造影和 MR 水成像。

（二）禁忌证

由于 MRI 是利用磁场与特定原子核的磁共振作用所产生信号来成像的，MRI 系统的强磁场和射频场有可能使心脏起搏器失灵，也容易使各种体内金属性置入物移位，在激励电磁波作用下，体内的金属还会因为发热而造成伤害。因此，检查前应严格确认有无禁忌证。有绝对禁忌证者，不宜进行 MRI 检查；有相对禁忌证者，需视禁忌指征可否去除，以及对成像效果、人身伤害和病情需要等综合情况权衡后决定是否实施检查。

1. 绝对禁忌证　指会导致受检者生命危险的情况。有下列情况者，一般不宜行 MRI 检查。

（1）体内装有心脏起搏器，除外起搏器为新型的 MRI 兼容性产品。

（2）体内置入电子耳蜗、磁性金属药物灌注泵、神经刺激器等电子装置。

（3）妊娠 3 个月内。

（4）眼眶内有磁性金属异物。

2. 相对禁忌证　指有可能导致受检者生命危险或不同程度伤害的情况，通过解除金属器械后仍可进行检查的情况，但对影像质量可能不利的情况。如下列情况者，在做好风险评估、成像效果预估的前提下，权衡病情与检查的利弊关系后，慎重考虑检查。

（1）体内有弱磁性置入物，如心脏金属瓣膜、血管金属支架、血管夹、螺旋圈、滤器、封堵物等，如病情需要，一般建议术后 6~8 周再检查，并且最好在 1.5T 以下场强设备进行。

（2）体内有金属弹片、金属人工关节、假肢、假体、固定钢板等，应视金属置入物距扫描区域（磁场中心）的距离情况，以确保人身安全为首要考虑因素，慎重选择检查，而且建议在 1.5T 以下场强设备进行。

（3）体内有骨关节固定钢钉、骨螺丝、固定义齿、避孕环等，一般不会造成严重的人身伤害，主要以产生的金属伪影是否影响检查目标的观察而考虑是否适宜检查。

（4）危重患者或可短时去除生命监护设备（磁性金属类、电子类）的危重患者。

（5）癫痫发作、神经刺激征、幽闭恐惧症者。

（6）高热患者。

（7）妊娠 3 个月以上者。

因此，MR 检查具有绝对禁忌证及相对禁忌证。

投射或导弹效应：是指铁磁性物体靠近磁体时，因受磁场吸引而获得很快的速度向磁体方向飞行。可对患者和工作人员造成灾难性甚至致命性伤害。因此，应禁止将铁磁性氧气活塞、推车、担架、剪刀、镊子等非 MRI 兼容性急救设备、监护仪器、呼吸器以及钥匙、硬币、发夹、手机、手表等金属物体带入扫描室内。

对 MRI 检查的安全性，操作者一定要引起重视。检查前必须详细询问，弄清楚是否在禁忌范围，以及禁止将金属物品带入扫描室，以确保患者的人身安全及图像的质量。

二、检查前准备

（1）核对受检者基本信息及增强检查申请单要求、确认增强检查为本次检查必需。

（2）评估对比剂使用禁忌证及风险；告知受检者对比剂使用风险及注意事项并签署知情同意书。

（3）按药品使用说明书正确使用对比剂。

（4）增强检查结束后，受检者需留观 15~30min，无变态反应及不适后方可离开；病情许可时，受检者应多饮水以利对比剂排泄。

（5）孕妇一般不建议使用对比剂检查，除非已终止妊娠者或权衡病情需要而定。

（6）尽量避免大量、重复使用钆对比剂，尤其肾功能不良患者应慎用，以避免发生迟发反应，其至导致肾源性系统纤维化（nephrogenic systemlc fibrosis，NSF）的可能。

（7）钆对比剂不良反应发生率较少，但仍需慎重做好预防及处理措施，可参照碘变态反应进行预防及处理。

（陈 慧）

第二节　MR 特殊检查技术

一、磁共振血管造影

MR 血管造影（MR angiography，MRA）是 MRI 常规的检查技术之一，具有无创、简便、费用低、可不使用对比剂等优点。而且除了提供血管的形态信息之外，MRA 还能提供血流的方向、流速、流量等量化信息。目前临床常用的血管成像方法包括时间飞跃（time of flight，TOF）法、相位对比（phase contrast，PC）法和对比增强 MRA（contrast enhancement MRA，CE – MRA）等，其中 TOF 和 PC 法不使用对比剂而借助于血液流动特性产生对比。TOF 法是基于血流的流入增强效应；PC 法基于沿梯度场流动的血液中质子发生的相位变化；CE – MRA 是利用对比剂使血液的 T_1 值明显缩短而产生血管与周围组织的对比。

（一）基本原理

1. 时间飞跃法 MRA 基本原理　时间飞跃（time of flight，TOF）法 MRA 是基于流动血液和静止组织的信号差别，即血流的流入增强效应进行成像。当成像序列选用较短的 TR，尤其使得两次激励射频脉冲的间隔明显短于组织的 T_1 弛豫时间时，自旋质子没有足够的时间发生纵向弛豫就接受了下一个射频脉冲的激励，在射频脉冲的反复激励下，其纵向磁化矢量越来越小，产生的信号也就明显减弱，这种现象称为磁化饱和。

TOF MRA 通常采用的是 TR 较短（20～30ms）的快速扰相 GRE T_1WI 序列，利用流动血液与成像区域内静止组织之间接受射频脉冲激励的不同而产生组织间的对比。由于 TR 时间明显短于组织的 T_1 弛豫时间，成像区域内的静止组织在接受多次射频脉冲激励后会相对饱和，信号发生明显衰减。对于流动的血流来说，成像区域以外的血液尚未经激发，在流入成像区域后才接受射频脉冲激励，因此具有较大的磁化矢量，产生的信号也较强，与静止组织间形成鲜明的对比，即流入增强效应或时间飞跃效应。当血流方向垂直于扫描层面时，血流的流入增强效应表现最为显著。在 TOF MRA 中，可在成像区域的一侧放置预饱和带，将来自一个方向的血流信号饱和，实现选择性的动、静脉成像。如果要进行选择性动脉成像时，可以在成像区域的静脉流入侧放置预饱和带。通过短时间内对预饱和带施加多个射频脉冲，激励其内的所有组织，达到磁化饱和。当静脉离开预饱和带进入成像区域时，就不产生信号，只有反方向流入的动脉血液产生信号并得以显示。反之利用这种方法还可以进行静脉成像。

TOF MRA 成像时，流动血液与背景组织之间的对比受很多成像参数的影响。①TR 时间：延长 TR 时间可允许更多的未饱和血液流入成像容积内，增加扫描覆盖范围，但是会减弱静止组织的磁化饱和效应，背景组织的抑制效果变差，同时还会延长成像时间。当选用薄层扫描时，TR 时间可相应缩短，有利于背景组织信号的抑制。但需要注意的是，降低层厚后，覆盖同样大小的扫描野便需要增加扫描层数，因此整体扫描时间并不会有明显的缩短。②翻转角：翻转角较大时，静止组织的饱和效应更明显，背景抑制效果较好，流动血液中的质子经充分磁化后产生的信号也更高，此时背景组织与流动血液之间的对比明显。但是若想采用较大的翻转角，必须保证每次射频脉冲激励时都有新鲜血液流入成像层面，这就意味着成像血管内血流流速要足够快，或成像层面的层厚足够薄。根据实际成像要求的不同，TOF MRA 的翻转角多选用 25°～60°。

2. 相位对比（phase contrast，PC）法的基本原理　PC MRA 是利用流动质子与静止质子在梯度场中相位改变的不同实现抑制背景、突出血管信号的一种 MRA 方法。进行 PC MRA 成像时，在射频脉冲激发后，在层面选择梯度和读出梯度之间施加双极梯度脉冲，该梯度由两部分组成，这两部分梯度脉冲的幅度和持续时间相同，但方向相反。施加正向梯度场时，质子进动频率加快，但沿梯度方向场强不同，因此质子的进动频率不同，并导致相位的不同。随后在负极梯度场下，质子进动减慢并失相位。对于静止组织而言，两个梯度场的作用刚好完全抵消，正极梯度场获得的相位被负极梯度场完全纠正，这样在 TE 时刻静止组织的相位变化等于零。而血液中的质子在两次梯度脉冲时流动了一段距离，位置发生了改变，因此不可能经历两次强度和持续时间相同但方向相反的梯度场，正向梯度场造成的相位变化不可能被负向梯度场完全纠正，到 TE 时刻流动质子的相位并不为零。因此，流动血液与静止组织之间形成了相位差异，PC MRA 正是利用组织间的相位差来达到区分流动血液和静止组织的目的。与 TOF MRA 不同的是，PC 法中像素的信号强度反映的是磁化矢量的相位或相位差，而不是磁化矢量的强度。

由 PC 法的成像原理可知，流动质子的剩余相位与移动距离成正比，即与速度成正比。除此之外，还与梯度场的大小和持续时间成正比，因此双极梯度场也被称为流速编码梯度。通过调整梯度场的大小和作用时间，可使某种速度的血流产生的相位差最大，则该速度的血流在图像上的信号最高。成像前可根据目标血管的流速，选择一个适合的编码流速（Venc），即设定合适的梯度场幅值和持续时间，就可以在 MRA 图像上突出显示该速度的血流。一般情况下，快血流速 Venc 约为 80cm/s，中等速度血流 Venc 约为 40cm/s，慢血流 Venc 约为 10cm/s。

PC MRA 成像包括成像采集、图像减影和图像显示三部分。为了使三个方向的流动都比较敏感，分别在层面选择方向、频率编码方向、相位编码方向上施加流速编码梯度，完成数据采集后，将上述四组数据选用适合的算法进行减影，静止组织在减影后被去除掉，流动组织根据不同流速具有不同的相位差值。最后，将相位差转换为像素强度显示为图像。

3. 对比增强 MRA（contrast enhancement MRA，CE-MRA）的基本原理　在 1.5T 的磁场中，人体血管中血液的 T_1 值约为 1 200ms。利用团注对比剂（常用 Gd-DTPA）的方法可使血液的 T_1 值缩短到 100ms 左右，明显短于脂肪组织 T_1 值（250ms）。CE-MRA 的原理就是利用对比剂使血液的 T_1 值明显缩短，短于人体其他组织，然后利用超快速且权重很重的 T_1WI 序列来记录这种 T_1 弛豫差别，有效地抑制周围背景信号，获得最佳对比。因此流动对成像的贡献很小，血液与其他组织的对比是由对比剂制造出来的。图前用于 CE-MRA 的序列多为三维扰相 GRE T_1WI 序列，在 1.5T 的磁场中，TR 常为 3~6ms，TE 为 1~2ms，激发角度常为 25°~60°，根据所选用的 TR、矩阵、层数等参数的不同，TA 常为 15~60s。团注 Gd-DTPA 后，血液的 T_1 值变化有以下特点：①持续时间比较短暂，因此需要利用超快速序列进行采集；②对比剂流经不同的血管可造成相应血管内血液的 T_1 值发生变化，因此多期扫描可显示动脉和静脉血管。

（二）成像方法

1. TOF MRA 成像方法　TOF MRA 有二维（2D）和三维（3D）两种成像方法，根据所需空间分辨率和血管分布范围的不同，可选用不同的成像方式。

2D TOF MRA 为连续的薄层（层厚一般为 2~3mm）扫描，即在成像区域内进行逐层的脉冲激励和二维信号采集，然后对原始图像进行后处理重建。2D TOF MRA 一般采用扰相 GRE T_1WI 序列，在 1.5T 的扫描机中，TR 一般为 20~30ms，选择最短的 TE 以减少流动失相位，选择角度较大的射频脉冲（一般为 60°左右）以增加背景组织的饱和。

2D TOF MRA 具有以下优点：①由于采用较短的 TR 和较大的反转角，因此背景组织信号抑制较好；②由于是薄层采集，即使流速慢的血流在流经成像层面时，也不容易发生饱和，有利于静脉慢血流的显示；③扫描速度较快，单层图像 TA 一般为 3~5s。缺点：①由于空间分辨力相对较低，体素较大，流动失相位较明显，特别是受湍流的影响较大，易出现动脉瘤处的信号缺失或对管腔狭窄的过度评价，出现相应的假象；②由于是逐层扫描，在后处理重建过程中，容易受原始图像层间位置偏移影响而导致血管扭曲，后处理重建的效果不如 3D TOF MRA。

3D TOF MRA 并不是逐层扫描，而是对整个成像容积进行射频激发和信号采集。在三维成像中，成像容积被划分为很多个单元，这些单元很薄、连续而且无间隔，因此空间分辨率大大提高。3D TOF MRA 一般也采用扰相 GRE 序列，在 1.5T 的扫描机中，TR 一般为 25~35ms，TE 一般选择为 6.9ms

（相当于反相位图像，以尽量减少脂肪的信号），激发角度一般为25°～35°。

3D TOF MRA 的优点：①空间分辨率较高，特别是层面方向，由于采用三维采集技术，原始图像的层厚可以＜1mm，可达到各向同性成像；②由于体素较小，流动失相位相对较轻，受湍流的影响相对较小；③图像的信噪比和后处理重建图像质量较好，优于 2D TOF MRA。缺点：①由于 3D TOF MRA 是对整个成像容积内的组织进行激发，所以血流在成像容积内停留时间较长，会受到射频脉冲的持续激发，可能在流出成像区域之前发生饱和而造成信号衰减，容积内血流的饱和较为明显，不利于慢血流的显示；②为了减少血流的饱和而减小的激发角度，背景组织的抑制效果相对较差；③扫描时间相对较长。

TOF MRA 成像的主要缺点是成像区域内的血流饱和现象，这点在 3D TOF MRA 中尤为明显。对于 2D TOF MRA 而言，当血流方向平行于扫描层面时，该现象也较为明显。当进行较厚层块的 3D TOF 扫描时，血液饱和现象逐渐明显，导致血流流入侧的血流信号高，而流出侧信号低的情况。为纠正血流信号递减这一现象，在行 3D TOF MRA 检查时，可采用多种技术进一步提高血流的流入增强效应。为减少血流饱和，可采用以下措施：①缩小激发角度，但这势必造成背景组织抑制不佳。②容积采集时线性变化激发角度，在采集容积的血流进入侧信号时采用较小的角度，以减少饱和，而在血流的流出侧，翻转角逐渐增大，以增强远侧血流的信号。这种方法可以均衡血流近侧和远侧的信号，但将造成背景组织抑制的不一致。③多层块采集，如果把成像容积分成数个层块，每个层块厚度减薄，层块内饱和效应减轻。④逆血流采集，容积采集时先采集血流远侧的信号，然后向血流的近端逐渐采集，可有效减少血流的饱和。

在三维 TOF MRA 采集时，为了更好地抑制背景组织的信号，还可采用磁化传递（magnatictransfer，MT）技术。磁化传递脉冲利用了血液中的自由水和组织中结合水的 T_2 弛豫时间的不同，使得富含结合水的组织在 MRA 成像前发生明显的信号衰减，达到增加图像对比度的目的。但施加 MT 技术后，TR 必须延长，因此采集时间增加。

2. 相位对比（phase contrast，PC）法 MRA 的成像方法　常用的 PC MRA 方法包括 2D PC MRA、3D PC MRA 和电影（cine）PC MRA 等。

2D PC MRA 对成像区域内的单个层面进行逐次成像。由于每次只激发一个层面，所以 2D PC MRA 的成像时间很短，在应用心电门控后图像的搏动伪影也可得到改善。但是 2D PC MRA 的空间分辨率较低，常用于定位片或是 3D PC 的流速预测。

3D PC MRA 是最常用的 PC MRA 方法，与 3D TOF MRA 一样，它也是容积采集。其优点在于体素很小，图像空间分辨率较高，同时还可以减少体素内失相位，提高对复杂流动和湍流的显示。另外 3D PC MRA 的图像后处理也优于 2D 法。但是由于 3D PC MRA 必须要在三个方向上施加流动编码梯度，进行重复扫描，所以成像时间较长，而且无法利用心电门控技术。

电影（cine）PC MRA 以 2D PC 法为基础，对单一层面在心动周期的不同时相进行连续扫描，常需要使用心电或脉搏门控。电影 PC 法产生的血管图像可提供一个心动周期内的血流动态变化信息，该方法主要用于定量评价血流搏动或各种病理血流状态。

与 TOF MRA 相比，PC MRA 有更好的背景抑制，具有较高的血管对比，能区分高信号组织（如脂肪和增强的肿瘤组织）与血管，能提高小血管或慢血流的检测敏感性。另外，利用血流速度与相位变化成正比的关系，PC MRA 可获得血流的生理信息，有利于血流定量和方向研究。但是，PC MRA 的缺点在于成像时间较长，图像后处理相对复杂；而且，成像前需要预设编码流速，编码流速过小容易出现反向血流的假象，编码流速过大则血流的相位变化相对太小，信号明显减弱；另外，PC MRA 对血管狭窄造成的湍流很敏感，呈明显低信号。

3. 对比增强 MRA（contrast enhancement MRA，CE－MRA）的成像方法　对比剂的应用是 CE－MRA 的关键技术之一。根据不同的检查部位、范围和目的的不同，对比剂的入路、用量和注射流率应做相应调整。对比剂用量和注射流率：①单部位的动脉成像如肾动脉 CE－MRA 等，采用单倍剂量（0.1mmol/kg）或 1.5 倍剂量即可，注射流率一般为 1.5～3ml/s。②多部位的动脉成像如一次完成腹主动脉、髂动脉和下肢动脉的检查，由于完成整个检查所需时间相对较长，则通常需要 2～3 倍剂量，注射流率为 1.5～2ml/s。③如进行肾静脉、颈静脉、门静脉等血管检查时，则需要 2～3 倍剂量，注射流率提高到 3～5ml/s 效果较好。对比剂的注射可采用 MR 专用高压注射器，快速人工推注的方法也能达到很好的效果。

CE－MRA 的成像参数主要有 TR、TE、激发角度、容积厚度和层数、矩阵、FOV 等。TE 应该选择最小值。TR 和激发角度将决定 T_1 权重，如果 TR 延长则激发角度应该适当加大以保证一定的 T_1 权重。扫描容积厚度和 FOV 决定采集的范围，在保证覆盖目标血管的前提下，容积厚度越小越好，减少容积厚度可缩短扫描时间，在扫描时间不变的前提下缩小层厚可提高空间分辨力。

扫描时机的掌握是 CE－MRA 成败的关键。扫描序列启动的过早或过晚都会严重影响 CE－MRA 的质量，甚至导致检查的失败。扫描序列何时启动的原则是在目标血管中对比剂浓度最高的时刻采集的信号填充到 K 空间中心区域。通常采用的方法是：①循环时间计算法：循环时间常通过经验估计或试射对比剂的方法获得。②透视触发技术：该技术无须考虑循环时间，但必须采用 K 空间中心优先采集技术。③自动触发技术：在目标血管处设置一个感兴趣区，并事先设置信号强度阈值，启动超快速二维梯度回波序列动态探测感兴趣区的信号强度变化，当信号强度达到阈值时，MR 扫描机将自动切换到 CE－MRA 序列并开始扫描。

由于脂肪组织的 T_1 值也很短，因此该序列并不能很好抑制脂肪组织信号，脂肪信号的存在将降低重建图像的质量。CE－MRA 抑制脂肪组织信号的主要方法：①化学位移频率选择饱和成像技术：该技术脂肪抑制效果较好，并且不明显增加采集时间。②减影技术：在注射对比剂前后利用 CE－MRA 序列各扫描一次，用注射对比剂后的图像减去注射对比剂前的图像，背景组织包括脂肪组织的信号可基本去除，剩下的主要是增强后目标血管中血液的信号。

（三）临床应用

1. TOF MRA 的临床应用　TOF MRA 是临床中应用最多的 MR 血管成像技术，广泛用于颅内、头颈部及四肢血管的显示。一般而言，头颈部动脉因其内血流流速较快，多采用 3D TOF MRA，而静脉成像则可选用 2D TOF MRA。另外，2D TOF MRA 成像时，要尽量保证血流方向与成像层面垂直，以最大限度地利用流入增强效应，因此多用于走行比较直的颈部血管或四肢血管成像中。而 3D TOF MRA 对成像容积内任何方向的血流均比较敏感，所以适用于走行纡曲的颅内血管成像。对于扫描范围较大的区域，如颈动脉和四肢血管的成像，因 3D TOF MRA 的容积内血流饱和现象过于明显，也多选用 2D TOF 法。进行下肢血管成像时，采用下列方法可提高血管成像质量：采用收缩期门控提高图像对比；在足侧添加预饱和带用以避免血流反流的显影；采用"跟随饱和带"技术充分饱和静脉信号等。从临床角度上讲，2D TOF MRA 在诊断四肢血管狭窄、闭塞方面的准确性和传统的造影检查几乎相当。

2. PC MRA 的临床应用　与 TOF MRA 相比，PC MRA 在临床上的应用相对较少。临床上 PC MRA 主要用于：①脑动脉瘤的显示；②心脏及大血管的血流分析；③脑脊液流速分析；④静脉病变的检查；⑤门静脉血流分析；⑥肾动脉病变的检查。

3. CE－MRA 的临床应用　CE－MRA 技术在临床上的应用日益广泛，临床应用有以下几个方面：①颈部和脑部动脉狭窄或闭塞、血管畸形、动脉瘤等病变的检查。②肺动脉栓塞和肺动静脉瘘等。可很好显示亚段以上血管的栓塞、供血动脉和引流静脉。③主动脉瘤、主动脉夹层、主动脉畸形等病变检查。④用于肾动脉狭窄的检查。⑤肠系膜血管的狭窄或血栓、门静脉高压及其侧支循环的检查。⑥肢体血管的狭窄、血栓性脉管炎、血管畸形及动脉瘤等病变的检查。

二、磁共振水成像

MR 水成像是指体内静态或缓慢流动液体的 MR 成像技术。具有信号强度高、对比度大，在暗背景下含液解剖结构呈亮白高信号的特点。主要技术包括 MR 胆胰管成像（MRCP）、MR 尿路成像（MRU）、MR 脊髓成像（MRM）、MR 内耳迷路成像、MR 涎腺成像和 MR 输卵管成像、MR 泪道造影、MR 脑室系统造影等。

（一）成像原理

磁共振水成像技术是利用长 T_2 静止或相对静止的液体在重 T_2 加权成像时表现为明显高信号强度，而 T_2 较短的实质器官及流动血液呈低信号，从而使含液体的器官显影，然后通过各种后处理技术以获得类似于各种 X 线造影效果的液体 MR 影像。该技术具有无创、无不良反应、无电离辐射、不用任何造影剂、获得多方位多层面图像、适应证广、操作简单等诸多优点。凡不适于做 ERCP、排泄性尿路造影、逆行肾盂造影等患者均可用此方法。要使其成像则利用重 T_2 的效果，即长 TR、很长 TE，使含水器官显影的原理，长 TR 主要为了消除 T_1 对比的影响，很长 TE 是为了增强水的长 T_2 效果，TE 值是水成像技术的关键。

（二）临床应用

1. MRCP（MR 胆胰管成像）

（1）检查技术：目前临床应用有两种方法。一是采用重 T_2WI 2D - FSE 序列或 3DFSE 序列，利用不屏气扫描的门控技术，减少伪影。二是采用单激发厚层或薄层投射技术，需屏气扫描，常规结合脂肪抑制技术。在扫描时首先要做常规轴位 T_1WI、T_2WI 和冠状位 T_2WI，范围由膈肌到胰腺下部。用轴位图象定位，再行冠状位重 T_2WI FSE 扫描。

（2）临床应用：MRCP 具有安全、无创、检查速度快适应证广、成功率高和并发症少的特点，并可多角度成像适于各种胰、胆道病变检查。不足之处是受空间分辨率和部分容积效应的影响，使胆胰管轻度狭窄显示不可靠。另外在检查过程中无法进行治疗，梗阻的良、恶性鉴别不如 ERCP。

2. MRU（MR 尿路成像）

（1）检查技术：检查前 5~8h 禁食，前 3h 禁水。先做常规 SE 序列腹部成像，后由冠状位 T_1WI 轴位 T_2WI 确定范围后扫描，应包括肾、输尿管、膀胱。再用 FSE 重 T_2 脂肪抑制技术做冠状、轴位 T_1WI，用 2D 或 3D 数据采集成像。适于碘过敏患者、IVP 中度积水或不显影者及某些病变诊断与鉴别诊断发生困难时应用。不足是在重建过程中部分信号丢失，可造成诊断的假阴性等。

（2）临床应用：MRU 诊断尿路梗阻病变不但可以发现梗阻部位，还可显示腔内梗阻的原因，并可显示腔外病变压迫的改变，并可鉴别炎症、肿瘤、先天性病变等。

3. MRM（MR 脊髓成像）

（1）检查技术：用 2D 和 3D 重 T_2 加权成像技术。

（2）临床应用：MRM 有助于显示神经根出硬脊膜囊时的形态、与脊髓圆锥相连接的状态和马尾空间的解剖关系。可以提供椎间盘、骨赘与神经根袖、马尾之间的解剖关系。

4. MR 内耳迷路成像

（1）检查技术：用 3D 重 T_2 加权成像技术可增强有液体充盈的内耳迷路与周围骨的对比。

（2）临床应用：能够测量正常内耳及显示解剖变异，用以诊断各种内耳疾病。

5. MR 涎管成像

（1）检查技术：用 3D 重 T_2 加权成像技术显示腺体内外大部分含唾液的管道。

（2）临床应用：评价涎管扩张、狭窄、脓腔、创伤性涎管损伤，评估普通 X 线涎管造影不能评价的受感染腺体及涎管闭塞平面以上部分和涎管开口。

三、磁共振功能成像

（一）扩散成像（diffusion weighted imaging，DWI）

1. 基本概念与原理　扩散成像又称弥散成像，是一种在分子水平上无创地反映活体水分子的无规则热运动状况的成像方法，成像主要依赖于水分子的运动而非组织的质子密度、T_1 或 T_2 值。扩散是物质的转运方式之一，是分子等微观颗粒由高浓度向低浓度区的随机微观移动，即布朗运动（Brownian motion）又称分子的热运动。DWI 是利用水分子的扩散运动特性进行 MR 成像的，反映着人体组织的微观几何结构及细胞内外水分子的转运，对人体的研究深入到细胞水平，是活体中可测量水分子随机运动状态的唯一方法。

DWI 主要是描述体内水分子（包括自由水和结合水）的随机位移运动状况。在液体中，水分子的随机运动导致其不断相互碰撞，每次碰撞后水分子发生偏向并旋转，其位置与运动方向发生随机性变化。水分子的扩散运动一般可以分为自由扩散和受限扩散两种类型。自由扩散属于传统物理学的范畴，但在人体内，大多数生物组织中存在许多天然的扩散屏障，如细胞膜、大分子蛋白及细胞密集程度等，使水分子的扩散运动受到一定程度的限制，即受限扩散。与自由扩散相比，由于组织中的水分子存在以下因素，扩散受限更加明显：①组织中的水可能与自由水以相同的速率进行弥散，但组织中的水可能会遇到各种复杂的障碍，发生很多不可预知的碰撞后，使水分子的位移速度大大地减慢，扩散系数减小；②组织中的水可以与大分子物质结合成结合水，成为体积较大的物质，运动速度自然受限，运动范围减小，其位移和速度减慢，扩散系数减小。活体状态下的 DWI 就是研究水分子受限扩散的程度、范围及方向，间接反映组织微观结构的变化。

DWI 成像是利用自身序列的变换检测水分子的运动状态及速度。通常要在梯度场读出方向的相位重聚脉冲两侧各施加一个相同的梯度脉冲，即扩散梯度（G），以减弱其他方向成像梯度对扩散的影响。目前常规采用的成像技术是在 SE 序列中 180°脉冲两侧对称各施加一个扩散敏感梯度脉冲，其长度、幅度和位置均相同，此梯度脉冲即是水分子扩散的标志物，当水分子沿梯度场方向进行扩散运动时，其进动频率将发生改变，结果在回波时间内相位离散而不能完全重聚，进而导致信号下降。用相同的成像参数分别使用和不使用对扩散敏感的梯度脉冲进行两次成像，两次成像相减后，剩下的就是弥散运动的质子在梯度脉冲方向上引起的信号下降的成分，即由于组织间的扩散系数不同而形成的图像，凸显了水分子的扩散权重。

在病理状态下，水分子的扩散强度发生了变化。这种变化在普通 SE 序列中无法充分表现。DWI 实际上是测量水分子之间的运动，水分子的扩散特性通常以扩散系数 D 来描述。它是以一个水分子单位时间内自由随机扩散运动的平均范围（距离）来量度的，其单位是 mm^2/s。DWI 主要根据 D 值分布成像，DWI 对沿着施加扩散梯度方向上所有组织中的微小运动均比较敏感，水分子的扩散即可引起进动质子的失相位，造成 DWI 上的信号丢失。被检者的任何运动均可影响 DWI 信号，如肢体移动、组织颤动、心搏、呼吸及毛细血管灌注等情况均可增加扩散作用，即增加 D 值。因此，常用表观扩散系数（apparent diffusion coefficient，ADC）描述在活体中扩散成像上所观察到的表观作用。$ADC = LD\ (S_2/S_1)\ /\ [b_1 - b_2]$。$S_2$ 与 S_1 是不同扩散敏感系数（b）值条件下的扩散加权像的信号强度，b 为扩散敏感系数。ADC 值反映水分子在组织内的扩散能力，ADC 值越大，水分子的扩散运动越强。b 值的选取也影响 ADC 值的大小。一般来说，选低 b 值时，ADC 值受灌注影响较大可以导致测量结果偏大，系统误差增大；选高 b 值时，系统误差小，能更精确地反映扩散状况及测量的 ADC 值。故测 ADC 值时宜选用较高的 b 值和较大的 b 值差。较高的 b 值具有较大的扩散权重，对水分子的扩散运动越敏感，并引起较大的信号下降。

由于 DWI 图像以 SE - EPI 序列扫描，含有不同程度的质子加权和 T_2 成分，组织或病变的 T_2 值增高也会影响其 DWI 信号，造成其 DWI 信号增高，称之为 T_2 余辉效应或穿透效应（T_2 shinethrough effect）。这种效应往往会造成对 DWI 高信号的错误解释，即 DWI 信号的增高并非真正意义上的病变内水分子弥散运动受限，而是由于病变的 T_2 高信号（提示水含量较高）叠加所造成。

2. DWI 临床应用　DWI 适用于活体细胞水平探测生物组织的微动态和微结构变化，在缺血性病变、肿瘤的良、恶性鉴别，疗效评估和预测起着举足轻重的作用。此技术经过几十年的发展，几乎可用于全身器官。扩散加权序列对运动极其敏感，无论是人为运动还是生理运动都可产生对比的改变。目前临床上常规使用的单次激发 EPI - DWI，用 DWI 方式进行分子随机微观运动的测量，有效地控制运动伪影。

缺血性脑梗死的早期诊断有着重要临床价值，脑组织在急性或超急性期梗死期，首先出现细胞毒性水肿，使局部梗死区脑组织的自由水减少，扩散系数显著下降，在扩散加权像上表现为高信号区，而 T_1、T_2 加权成像变化不明显。另外在颅脑肿瘤的良、恶性鉴别，疗效评估及预测方面有广泛的应用。DWI 还可以鉴别各种肿瘤的性质，判断肿瘤的囊实性，多发性硬化、癫痫、弥漫性轴索损伤及脊髓损伤，胆

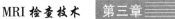

脂瘤与蛛网膜囊肿的鉴别，椎体压缩性骨折良、恶性鉴别，前列腺、乳腺、肝及肾等部位病变的应用。

（二）扩散张量成像（diffusiori tensor imaging，DTI）

1. 基本原理　DTI 是在 DWI 技术基础上改进和发展的一项新技术，扩散张量不是平面过程，而是从三维立体角度分解、量化扩散的各向异性数据，能更加精细、准确地显示组织微细结构。

在完全均质的溶质中，水分子向各方向的运动能力是相等的，这种扩散方式称为各向同性（isotrophic）的，其向量分布轨迹成一球形；而在非均一状态中，水分子向各方向运动具有方向依赖性，水分子向各方向扩散能力不相等，称为各向异性（anisotrophlc），其向量分布轨迹成一椭球形。如在白质内，水分子沿白质纤维通道方向的扩散速度快于垂直方向。由于各向异性的存在，水分子在三维空间的扩散不再是一个单一的数学系数，而是用张量（tensor）D 表示，以描述水分子在各个方向移动和各个方向的关系。张量是一个数学结构，描述一个有三维空间的椭球形结构，即在 x、y 和 z 三个方向均存在扩散系数，用 Dxx、Dxy 和 Dzz 表示。

DWI 的脉冲序列是在三个方向上施加扩散敏感梯度（上下，左右，前后），三套扩散图像取其平均值，获得各向同性扩散图像，各向同性扩散图像不包含扩散的方向信息，DWI 图像消除了各向异性的影响。而 DTI 在多个方向上施加扩散敏感梯度，分别感受不同方向的扩散运动，获得不同扩散方向的多个扩散图像，至少在 6 个方向上施加扩散敏感梯度，最多 256 个方向甚至更多，方向越多，感受到的扩散运动方向也就越多。DTI 图像突出强调扩散的各向异性，图像的对比度反映了成像平面内水分子扩散的各向异性。

DTI 的主要技术参数。①平均扩散率 MD：主要反映扩散运动的快慢而忽略扩散各向异性；②各向异性分数（fraction anlsotropy，FA），数值在 0～1，1 代表整个扩散运动均为各向异性，0 为最小各向异性（最大各向同性）；③相对各向异性（relativeanisotropy，RA），扩散各向异性与各向同性的比值；④容积比（volume rate，VR），各向异性椭球体的容积与各向同性圆球体容积的比值。以上均代表水分子运动各向异性大小的参数，可建立 FA、RA、VR 图，既可对水分子扩散运动进行量化，又可描述扩散方向，常用各向异性分数 FA 成像。

2. 临床应用　DTI 具有在活体中探索脑及脊髓超微结构的能力，是其他检查方法所无法比拟的。DTI 广泛应用于中枢神经系统疾病，如肿瘤、脱髓鞘疾病、梗死、出血、神经变性疾病（如阿尔茨海默病、肌萎缩侧索硬化症及帕金森病）等，亦可应用于神经发育、老龄化、心理学等研究领域。白质纤维束成像（FT）技术有助于脑肿瘤术前计划的制订，术前明确脑肿瘤与白质纤维束的关系，有助于手术时避免损伤。

（三）灌注成像（perfusion weighted image，PWI）

1. 基本概念与原理　灌注（perfusion）是物质转运的一种方式，是指血流通过毛细血管网，将携带的氧和营养物质输送给组织细胞的过程。MR 灌注成像是指利用快速扫描技术显示组织的微血管分布及血液灌注情况，描述血流通过组织血管网的状况，提供组织的血流动力学信息，从影像学角度评估组织活力和功能的成像方法。目前，MR 灌注成像方法主要有两种：一种是使用外源性对比剂首次通过法成像，常用的是动态磁敏感增强灌注加权成像（dynamic susceptibility contrast perfusion weighted imaging，DSC - PWI）；另一种是利用动脉血的水质子作为内源性对比剂的动脉自旋标记（arterial spin labeling，ASI，）技术。

对比剂首次通过法 PWI 的基本原理：PWI 的对比剂多采用目前临床上最常用的离子型非特异性细胞外液对比剂 Gd - DTPA。对比剂通常用高压注射器快速注入周围静脉，同时采用很高时间分辨力的快速 MR 成像序列对目标器官进行连续多时相扫描，通过检测带有对比剂的血液首次流经受检组织时引起组织的信号强度随时间的变化来反映组织的血流动力学信息。Gd - DTPA 是顺磁性物质，血液中的Gd - DTPA 将使血液的 T_1 和 T_2 降低，在一定的浓度范围内，血液 T_1 值和 T_2^* 值的变化率与血液中对比剂的浓度呈线性关系。在实际工作中，可根据 T_1 值和 T_2^* 值的变化率，采用 T_1WI 序列或 T_2^*WI 序列进行 PWI。由于顺磁性对比剂的钆螯合物是大分子化合物，在血脑屏障（BBB）保持完整的前提下，血管内对比剂不能通过完整的血脑屏障进入组织间隙，不能与组织间隙内的氢质子发生作用，不产生 T_1 缩短作用。而顺磁性对比剂不成对电子会干扰局部磁场的均匀性，引起局部磁场不均匀性变化，使得组织的 T_2^* 缩短，信号下降。因此一般多采用 T_2^* WI 序列进行 PWI，最常用的序列是 GRE – EPI T_2^* WI 序列。在脑组织外的其他器官，由于对比剂可进入组织间隙，很好地发挥其短 T_1 效应，因此可采用快速 T_1 WI 序列进行 PWI。

团注对比剂后，带有对比剂的血液首次流过组织时将引起组织 T_1 或 T_2^* 弛豫率发生变化，从而引起组织信号强度的变化。通过检测对比剂首次流经组织时引起组织的信号强度变化，计算出其 T_1 或 T_2^* 弛豫率变化，组织 T_1 或 T_2^* 弛豫率的变化代表组织中对比剂的浓度变化，而对比剂的浓度变化则代表血流动力学变化。这就是首次通过法 PWI 的基本原理。然后再通过适合数学模型的计算可得到组织血流灌注的半定量信息，如组织血流量、血容量和平均通过时间等。

ASL 技术的基本原理：是利用动脉血液中质子（水）作为内源性对比剂的 MR 灌注方法，此技术无须使用外源性对比剂。当动脉血液以一定的速度流入毛细血管床时，水在血液和组织中呈自由扩散状态。ASL 成像要解决的基本的问题是如何区分流入动脉血液中和感兴趣组织中的质子。如果流入动脉中质子的自旋状态与组织的不相同，则会引起整体磁化率的改变，这种变化可被 MR 仪器检测出来，ASL 就是利用这个原理进行成像的。

在 ASL 技术中，将感兴趣组织的层面称为成像层面。利用不同的方法对成像层面的血流上游的血液进行标记，从而使其自旋状态与组织的自旋状态不同，这个被标记的层面称为标记层面；标记血液流入成像层面后的成像称为标记像。然后在其他参数都相同的条件下施加选择性的反转脉冲对相同层面成像，得到对照图像；两次图像减影就得到组织灌注图像。由于血液中质子被反转，标记像中流入标记血的组织信号强度降低，而静态组织的信号比灌注信号强很多，因此灌注像的信号微弱，需要进行多次采集，使信号平均。

ASL，根据标记方式不同分为连续式动脉自旋标记（CASL）和脉冲式动脉自旋标记（PASL）两大类。CASL 的成像原理是在稳态磁场中通常应用饱和反转脉冲或绝缘隔热反转脉冲于接近成像层面对供血动脉的水质子进行持续标记。PASL 成像原理是在成像层面近端利用反转脉冲来标记供血动脉中的质子，且持续到标记的质子进入成像层面为止。

2. 临床应用　研究组织器官的灌注可以了解其血流动力学状态。组织器官的生理性和病理性变化是与其血流灌注状态密切相关，监测组织器官的血流灌注变化可以揭示其病理过程，从而对疾病及早地定性、定量诊断。临床上研究相对较多的包括：①脑组织 PWI。常用单次激发 GRE – EPI T_2 WI 序列。主要用于脑缺血性病变、脑肿瘤的血供研究等。②心肌灌注。常用超快速扰相 GRE T_2 WI 序列。主要用于心肌缺血的研究，在静息状态和负荷状态下分别进行 PWI 可检测心肌灌注储备，有助于心肌缺血的早期发现。③肾血流灌注。④肝血流灌注。⑤乳腺血流灌注。⑥前列腺血流灌注。⑦评价肺功能、肺栓塞和肺气肿。⑧软组织肿瘤血流灌注等。

（四）脑功能定位成像

功能性磁共振成像（functional MRI，fMRI）的实质是在 MR 成像的基础上获取大脑活动的功能图像，能够间接的无创测量神经元的活动，获取脑实质对所施加的语言、图形、声音等刺激材料进行加工时产生的 MRI 信号并加以分析，确定这些刺激与对应脑区的关系，从而分析其引起脑激活的机制。fMRI 技术目前最为流行的是血氧水平依赖（blood oxygenation level dependent，BOLD）成像方法。

1. BOLD – fMRI 的基本原理　人的血液中包含氧合血红蛋白和脱氧血红蛋白两种，这两种蛋白的磁化特性不同，氧合血红蛋白是抗磁物质，可以延长组织的 T_2 或 T_2^* 值，而脱氧血红蛋白是顺磁物质，可以缩短组织的 T_2 或 T_2^* 值。大脑皮质神经元的活动往往是伴随着局部脑血流和血氧的变化，即血流量增加和氧消耗、葡萄糖应用增加。单纯的氧消耗可导致血液中脱氧血红蛋白浓度增加，在刺激状态下血流量增加幅度较大，而血液中的脱氧血红蛋白的增加幅度较低，从而导致刺激开始一段时间后血液中脱氧血红蛋白浓度相对减少、氧合血红蛋白浓度相对增加。脱氧/氧合血红蛋白的浓度变化，引起 T_2^*

信号升高，反映了相关脑区的激活状态。这一效应就叫作 BOLD 效应。

BOLD - fMRI 实验设计一般有两种：组块设计和事件相关设计。组块设计是把若干相同情况的事件或实验境况放到一个实验模块中；事件相关设计指每一个观察点不是一系列连续的相同刺激，而是一个个随机呈现的独立刺激。BOLD - fMRI 的优势是无创伤性、无放射性、具有较高的时间和空间分辨率、可多次重复操作，能准确、直观地观察到脑功能活动的部位和范围，全面定位大脑皮质的各功能区；在生理状态下，无创研究人脑的形态结构和功能活动，从整体水平上研究脑的功能和形态变化，可早期、准确定位脑功能性病灶的部位和占位性病变对脑功能的影响程度，从而为疾病的预防和临床提供更加精确的信息。

2. 临床应用　①在认知上的应用；②在视觉通路上的应用；③在听觉通路上的应用；④在嗅觉通路上的应用；⑤在脑部肿瘤及手术切除上的应用；⑥在脑梗死及脑出血上的应用；⑦在毒品成瘾研究中的应用；⑧在脊髓上的应用。

四、磁敏感加权成像

磁敏感加权成像（SWI）是利用组织间磁敏感性差异产生特殊对比的一种成像技术，具有三维、高分辨力、高信噪比（SNR）的特点。

（一）基本原理

磁敏感性是物质的基本特性之一，是组织中不同于质子密度、弛豫时间、弥散系数的另一个可以反映组织特征的变量，可以用磁化率来度量，反映物质在外磁场作用下的磁化程度，磁化率越大物质的磁敏感性越大。某种物质的磁化率是指该物质进入外磁场后的磁化强度与外磁场的比率。反磁性物质的磁化率为负值，顺磁性物质的磁化率为正值，但一般较低，铁磁性物质的磁化率为正值，比较高。无论是顺磁性还是反磁性物质，均可使局部磁场发生改变而引起质子去相位，造成 T_2^* 减小，去相位程度的强弱仅取决于像素内磁场变化的大小。

人体组织在外加磁场作用下产生特定感应磁场，该感应磁场依赖于外磁场强度和组织分子的磁敏感性。磁敏感信息是对传统自旋密度成像（T_1，T_2，PD 加权像）方法的补充。SWI 提供不同组织之间存在磁敏感差异信息，如脱氧血红蛋白的血液、血红蛋白、铁蛋白和钙与周围组织之间的差异。

（二）成像方法

SWI 是一种全新的有长回波时间和三个方向上均有流动补偿的梯度回波序列。它实际上是一种 T_2^* 技术，通过施加较长的 TE、较大矩阵、完全流动补偿及 3D 梯度回波伴滤过的相位信息来增加磁矩图的对比和增加组织间的磁敏感差异，使对磁敏感效应的敏感性最大化。顺磁性物质在脑组织中会导致组织的磁性产生变化，由于磁敏感性的差异，会产生亚体素的磁场不均匀，使处于不同位置的质子自旋频率不一致，在回波时间足够长的情况下，自旋频率不同的质子间将形成相位差。这样，有不同磁敏感性的组织在 SWI 相位图上可以被区别。SWI 原始数据包括原始幅度图像和原始相位图像两部分，这些原始数据存在因背景磁场不均匀造成的低频相位干扰，造成图像对比度降低。为了去除低频相位干扰，进一步增强组织间的磁敏感对比度，更加清晰地显示解剖结构，需要对 SWI 的原始图像进行一系列复杂的后处理，将处理后的相位信息叠加到强度信息上，强调组织间的磁敏感性差异，形成最终的 SWI 图像。

（三）临床应用

SWI 对脱氧血红蛋白等顺磁性成分敏感，因此在小静脉的显示上有其独到的优势，早期主要应用于脑内静脉成像，以后发现其对血液代谢产物很敏感，甚至是微量出血也可检出。近来研究发现，SWI 还可以对人体内铁质沉积和非血色素铁含量进行定量，很多疾病通过监测脑内铁的含量来为许多神经疾病诊断提供相关信息，并且对脱氧血红蛋白、血红蛋白和铁蛋白的判断均有重要意义。这些疾病主要包括多发硬化（MS）、神经变性疾病、卒中、创伤、血管畸形和肿瘤等。随着 SWI 被广泛接受，许多疾病的诊治都会受益。

五、磁共振波谱成像（MR spectroscopy，MRS）

磁共振波谱技术就是利用不同化学环境下的原子核共振频率的微小差异来区分不同的化学位移，测定活体内某一特定组织区域化学成分及其含量的无损伤检测技术。

（一）基本原理

磁共振信号的共振频率由两个因素决定：①旋磁比 r，即原子的内在特性；②核所处位置的磁场强度。核所受的磁场主要由外在主磁场（BO）来决定，在理想均匀的磁场中，同一种质子（如^{1}H）理论上应具有相同的共振频率。但是核所受的磁场强度也与核外电子云及邻近原子的原子云有关。电子云的作用会屏蔽主磁场的作用，使着核所受的磁场强度小于外加主磁场。这种由于电子云的作用所产生的磁场差异被称为化学位移。因此，对于给定的外磁场，不同核所处的化学环境不一样，核的化学环境指核所在的分子结构，同一种核处在不同的分子中，甚至在同一分子的不同位置或不同的原子基团中，它周围的电子数和电子的分布将有所不同，产生共振频率的微小差别，导致磁共振谱峰的差别，从而识别不同代谢产物及其浓度。化学位移是相对某一参考标准来测量的，常选用一种物质做参考基准，以它的共振频率作为波谱图横坐标的原点。并且将不同种原子基团中的核的共振频率相对于坐标原点的频率之差作为该基团的化学位移，这种用频率之差表示的化学位移的大小与磁场强度高低有关。

在正常组织中，代谢物在物质中以特定的浓度存在，当组织发生病变时，代谢物浓度会发生改变。磁共振成像主要是对水和脂肪中的氢质子共振峰进行测量，在 1.5T 场强下水和脂肪共振频率相差 220Hz（化学位移），但是在这两个峰之间还有多种浓度较低代谢物所形成的共振峰，这些代谢物的浓度与水和脂肪相比非常低。因此 MRS 需要通过匀场、抑制水和脂肪的共振峰，才能使这些微弱的共振峰群得以显示。实际测量中只能得到化学位移的相对值，单位为赫兹 1/100 万（$\times 10^{-6}$），即 ppm（parts per million）。

（二）成像方法

在实际临床工作中，我们需要获得的是一个组织器官特定部位的正常或异常组织的波谱信息，这一特定的部位可以是一个层面、层面中的条块或是一个立方体。因此 MRS 检测时一个重要技术就是将检测范围局限在一定容积的感兴趣区内，即空间定位技术。根据选择这一区域的方式不同，常用的空间定位方法有：深部分辨表面线圈频谱分析法（DRESS）、点分辨表面线圈频谱分析法（PRESS）、激励回波探测法（STEAM）、空间分辨频谱分析法（SPARS）及化学位移成像定位方法（CSI）。DRESS 法是一种简单且功能较多的定位技术，用于^{1}H - MRS 和^{31}P - MRS 研究；STEAM 和 PRESS 法是最常用的单体素频谱脉冲序列，用三维层面选择射频脉冲来激发三维立体空间，主要用于^{1}H - MRS 研究。STEAM 法信噪比较低，对运动更为敏感。PRESS 法的优点是对运动不敏感，信噪比较高，适用于 MRS 的定量分析；而化学位移成像定位方法（CSI）是多维（二维或三维）相位编码技术，为多体素定位技术。

评价 MRS 谱线常用的参数：①共振峰的共振频率中心 - 峰的位置 V，由化学位移所决定。②共振峰的分裂。③共振峰下的面积和共振峰的高度，在 MRS 中，吸收峰占有的面积与产生信号的质子数目成正比。在临床应用中共振峰下的面积比峰的高度更有价值，因为它不受磁场均匀度的影响，对噪声相对不敏感。④半高宽是指吸收峰高度一半时吸收峰的宽度，它代表了频谱的分辨率。

（三）临床应用

MRS 可检测很多重要化合物的浓度，根据这些代谢物含量的多少可以分析组织代谢的改变，^{1}H - MRS 可测定 12 种脑代谢产物和神经递质的共振峰，N - 乙酸门冬氨酸（NAA）、肌酸（Cr）、磷酸肌酸（PCr）、胆碱（Cbo）、肌醇（MI）、谷氨酸胺（Gln）、谷氨酸盐（Glu）、乳酸（Lac）等。生物中，许多生物分子都有^{31}P，这些化合物参与细胞的能量代谢和与生物膜有关的磷脂代谢，^{31}P - MRS 被广泛用于对脑组织能量代谢及酸碱平衡的分析，可以检测磷酸肌酸（PCr）、无机磷酸盐（PI）、α - ATP、β - ATP、γ - ATP 的含量和细胞内的 pH。

临床波谱学的一个重要方面是可以对代谢产物进行定量分析。利用波谱峰的高度和峰的宽度计算峰下面积，代谢物的峰下面积与所测的代谢产物的含量成正比。目前主要有三种定量测定方法：相对定量、绝对定量和半定量。相对定量是代谢物峰下面积的比值；绝对定量是计算代谢产物含量的绝对值，主要有两种方法，即内标准法和外标准法。外标准法是将已知含量的化合物作为外标准，内标准用内生水来计算代谢物的浓度，用其峰下面积来校正代谢产物的峰下面积，计算出代谢产物含量的绝对值；半定量是直接测峰下面积。

MRS 对一些疾病的病理生理变化、早期诊断、预后和疗效的判断都有非常重要的意义。广泛用于肿瘤、缺血性脑卒中、脑出血、阿尔茨海默病、新生儿重症监护、脑外伤的预后、脑白质病变、感染性疾病及艾滋病的临床和基础研究。目前用于 MRS 检测的核素有^{1}H、^{13}C、^{19}F、^{23}Na、^{31}P 等，因^{1}H 在体内含量最多，^{1}H－MRS 应用也最多。另外 MRS 在心脏、肝、肾、骨骼肌、前列腺等方面都有很多应用研究。

六、磁共振饱和成像技术

在 MR 成像中，为了更好地显示感兴趣区的目标组织，经常采用一些特殊的方法使某种组织的信号减弱或消失，最常使用的方法就是饱和成像技术。

（一）局部饱和技术

局部饱和技术又称预置饱和，其基本原理是对某一区域的全部组织在射频脉冲激发前预先施加非选择性预饱和射频脉冲，使该区域全部组织被饱和。然后立即进行目标区的激发及数据采集，使被饱和区的组织无法产生磁共振信号，目标区组织被更好地显示。主要应用是：①消除伪影，消除血流搏动、脑脊液搏动及呼吸、吞咽等运动而形成的伪影。如在成像容积上方和下方设置预饱和带，使动脉血和静脉血被预饱和，无信号产生，从而消除血管搏动产生的伪影。②在 TOF MRA 中，可在成像区域的一侧放置预饱和带，将来自一个方向的血流信号饱和，实现选择性的动、静脉成像。另外，通过预饱和带还可以确定血流方向。③减少卷褶伪影。④MRS 检查时通过预饱和带可以消除周围组织对目标区域的信号污染。

（二）化学位移频率选择饱和技术

同一种磁性原子核，如果不受其他因素干扰，在同一磁场环境中其进动频率应该相同。但是由于物质通常是以分子形式存在的，分子中的其他原子核或电子将对某一磁性原子核产生影响。那么同一磁性原子核如果在不同分子中，即便处于同一均匀的主磁场中，其进动频率将出现差异，我们将这种频率差异现象称为化学位移现象。化学位移的程度与主磁场的强度成正比，场强越高，化学位移越明显。在人体组织中，最典型的质子化学位移现象存在于是水分子与脂肪之间，水分子的质子比脂肪中的质子进动频率快约3.5×10^{-6}，在 1.5T 的场强下相差约 220Hz，在 1.0T 场强下相差约为 150Hz。

化学位移频率选择饱和技术就是利用脂肪与水的化学位移效应。由于化学位移，脂肪和水分子中质子的进动频率将存在差别。如果在成像序列的激发脉冲施加前，先连续施加数个预饱和脉冲，这些预脉冲的频率与脂肪中质子进动频率一致，这样脂肪组织将被连续激发而发生饱和现象，而水分子中的质子由于进动频率不同不被激发。这时再施加真正的激发射频脉冲，脂肪组织因为饱和不能再接受能量，因而不产生信号，而水分子中的质子可被激发产生信号，获得纯水激发图像，从而达到脂肪抑制的目的。同理也可以进行水抑制获得脂肪组织图像。

化学位移频率选择饱和技术的优点在于：①高选择性。利用脂肪和水的化学位移效应抑制脂肪组织信号，对其他组织的信号影响较小。②可用于多种序列。③简便易行，序列编辑时加上脂肪抑制选项即可。④在中高场强下使用可取得很好的脂肪抑制效果。缺点：①场强依赖性较大。在高场强下脂肪抑制比较容易，但在低场强下脂肪抑制比较困难。因此该方法在 1.0T 以上的中高场强扫描机上效果较好。②对磁场的均匀度要求很高。使用该技术进行脂肪抑制前，需要对主磁场进行自动或手动匀场，同时必须去除患者体内或体表有可能影响磁场均匀度的任何物品。③在进行大 FOV 扫描时，视野周边区域脂肪抑制效果较差，这与磁场的均匀度及梯度线性有关。④人体吸收射频能量增加。⑤预饱和脉冲占据 TR 间期的一个时段，将减少同一 TR 内可采集的层数。

（三）化学位移水脂反相位饱和成像技术

由于化学位移效应，脂肪和水中的氢质子具有不同的进动频率，水中氢质子与脂肪中氢质子的化学位移为 3.5×10^6，横向磁化中的水中氢质子磁化矢量与脂肪中氢质子的磁化矢量相位关系处于不断的变化之中，其相位差会随时间而发生周期性改变。在 1.5T 场强中，水脂的频差约为 225Hz，水较脂快一周时所用时间（t）= 1 000ms/225 = 4.4ms。同相位时 TE = 2.2×2n，反相位时 TE = 2.2×（2n−1），n 为自然数。场强不同，水与脂的频率差则不同，获取同相位和反相位图像的回波时间 TE 则不同。因此在 1.5T 场强下，当 TE = 2.2ms 时，水脂反相位，水和脂的信号相减，同时含水和脂肪的组织及水脂交界面信号减低。TE = 4.4ms 时，水脂同相位，水和脂的信号相加，同时含水和脂肪的组织信号增强。临床常用于肝脂肪浸润和肾上腺肿瘤的检查，以及判断肝局灶病变中脂肪变性、肝和肾血管平滑肌脂肪瘤等含脂病变的鉴别诊断等。

（四）磁化传递饱和技术

磁化传递（magnetization transfer，MT）是一种选择性组织信号抑制技术，该技术通过物理方法增加图像对比度获得更多的组织结构信息。

MR 成像的对象实际上是水分子中的质子。在人体组织中水分子存在两种不同的状态，有自由水和结合水之分，这两部分水分别称为自由池和结合池。自由水是指不依附于蛋白质分子，且自由运动充分自由的水分子，其 T_1 值和 T_2 值都非常长，难以形成快速有效的弛豫，只有非常窄的频率范围（<0～100Hz）可以激发该池形成共振；结合水是指依附于蛋白质，其自然运动受到限制的水分子，即蛋白质水化层的水分子。蛋白质分子及结合水中的质子进动频率范围很宽，且 T_1 值很短，所以对 MR 图像的信号几乎没有直接贡献。结合水可能与大分子蛋白发生交叉弛豫和化学交换，又可作为自由水与大分子蛋白发生磁化传递的载体。

MR 成像时，一般都以自由水中的质子进动频率作为中心频率，如果在 MR 成像序列前，预先给组织施加一个偏离中心频率 1 000～1 200Hz 的低能量饱和脉冲，该脉冲频率偏离自由水水质子共振频率范围，但没有超出结合水质子共振频率范围，那么自由水中的质子不能被激发，而蛋白质分子和结合水中的质子将受激发而获得能量而饱和。由于蛋白质分子和结合水中的质子与自由水中的质子始终不停地进行快速的化学交换，因此蛋白质分子和结合水中的质子从射频脉冲得到的能量将传递给其周围的自由水，我们将这种能量传递称为磁化传递。由于磁化传递，获得能量的自南水将被饱和，当 MR 成像真正的射频脉冲施加时，这部分水分子将不能再接收到能量，最终导致组织信号衰减，而未被饱和的自由水才能受到激发。

几乎各种组织都含有一定量的蛋白质和结合水，由于 MT 预脉冲的施加和 MT 现象的存在，这些组织中的自由水将不同程度产生生饱和效应，因此组织的信号强度将不同程度降低。各种组织中蛋白质和结合水的含量是不同的，MT 效应造成的信号强度衰减程度也将存在差别，这种由于磁化传递现象造成的对比被称为磁化传递对比（magnetization transfer contrast，MTC）。施加 MT 预脉冲后，正常骨骼肌的信号强度衰减 60%；脑白质衰减 40%；脑灰质衰减 30%；血液衰减 15%。

目前 MT 技术在临床上多用于神经系统，主要应用包括：①在 3D TOF 成像中可以改进血流和周围组织的对比度，背景信号被抑制，而血液信号不受影响；②在 SE 增强扫描序列中可以用来压制瘤周正常组织的信号，使病变的增强区域显示得更明显；③多发硬化（MS）和阿尔茨海默病（AD）的研究；④增加透明软骨和关节内部滑液之间的对比。

（五）幅度选择饱和技术

幅度选择饱和技术亦称反转恢复序列法。人体中不同组织具有不同的 T_1 时间，如果用 180°反转脉冲对组织进行激发，反转脉冲使全部组织的净磁化矢量反转 180°，即所有组织的净磁化矢量都被偏转至 Z 轴负向，达到完全饱和。脉冲停止后，各种组织的纵向磁化开始弛豫，在弛豫过程中，纵向磁化矢量从负向最大逐渐变小到零，然后从零开始到正向逐渐增大到最大。

由于各种组织的 T_1（反转时间）值不同，其纵向磁化到零的时刻也各不相同。如果在某种组织的纵向磁化矢量到零的时刻施加 90°脉冲激励，并进行信号采集，此时该组织由于没有宏观纵向磁化矢量，因此也就没有横向磁化矢量产生，该组织就不能产生信号，即被饱和。利用这一特点，通过设定不同的 T_1 值可以选择性地抑制各种不同组织。

临床上常用的是 STIR、FLAIR 两种成像技术。STIR 技术主要用于 T_2WI 的脂肪抑制，因为脂肪组织的纵向弛豫速度很快，即 T_1 值很短，在 1.5T 的磁场中，脂肪组织的 T_1 值为 200~250ms，180°脉冲后，脂肪组织的宏观纵向磁化矢量从负向最大到零所需要的时间为其 T_1 值的 70%，即 140~175ms，这时如果施加 90°脉冲（即 T_1 = 140~175ms），脂肪组织的信号被抑制。在 1.5T 的磁场中，STIR 序列 T_1 选择在 150ms 左右，FR > 2 000ms，ETL 和有效 TE 根据不同的需要进行调整。利用 STIR 技术进行脂肪抑制比较适用于低场强 MRI 设备。在 3.0T 的设备中，STIR 序列一般 T_1 选择在 180~220ms。FLAIR 技术可有效地抑制脑脊液的信号，该技术实际上就是长 T_1 的 FIR 序列，因为脑脊液的 T_1 值很长，在 1.5T 扫描机中为 3 000~4 000ms，选择 T_1 =（3 000~4 000ms）×70% = 2 100~2 800ms，这时脑脊液的宏观纵向磁化矢量刚好接近于零，即可有效抑制脑脊液的信号，充分显示病灶。在临床实际应用中，1.5T 扫描机一般 T_1 选为 2 100~2 500ms，TR 常需要大于 T_1 的 3~4 倍，ETL 及有效 TE 与 $FSET_2WI$ 相仿。

七、预脉冲技术

（一）磁化转移

磁化转移亦称磁化传递（magnetization transfer，MT），是一种选择性组织信号抑制技术，该技术通过物理方法增加图像对比度获得更多的组织结构信息。

（二）水激励

用一窄带频率选择性脉冲对准水质子共振，只激发水质子不激发脂肪，产生纯水像。在三维梯度回波序列中使用一对 RF 脉冲把脂肪磁化矢量留在纵向而把水的磁化矢量转到横向平面，然后对水成分在三个空间方向编码稳态运行，回波时间可短到 3ms，可得到纯水的三维图像。临床上主要应用于关节软骨成像。

（三）脂肪抑制

脂肪组织不仅质子密度较高，且 T_1 值很短（1.5T 场强下为 200~250ms），T_2 值较长，因此在 T_1WI 上呈现很高信号，在 T_2WI 呈现较高信号。脂肪组织的这些特性为病变的检出提供了很好的天然对比，因此病变的检出非常容易。而从另外一个角度看，脂肪组织的这些特性也可能会降低 MR 图像的质量，从而影响病变的检出。主要表现在：①脂肪组织引起的运动伪影；②水脂肪界面上的化学位移伪影；③脂肪组织的存在降低了图像的对比；④脂肪组织的存在降低增强扫描的效果。脂肪抑制的主要目的是：①减少运动伪影、化学位移伪影或其他相关伪影；②抑制脂肪组织信号，增加图像的组织对比；③增加增强扫描的效果；④鉴别病灶内是否含有脂肪。

1. 化学位移频率选择饱和技术　该技术是最常用的脂肪抑制技术之一，利用的就是脂肪与水的化学位移效应，即脂肪和水分子中质子的进动频率存在差别。如果在成像序列的激发脉冲施加前，先连续施加数个预脉冲，这些预脉冲的频率与脂肪中质子进动频率一致，这样脂肪组织被激发后产生饱和现象，而水分子中的质子由于进动频率不同没有被激发。当再施加真正的激发射频脉冲，脂肪组织因为饱和不能产生信号，而水分子中的质子被激发产生信号，从而达到脂肪抑制的目的。

2. STIR 技术　该技术是基于脂肪组织短 T_1 特性的脂肪抑制技术，由于人体组织中脂肪的 T_2 值最短，因此 180°脉冲后其纵向磁化矢量从负向最大到过零点所需的时间很短，因此如果选择短 T_1 则可有效抑制脂肪组织的信号。抑制脂肪组织信号的 T_1 等于脂肪组织 T_1 值的 70%。由于在不同的场强下，脂肪组织的 T_1 值将发生改变，因此抑制脂肪组织的 T_1 值也应作相应调整。在 1.5T 的磁场中，脂肪组织的 T_1 值为 200~250ms，则 T_1 为 140~175ms 时可有效抑制脂肪组织的信号。在 1.0T 扫描机上 T_1 应为 125~140ms；在 0.5T 扫描机上 T_1 应为 85~120ms。

STIR 技术的优点在于：①场强依赖性低。由于该技术基于脂肪组织的 T_1 值，所以对场强的要求不高，低场中也能取得较好的脂肪抑制效果；②与频率选择饱和法相比，STIR 技术对磁场的均匀度要求较低；③大 FOV 扫描也能取得较好的脂肪抑制效果。缺点为：①信号抑制的选择性较低；②由于 TR 延长，扫描时间较长；③一般不能应用增强扫描，因为注入顺磁性对比剂后，被增强组织的 T_1 值有可能缩短到与脂肪组织相近，信号被抑制，从而可能影响对增强程度的判断。

3. 频率选择反转脉冲脂肪抑制技术　该技术是在三维超快速梯度回波成像序列中一种新的脂肪抑制技术，即频率选择反转脉冲脂肪抑制技术。该技术既考虑了脂肪的进动频率，又考虑了脂肪组织的短 T_1 值特性。其方法是在真正射频脉冲激发前，先对三维成像容积进行带宽很窄的预脉冲激发，中心频率为脂肪中质子的进动频率，因此仅有脂肪组织被激发。同时这一脉冲的翻转角略 > 90°，这样脂肪组织将出现一个较小的反方向纵向磁化矢量，预脉冲结束后，脂肪组织发生纵向弛豫，其纵向磁化矢量将发生从反向到零，然后到正向并逐渐增大，直至最大值（平衡状态）。由于预脉冲仅略 > 90°，因此从反向到零需要的时间很短，如果选择很短的 T_1（10～20ms），则仅需要一次预脉冲激发就能对三维扫描容积内的脂肪组织进行有效抑制。主要应用在体部三维屏气扰相 GRE T_1WI 或 CE - MRA 中。

优点：①仅少量增加扫描时间；②一次预脉冲激发即可完成三维容积内的脂肪抑制；③几乎不增加人体射频的能量吸收。缺点：①对场强的要求较高，在低场扫描机上不能应用；②对磁场均匀度要求较高。

4. Dixon 技术　Dixon 技术是一种水脂分离成像技术，通过对自旋回波序列中 TE 的调整，获得水脂同相位图像和水脂反相位图像。通过两组图像信息相加或相减可得到水质子图像和脂肪质子图像。把同相位图像加上反相位图像后再除以 2，即得到水质子图像；把同相位图像减去反相位图像后再除以 2，将得到脂肪质子图像，即两点 Dixon 法。两点的 Dixon 法在磁场均匀度不佳时仍然难以得到理想的水脂分离。对称三点 Dixon 法，该技术利用 3 个回波以（-π，0，π）或（0，π，2π）的模式采集三幅图像，并用其中两幅相位差相差 2π 的图像来确定 B0 场，来消除两点 Dixon 法中存在的相位误差。然而，用对称采集的回波进行水脂分离，在水脂比接近于 1 的时候仍存在问题。为了弥补对称三点 Dixon 法的不足，又提出不对称三点法的技术（如 GE IDEAL 技术），此技术已被广泛应用。

随着三点法非对称回波技术的出现，高场强磁共振水脂分离的稳定性得到明显提高，目前已成为高场磁共振在脂肪抑制困难的解剖区域的首选方法。

八、磁共振辅助技术

（一）磁共振电影成像技术

1. 心脏电影成像技术　是应用平衡稳态进动序列（balance - SSFP），在回顾性心电门控技术下将每次心动周期采集的数据按若干期相分段，分别重建心动周期各期相图像，并以电影的方式连续放映，显示整个心动周期的动态变化。临床上主要用来评估心脏形态和运动功能。心肌标记成像是在心脏电影的基础上，使用一系列空间选择性预饱和脉冲，在心脏影像上形成黑色条带或网格标记影，精确判断心肌局部运动是否异常，并可定量分析。心律失常时，实际触发的时间发生错乱，可导致运动伪影，使心功能分析错误。

2. 电影（cine）PC MRA　多用在血流或其他流体（如脑脊液）的量化分析，该技术以 2D PC 法为基础，利用心电或脉搏门控，对单一层面在心动周期的不同时相进行连续扫描。电影 PC 法产生的图像可提供一个心动周期内的血流或流体动态变化信息，主要用于定量评价血流搏动、各种病理血流状态及流体的流速流量测量。

（二）磁共振生理同步采集技术

由于人体的一些生理运动（如心搏或呼吸运动）可造成运动伪影，严重影响图像质量。因此需要使用一些特殊的技术对周期性的生理运动进行相关的处理，从而减少运动伪影，提高图像质量。这些技术包括心电门控技术、脉搏门控技术、呼吸门控技术及导航回波技术等。门控技术是指每一次数据采集与生理运动周期（心搏或呼吸运动）同步，使用一个与生理运动直接相关的信号触发成像序列，使一个特定的层面的信号在每一个运动周期的一个固定时相被采集。

心电门控技术分前瞻性门控技术和回顾性门控技术两种。前瞻性门控技术是利用心电图的 R 波触发信号采集，每次采集与心脏的每一次运动周期同步，TR 的长短受心电图 RR 间期的控制。主要目的是获得心动周期预定点上的图像，同时，也起到扫描时监视患者配合的作用。回顾性门控技术（伪门控）不用心电图 R 波触发，连续采集数据，每次采集时心电图位置被记录并储存，采集完成后按心电图对应的数据分类重建不同时相的图像。临床上可用于心脏动态及电影采集。脉搏门控技术是利用指脉探测夹或指套，探测脉搏随心脏周期的变化波作为门控信息，以取代心电门控。作用是抑制小血管搏动及脑脊液搏动产生的相位重影。

呼吸门控技术分为呼吸触发技术和呼吸补偿技术。呼吸触发技术是通过选择呼吸某一时相所接受的信号来实现的。通过胸腹部气压感受器或能测量胸部运动的胸带，监测呼吸周期的频度，选择呼气或吸气相（常用呼气相为触发点）来获得 MR 数据，MR 信号所采集的时段在呼吸运动相对静止的平台期，可明显减少呼吸运动伪影。呼吸补偿技术是根据呼吸时相决定相位编码的顺序，以减少呼吸运动引起的伪影。呼吸周期被分成了与 K 空间频率相对应的几个部分。高频部分在吸气顶峰时采集，低频部分在呼气末期采集。在患者不能屏气或呼吸触发不能用时使用，可用在多种序列中，但与 FSE 序列不兼容。

导航回波技术是通过采集回波信号来动态探测运动脏器界面的运动轨迹，常用于探测膈肌，利用膈面位置信息触发成像序列，采集数据，能改善屏气不佳造成的伪影，从而达到消除呼吸运动伪影的目的。

（陈　慧）

第四章

呼吸系统疾病的 X 线诊断

第一节　弥漫性肺部病变

一、亚急性或慢性血行播散型肺结核

1. 临床特点　多见于成年患者，在较长时间内由于多次少量的结核菌侵入引起亚急性或慢性血行播散型肺结核。患者可有低热、咳嗽、消瘦等症状。病理上病灶多以增殖为主。

2. X 线表现　如下所述。

（1）病灶主要分布于两肺上中肺野：分布不均匀，锁骨下区病灶较多；有时以一侧上中肺野为主。

（2）病灶结节大小极不一致，粟粒样细结节、粗结节或腺泡样结节同时混合存在。

（3）结节密度不均匀，肺尖、锁骨下区结节密度高，边缘清楚，可有部分纤维化或钙化；其下方可见增殖性病灶或斑片状渗出性病灶。

（4）病变恶化时，结节融合扩大，溶解播散，形成空洞，发展成为慢性纤维空洞型肺结核（图 4-1）。

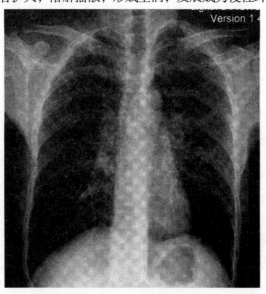

图 4-1　亚急性血行播散型肺结核
粟粒样细结节大小不一致，分布不均匀，锁骨下区病灶较多，有部分纤维化及钙化

3. 鉴别诊断　亚急性或慢性血行播散型肺结核的特点是三不均匀（分布、大小、密度），多位于两肺上、中肺野，病灶结节大小不等，病灶可融合、干酪坏死、增殖、钙化、纤维化、空洞。需与经常遇到的粟粒型支气管肺炎、尘肺病（肺尘埃沉着症）、肺泡细胞癌、粟粒型转移癌以及含铁血黄素沉着症等相鉴别，鉴别参照急性血行播散型肺结核的鉴别诊断。

4. 临床评价 亚急性、慢性血行播散型肺结核起病较缓，症状较轻，X 线胸片呈双上、中肺野为主的大小不等、密度不同和分布不均的粟粒状或结节状阴影，新鲜渗出与陈旧硬结和钙化病灶并存，结合实验室检查一般诊断不难。胸部 HRCT 对于细微钙化影，有助于诊断（图 4 - 2）。

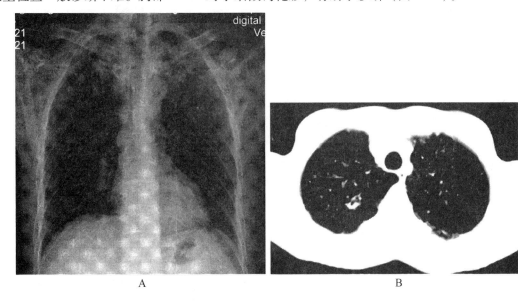

A   B

图 4 - 2 血行播散型肺结核

X 线（A）显示两肺散在粟粒；CT（B）显示两上肺散在粟粒，右肺上叶可见小斑片状钙化

二、肺泡细胞癌

1. 临床特点 本病为多发性的细支气管肺癌，癌肿起源于细支气管上皮或肺泡上皮，女性多于男性，发病军龄 30 ~ 60 岁，病程进展快。有人认为是多中心性发展为癌肿，亦有人认为是支气管播散的癌肿。细支气管肺泡癌分为三种类型：弥漫型、结节型和浸润型，临床工作中以弥漫型多见。临床症状有胸痛、顽固性咳嗽、呼吸困难、痰液量多而呈黏稠泡沫状，易误诊为肺转移癌。

2. X 线表现 为两肺弥漫、大小不一的结节影，轮廓模糊，细如粟粒，粗的可似腺泡样结节，一般在肺门周围较多地密集，8% ~ 10% 病例可伴有血胸。有时可表现如小叶性肺炎样浸润粗大斑片影（直径 1 ~ 2cm），边缘模糊。肺泡细胞癌有时亦可表现为巨大球状肿块影，边缘呈分叶状，直径大小为 2 ~ 6cm，类似周围型肺癌（图 4 - 3）。

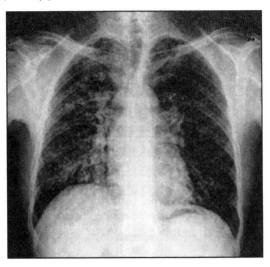

图 4 - 3 肺泡细胞癌

两肺弥漫、大小不一的结节影，轮廓模糊，细如粟粒

3. 鉴别诊断　弥漫型肺泡细胞癌需与粟粒型肺结核鉴别，后者病灶直径较小，多为 1~2mm，且大小一致，分布均匀，密度相同；尚需与肺转移灶鉴别，对有肺外肿瘤病史的应首先想到转移瘤，其病灶可大可小，轮廓相当整齐，分布于两肺中下部，病灶无支气管充气征；亦需与尘肺鉴别，但其有职业病史，除弥漫性结节状病灶外，肺纹理明显增多紊乱，交织成网状，肺门影增大，甚至出现壳状钙化。此外，需与肺真菌病、肺寄生虫病、结节病相鉴别。

浸润型肺泡细胞癌病变与肺炎渗出性病变相似，但后者改变快，经过有效治疗后，短期内明显吸收消失。

4. 临床评价　结节型表现为孤立球形阴影，轮廓清楚，与周围性肺癌的 X 线表现相似，空泡征在此型肺癌较多见。浸润型与一般肺炎的渗出性病变相似，轮廓模糊。病变可呈片状，亦可累及一个肺段，甚至整个肺叶。病理上细支气管肺泡癌的组织沿肺泡壁生长蔓延，然后向肺泡内突入，肿瘤组织和分泌物可填塞和压迫肺泡腔和外围细小支气管，但较粗支气管腔仍保持通畅，因此在病变范围内通常夹杂未实变的肺组织，使其密度不均匀，并常见支气管充气征。弥漫型肺泡细胞癌表现为两肺广泛结节状病灶，直径多为 3~5mm，密度均匀，边缘轮廓较清楚。病变有融合的趋势，形成团块状或大片状实变影，在实变阴影中可见支气管充气征。

三、特发性肺间质纤维化（Hamman – Rich 综合征）

1. 临床特点　本病主要是原因不明的弥漫性肺间质纤维变，亦可能是一种自体免疫性疾病。由于主要病理改变有肺泡壁的炎性细胞增多，继以纤维化，故最近又称为纤维化性肺泡壁炎。患者男性多于女性，症状为进行性气短、咳嗽、胸闷、胸痛，如伴继发感染，可有发热、咳脓性痰，病程除少数急性者外，多数为数年至十数年的慢性过程，最后可导致肺动脉高压与右心衰竭而死亡。

2. X 线表现　本病最早期的 X 线表现为细小的网织阴影，以下肺多见，此时患者可无症状，而肺功能检查已有异常表现，为肺弥散功能减退。后逐渐变为粗糙的条索状阴影，交织成粗网状影像，表现为两肺呈弥漫性索条状和网状影相互交织；肺纹理增多、增粗，延伸至外带，并呈广泛的蜂窝样结构，含有无数的、直径为 3~10mm 的囊性透亮区，囊壁多数较厚；有时亦可见到直径 3~5mm 的结节影，或呈细颗粒状的毛玻璃样阴影；晚期由于继发感染，可伴有炎症性的模糊片状影，以及右心室肥大的征象。如肺部出现弥漫性肺间质纤维变的蜂窝样改变，而不能以肺源性疾病或尘肺解释时，应多考虑到本病的可能性。

3. 鉴别诊断　患者的胸片上突出表现为两侧中下肺野弥漫性肺间质纤维化，而能产生肺部弥漫性间质纤维化的疾病很多，原发性弥漫性肺间质纤维化为其中一种，其病因尚未明确。对该病诊断必须慎重，首先要排除其他疾病导致的肺间质纤维化后，才可考虑本病的可能（图 4 - 4）。

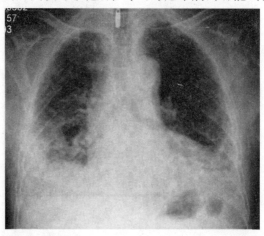

图 4 - 4　特发性肺间质纤维化
X 线见细小的网状阴影伴条索状影及有炎症性的模糊片状影，两下肺多见

4. 临床评价　由于本病的 X 线征象没有特征性，需结合临床表现，如患者有气急、咳嗽、体重减轻和乏力；一般痰量不多，可伴有血丝；可产生发绀和肺动脉高压，最后发展为肺源性心脏病，常有杵状指。肺功能检查最显著的改变为肺弥散功能减退。胸部 HRCT 检查有助于本病的诊断，可提出本病之可能，确诊往往依赖纤维支气管镜肺活检。

四、尘肺病（肺尘埃沉着症）

1. 临床特点　患者有长期接触粉尘的职业病史。病变以肺间质纤维组织增生为主，细支气管及血管周围纤维增生，肺泡壁及小叶间隔亦增厚，胸膜亦见增厚粘连，并有胶原纤维尘肺结节形成，肺门淋巴结轻度或中度肿大。临床上，患者可有胸痛、咳嗽、气短等症状。病变常自两下肺开始，逐渐向上肺发展。

2. X 线表现　两肺肺纹理普遍增多、增粗，扭曲紊乱，粗细不匀，并有蜂窝样网状纹理，纹理改变伸展至两肺外带，两肺纹理间并有弥漫分布的圆形或不规整形致密斑点影，斑点大小不等，直径多在 2~6mm 间。结节的分布可以表现为均匀的成堆或不均匀的散在出现，有时可融合成团块状。两侧肺门影增宽而致密，可有蛋壳样钙化淋巴结影。网状影可出现于整个肺野，同时胸膜可增厚钙化（多见于矽酸盐肺），形成胸膜斑、胸膜钙化。胸膜斑好发于第 7 至第 10 肋侧胸壁及膈肌腱膜部，表现为胸膜壁层胼胝样增厚伴凸向肺野的圆形或不规则形结节，一侧或双侧，但不对称。胸膜斑内可有线状、点状或不规则形钙化。胸膜斑发生于膈肌腱膜及纵隔胸膜，致使心缘模糊、毛糙称蓬发心。肺和肋膈角胸膜极少累及，有时可有少量胸腔积液。矽酸盐肺患者易并发肺癌或胸膜间皮瘤，必须密切注意。

早期尘肺病（尘肺病Ⅰ期）结节影局限于中、下肺野的 1~2 个肋间隙范围内，往往是右肺先发现结节影。尘肺病Ⅱ期（尘肺病Ⅱ期）结节影大量增多，弥散于全肺野，自锁骨下区至膈面均有结节影，唯两侧肺尖区往往清晰而有气肿，结节极少或无。肺底区亦有气肿，两侧膈面常见有幕状胸膜粘连（图 4-5）。晚期尘肺病（尘肺病Ⅲ期）可见两上肺结节融合为直径 3~4cm 的纤维肿块影，两侧对称或不对称存在（图 4-6）。

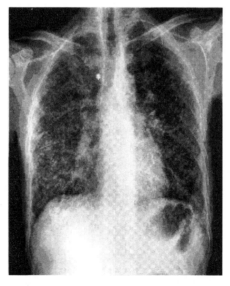

图 4-5　Ⅱ期尘肺
两侧肺门影增宽而致密，两肺肺纹理增多、增粗，扭曲紊乱，粗细不匀，并有蜂窝样网状纹理，纹理改变伸展至两肺外带，两肺纹理间并有弥漫分布的圆形或不规整形致密斑点影，斑点大小不等，直径 2~6mm

3. 鉴别诊断　尘肺病 X 线表现为两肺有广泛的肺纹理改变和纤维条纹以及网状阴影，使整个肺野都像蒙上一层窗纱，或如毛玻璃样。尘肺结节的分布呈散在性，形态可不规则，密度较高，边缘较锐利，肺内有散在局灶性肺气肿透明区域存在。如果 X 线片上出现如此改变，在未了解到职业史的情况下，尚需与急性粟粒型肺结核、肺炎、恶性肿瘤、寄生虫病、肺泡微石症、含铁血黄素沉着症等相鉴别。急性粟粒型肺结核的结节状影直径一般在 1～2mm。大小一致，分布均匀，密度相同，肺纹理增加不明确。肺炎临床有感染症状与体征，结节状影边缘模糊；细支气管癌的结节较本例患者结节大，直径一般为 3～5mm，痰细胞学检查可多次找到癌细胞，无粉尘接触史。血行肺转移瘤，一般结节较大，且分布肺外围较多，有肺外恶性肿瘤病史。寄生虫病根据疾病流行区、接触史、粪便培养、血清学检查可诊断。肺泡微石症的胸片，肺纹理不能显示，沙粒样钙质密度影，多孤立存在，不融合。含铁血黄素沉着症有原发和继发两种，前者发病年龄在 15 岁以下，反复咯血；后者多有心脏病史，尤其是二尖瓣狭窄的患者，有左心衰竭、肺静脉高压，可资鉴别。

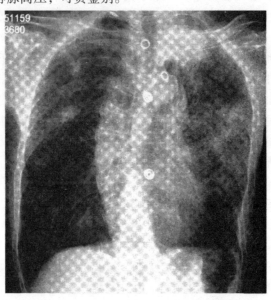

图 4 - 6　Ⅲ期尘肺

两肺肺纹理增多、增粗、扭曲紊乱，粗细不匀，并有蜂窝样网状纹理，纹理
改变伸展至两肺外带，两肺纹理间并有弥漫分布的圆形或不规整形致密结节
影，结节大小不等，部分融合为直径 3～4cm 的纤维肿块影

4. 临床评价　本病患者一般年龄较大，发病缓慢，患者身体情况尚可，主要表现有气急现象，有咳嗽，但痰不多。晚期患者有杵状指及肺源性心脏病症状。实验室检查一般无重要发现。当患者出现两肺弥漫性肺间质病变时，应详细询问其职业病史，如有明确的粉尘接触史，应想到本病的可能，及时移交给职业病鉴定相关机构。胸部 HRCT 检查对本病的鉴别诊断有帮助（图 4 - 7）。

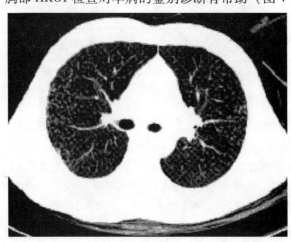

图 4 - 7　矽肺患者

示两肺粟粒型结节，密度较高，边界锐利

五、肺血行性转移癌

1. 临床特点 粟粒型肺转移癌最多见于血供丰富的原发肿瘤（如甲状腺癌、前列腺癌、绒毛膜癌，癌细胞直接侵入静脉系统→右心→肺毛细血管），或见于原发支气管肺癌，癌肿可贯穿于肺动脉，引起大量的癌细胞播散。临床症状有咳嗽、咯血、呼吸短促、发绀。

2. X 线表现 两肺有弥漫分布的细结节影，大小不一，结节分布很密，中、下肺较上肺多些，结节边界模糊，但肺尖区常无结节，这点可与粟粒型肺结核区别。肺纹理一般性增强，可合并胸腔积液（图 4 – 8、图 4 – 9）。

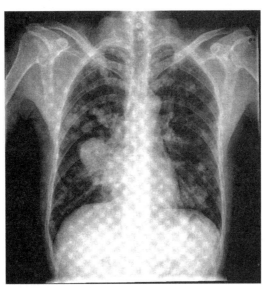

图 4 – 8　右下肺癌伴两肺弥漫性转移
两肺有弥漫分布的细结节影，大小不一，局部结节分布很密，中、下肺较上肺多些

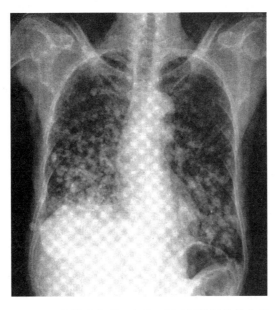

图 4 – 9　右肾癌术后 7 个月，两肺见弥漫性转移癌
两肺有弥漫分布的细结节影，大小不一，局部结节分布很密，中、下肺较上肺多

3. 鉴别诊断 粟粒型肺转移癌应与急性粟粒型肺结核、粟粒型支气管肺炎、尘肺以及含铁血黄素沉着症等相鉴别。

急性粟粒型肺结核 X 线片早期两肺野呈毛玻璃样密度增高，两肺从肺尖至肺底均匀分布、密度相似、大小一致的粟粒样结节；即"三均匀"特征。结节边缘较清楚，如结节为渗出性或结节融合时边缘可模糊。正常肺纹理被密集结节遮盖而不能显示,可有肺门或纵隔淋巴结增大。

尘肺有明确的职业病史,X线表现肺纹理增粗增多、紊乱扭曲、粗细不匀,甚至中断消失,并有蜂窝网状纹理。肺纹理间有大小不一、边缘清晰的结节影,直径在 2~6mm。密度较高,结节是按支气管走向分布的,可为均匀的成堆出现或不均匀的散在出现,一般结节影变化非常缓慢,逐渐增大,密度增高,直至出现融合现象;一般都有弥漫性肺气肿改变,而粟粒型肺转移癌一般没有肺气肿征象。

粟粒型支气管肺炎又称小灶性支气管肺炎,病原体常由支气管侵入。引起细支气管、终末细支气管及肺泡的炎症。多见于婴幼儿,病情严重,有咳嗽、咳痰、气促、高热等症状,X线平片两肺野呈广泛分布的模糊粟粒状结节影,可伴有较大的斑片状致密影,以两下肺及内带较密;抗炎治疗,病灶吸收消散较快,病程较短。实验室检查白细胞计数值升高明显,血沉正常。根据以上几点可与粟粒型肺转移癌相鉴别。

肺含铁血黄素沉着症为肺内多次少量出血,血液吸收后肺泡内吞噬细胞内有含铁血黄素沉着。多见于有心脏病病史者,也可为特发性,或并发肾小球肾炎(Good pasture 综合征)。X线多表现为双肺中、下野弥漫性结节影,密度较高,边缘清晰,阴影长时间无变化。

此外,有时尚需与细菌和病毒感染、寄生虫病、肺泡微石病、新生儿肺透明膜病、肺泡蛋白沉着症及真菌病等相鉴别,结合粟粒型肺转移癌X线影像学特点、临床病史及实验室检查可鉴别。

4. 临床评价 肺部是转移性肿瘤最多发生的部位,其他脏器的恶性肿瘤均可以通过血液或淋巴系统转移到肺部,所以常有肺外恶性肿瘤病史。肺转移瘤在未行治疗前,一旦发现进展迅速,半个月至1个月内病灶可增多、增大。有时初诊往往误为粟粒型肺结核,在发现原发肿瘤或在积极抗结核治疗下,弥漫性病变不但不见缓解,相反的进展恶化,即应高度怀疑转移癌的可能。甲状腺癌用放射碘治疗,子宫绒毛膜癌用抗癌药治疗,肺部粟粒型转移灶可全部吸收治愈。

六、肺结节病

1. 临床特点 肺结节病也称肉样瘤,鲍氏类肉瘤(Boeck sarcoid)等。属于一种非干酪性肉芽肿。国内较少见。有明显的地区性。温带较多,欧洲发病率较高。就人种而言,黑人最多,白人次之,黄种人少见。女性略多见。任何年龄均可发病,发病年龄多见于 20~50 岁。病程变化大,有自愈倾向。

病因不清,多认为与病毒感染有关。结节病的基本病理改变,系非干酪性肉芽肿(由上皮样细胞、郎格汉斯巨细胞、淋巴细胞及纤维细胞组成),可侵犯全身淋巴结、肺、眼、皮肤、肝、骨等组织。病变可在淋巴结或肺实质。结节可在数月内完全吸收,也可被纤维组织所代替,形成肺间质的弥漫性纤维化。

临床上多无症状或仅有轻微呼吸道症状,胸部体征阴性。全身性周围淋巴结肿大的约占40%。肝脾大的约占20%。血沉增快,皮内结核菌素试验常为阴性。

2. X线表现 为两侧对称性肺门及气管旁纵隔淋巴结肿大,呈分叶状肿块影,边界清晰锐利,一侧或两侧气管旁淋巴结增大,往往以右侧为主,同时可伴有肺门淋巴结增大。淋巴结多呈中等增大,边缘清楚,多发性结节呈土豆块状。约有60%病例当肺门淋巴结缩小消退时,两肺野出现弥漫性粟粒状(直径1~5mm)结节影,伴有网状纤维索条状阴影;经随访1~3年,大多数病例肺门淋巴结影与肺部浸润影可完全吸收。但有15%~20%病例,肺部病变不见吸收而转化为肺间质纤维变,最后导致呼吸衰竭或肺源性心脏病。肿大淋巴结压迫支气管引起狭窄可致肺气肿或肺不张,累及骨骼出现趾、指的囊肿样改变,以及易出现肾结石等(图4-10)。糖皮质激素治疗可促使病变吸收。

3. 鉴别诊断 结节病的诊断常应与淋巴瘤、淋巴结结核、转移瘤及肺癌的纵隔淋巴结转移等鉴别。淋巴瘤通常从气管旁淋巴结开始,最常累及气管旁淋巴结、肺门及内乳淋巴结,早期累及单一淋巴结,肿瘤较小时,X线表现轻微,多难以确认;淋巴结增大明显时,其典型X线表现为纵隔多向两侧呈对称性增宽,肿瘤主要在气管两旁,可压迫气管变窄,肿瘤边缘清楚呈波浪状,或呈明显的分叶状,该类肿瘤对放射线的敏感性较大。淋巴结结核通常发生在儿童或青年,而结节病常为成人,淋巴结结核往往为单侧性的,结核菌素试验阳性,提示结核。原发肺肿瘤及肺转移瘤常伴有纵隔、肺门淋巴结肿大,但好发于中老年人，原发肺肿瘤常表现为肺内单个病灶，转移性肿瘤大多有肺外原发病灶。

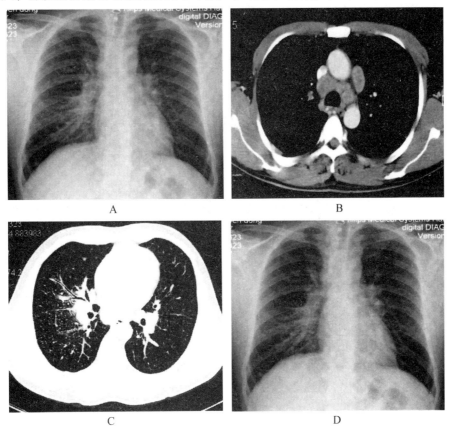

图 4-10　结节病

胸片（A）示上纵隔增宽，两肺门影增大，两中肺野肺纹理明显增多，并见细小结节影；CT 增强纵隔窗（B）示纵隔淋巴结增大；CT 肺窗（C）及胸片（D）示两肺门增大，右肺内见散在小结节影

4. 临床评价　非干酪性肉芽肿并非结节病所特有，因此本病诊断需结合临床、X 线和病理检查的结果而定。结节病侵犯肺部 X 线表现多种多样，根据不同的病理基础分为淋巴结型、浸润型和硬变型。肺部的病变可以完全吸收。如存在时间较久而未吸收即可发展为间质纤维病变，而表现为间质纤维病变和结节病变同时存在；或者甚至以间质纤维病变为主。结节病两侧肺门淋巴结肿大，临床症状轻微，为其特点。常应用淋巴结及前斜角肌脂肪垫活检、支气管镜检查、结核菌素试验（PPD，5IU）及 Kveim 试验等方法证实。但有作者提出肝活检有助于诊断。还有作者指出，血管紧张肽转换酶（ECA）≥ 60U/ml 有确诊意义。

胸部 CT 尤其是 HRCT 检查有助于本病的影像学诊断，除了能清晰显示纵隔、肺门淋巴结肿大外，还能显示肺内结节及肺间质增厚征象（图 4-11）。

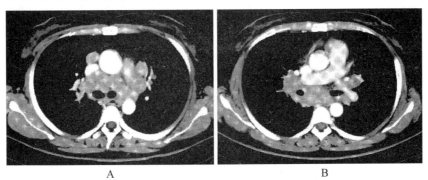

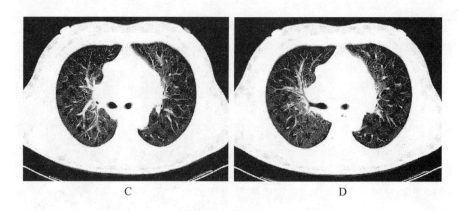

图 4 – 11   结节病 CT

CT 增强纵隔窗（A、B）显示纵隔淋巴结广泛肿大，淋巴结边缘清晰，部分呈分叶状；CT 肺窗（C、D）显示两肺小叶间隔增厚，局部呈细网状改变，并伴有支气管血管束增厚

七、过敏性肺炎

1. 临床特点　系一种肺部的过敏性表现，临床特征为肺内有一过性的，游走性的炎症病变，血液中嗜酸粒细胞增多，全身症状一般不显著。患者常有个人或家族史。不少患者查不出过敏源，可能有自体免疫的因素，常见的病原有各种寄生虫感染；也可由药物、花粉、真菌孢子过敏引起。病理改变为在肺间质、肺泡壁及末梢细支气管壁内及肺泡渗出液内有嗜酸性粒细胞浸润。

许多病例可无症状，有时只在体检透视时被发现。有些患者可有咳嗽、咳少量黏液性痰或有头痛不适感。多数病例不发热，或仅有低热。白细胞计数正常或有轻度至中度增高，而嗜酸性粒细胞分类可增高至 0.1 ~ 0.7，血沉稍快。

2. X 线表现　病变无特征性，常表现为肺野内密度较低，边缘模糊的斑片状或大片状影像，以两肺中、下野较密集，肺尖区可无病变。往往多发、散在和非节段性分布，大多不与肺门相连。其影像较淡，与周围正常肺组织无明显界限呈薄纱状。少数患者可表现为粟粒样，但密度低，亦可表现为结节状（图 4 – 12）。可有轻微胸膜反应，病灶一般在 3 ~ 4 天内可自行消失，但可在其他部位又出现新病灶，这种病灶的暂时性和游走性是本病的特点。病变后期肺内可出现不规则小结节、线样影、网状或蜂窝影。

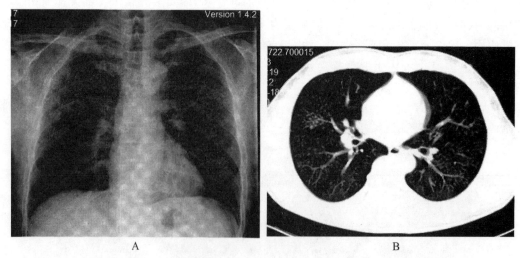

图 4 – 12   过敏性肺炎

A. 胸片示两肺弥漫分布粟粒样、淡密度、边界模糊影；B. 同一患者的 CT 肺窗示两肺弥漫分布粟粒样、淡密度的小叶中心性结节

3. 鉴别诊断　过敏性肺炎的弥漫性粟粒影多不均匀，常伴有小斑片状实变影，病灶的形态、密度

短期内可出现变化，肺内病灶的暂时性和游走性是本病的 X 线影像特点；另外，肺内病变较重，而患者的临床表现较轻，是本病的另一临床特征。本病需与支气管肺炎、间质性肺炎、肺结核等相鉴别。

支气管肺炎常表现为两下肺内、中带见沿着肺纹理分布的颗粒状、小斑片或斑点状阴影，可融合成大片状，整个病变密度不甚均匀，边缘模糊不清，单个病变处中央部密度较高，可有小空洞，但较少见。

间质性肺炎表现为病变较广泛，分布常以胸膜下外带肺组织为主，肺门结构模糊，密度增高，轻度增大，细小支气管梗阻引起弥漫性肺气肿或肺不张表现，病变吸收较实变性炎症慢，慢性病例可导致肺间质纤维化。

肺结核的临床表现与本病有较多相似处，影像表现以其不同的病理阶段而表现不同，肺内常出现纤维空洞、钙化病灶，且肺结核的病变分布以上、中肺野多见，有相对好发的部位，结合痰找抗酸杆菌、结核菌素试验等检查，可与过敏性肺炎鉴别。

4. 临床评价　过敏性肺炎一般均有过敏原接触史，因此必须详细询问病史，尽可能找出过敏原，实验室检查嗜酸粒细胞增高，依据其影像表现，可确立诊断。因其肺内病灶的暂时性和游走性的 X 线影像特点，短期 X 线胸片复查是其必要的鉴别诊断手段。CT 检查，特别是 HRCT 检查有利于发现肺内病灶及提供鉴别诊断信息（图 4 - 13）。

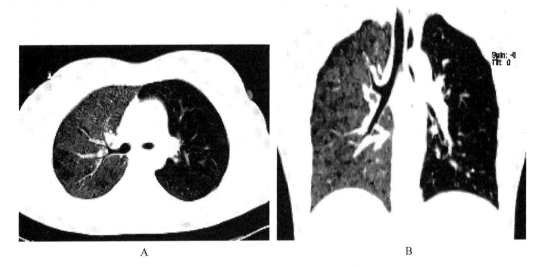

A　　　　　　　　　　　　　　　　　　　　B

图 4 - 13　过敏性肺炎

胸部 CT 示：右侧肺野弥漫性细粟粒影，呈均匀分布，并见双肺密度不均，左侧密度减低，可能系左肺代偿性气肿所致

（陈　慧）

第二节　肺内孤立性和多发性球形病灶

一、周围型肺癌

1. 临床特点　肺癌大多数起源于支气管黏膜上皮，也称之为支气管肺癌，少数起源于肺泡上皮及支气管腺体；近年来，肺癌的发病率明显增高，处于各恶性肿瘤的前列。多发生在 40 岁以上的成年人，男性多于女性，但近年来女性的发病率也明显升高。

周围型肺癌系指发生于肺段以下支气管直到细小支气管的肺癌。位于肺中间带及周边部，在肺内形成肿块，以腺癌及鳞癌多见。临床表现为咳嗽、咳痰、痰中带血，也可无任何临床症状。发生在肺尖部的肺上沟癌可有霍纳综合征，部分病例可伴有关节肿痛及内分泌紊乱症状。多数患者临床症状出现较晚。

真正的病因至今仍不完全明确。大量资料表明：长期大量吸烟，特别是多年每天吸烟40支以上者，肺癌的发病率是不吸烟者的4~10倍。环境污染是肺癌的一个重要致病因素。人体自身的免疫状况、代谢活动、遗传因素、肺部慢性感染等也可能对肺癌的发病有影响。

以往，肺癌分为小细胞及非小细胞肺癌，非小细胞肺癌又分为鳞状细胞癌、腺癌、复合癌和大细胞未分化癌。目前，临床将肺癌分为常见的4种类型：①鳞状细胞癌：肺癌中最常见类型，多见于50岁以上男性，以中央型肺癌常见。放化疗敏感，先淋巴道转移，血行转移较晚。②小细胞癌：发病率相对较低，多见于年龄较轻男性，以中央型肺癌常见。虽放化疗敏感，但预后差，较早发生转移。③腺癌：发病率相对较低，多见于年龄较轻女性，以周围型肺癌常见。细支气管肺泡癌也属此型。预后一般，较早发生血行转移。④大细胞癌：肺癌中最少见类型。预后最差。

2. X线表现　早期肿块较小，直径多在2cm以下，显示为密度较低、轮廓模糊的阴影，平片与炎症相似，癌肿继续发展，成为3cm以上较大的球形或圆形块影，可有以下征象。

（1）单发性肿块阴影，直径一般为2~6cm，以3~4cm者多见。

（2）肿块影密度较高，多数比较均匀，部分呈结节堆集而浓淡不均（图4-14）。部分病例可有空洞形成，洞内壁不规则，可见壁结节，少见气液平；以鳞癌多见。X线片少见瘤内钙化。

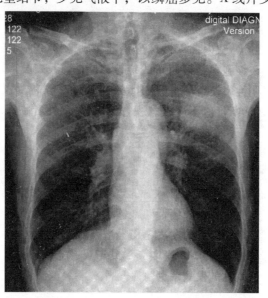

图4-14　左上肺周围型肺癌
X线胸片示左上肺球形病灶，可见浅分叶和毛刺，密度尚均匀

（3）肿块边缘多数有分叶或脐样切迹，也可呈边缘光滑的球形阴影（图4-15）。肿块影周边较模糊及毛刺是一重要X线征象。

（4）瘤体周边部可有斑片状阻塞性肺炎阴影。

（5）胸膜下肿块易引起胸膜增厚及胸膜凹陷。亦可有肋骨破坏。

（6）胸内转移时可有胸腔积液，肺门及纵隔淋巴结增大。

（7）CT检查能更清晰显示瘤周征象和瘤内结构，对确诊及检出转移灶有极大帮助。

3. 鉴别诊断　周围型癌癌诊断要点是外围肺组织内发现结节或肿块，直径3cm以下者多有空泡征、支气管充气征、分叶征、毛刺征以及胸膜凹陷征。直径较大者可有分叶征，肿块内可发现癌性空洞。周围型肺癌须与肺结核球、肺囊肿、肺良性瘤（炎性假瘤）、慢性肺脓肿等相鉴别。结核球周围有小结核病灶，即卫星灶；或有其他结核依据，如对侧或同侧其他部位有结核病变，或有结核性胸膜炎等。结核球有时可见外围粗长的毛刺，由周围指向中心，毛刺靠近病灶边缘常中断，是由于病灶周围纤维化形成。有时病灶边缘呈浅小的分叶状。

由于结核球融合过程中浓缩，在瘤体周围可形成1~2cm的环形透光影，称"月晕"征。病变多在上叶尖后段的肺表面部位（图4-16）。结核球的发展较慢，在观察复查过程中，多数病例无增大或增大不明显。1 年以上无大小改变，基本可肯定结核球的诊断。癌性空洞是癌组织液化坏死并经支气管排出后形成。肺癌空洞较肺结核空洞少见，肺癌空洞通常偏心性、壁厚、内壁凹凸不平，外壁可见分叶和毛刺征象，如有肋骨、胸椎等骨骼侵蚀或转移时，诊断就更为可靠。而肺结核空洞周围有"卫星病灶"，可有支气管引流，洞壁一般比较光整。依靠上述征象结核球可与周围性肺癌鉴别。

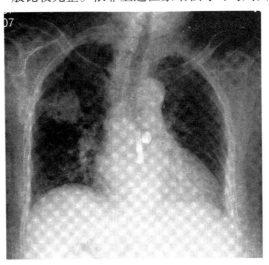

图 4 - 15　右上肺周围型肺癌

X 线胸片示右上肺球形病灶，可见分叶征，密度尚均匀

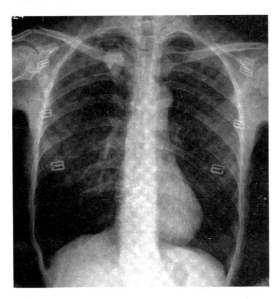

图 4 - 16　右上肺结核球

（1）支气管肺囊肿：在 X 线上表现为圆形、椭圆形阴影，单发或多发薄壁透光区，卷发状、蜂窝状阴影；虽反复感染，病灶部位不变，其他肺野无新病灶出现（图 4 - 17）。充分了解病史，一般鉴别诊断不困难。

（2）肺炎性假瘤：在组织结构上主要为成纤维细胞、大量的血管组织和各种炎性细胞的混合。本病的病因尚不完全明确，多数学者认为是炎性病变修复改变所形成。X 线表现为肺内团块状阴影，密度较高而均匀，边缘整齐，肿块直径多数在 2 ~ 4cm，但个别病例可以超过 4cm，最大者可达 10cm 以上，肿块不出现空洞。一般肿块邻近肺野清楚，无炎性病变，也无胸膜改变。大多发生于肺表浅部位，生长缓慢，甚至无变化。极个别病例，病变阻塞叶支气管，形成肺叶不张、包裹性肿块，甚似中央型肺癌表现，对诊断带来困难，进一步支气管镜检查可帮助诊断。该病变为良性，当胸片难以定性时，可经皮穿刺活检以确定诊断。

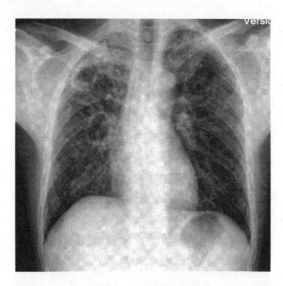

图 417 支气管肺囊肿

X 线上表现为圆形、椭圆形阴影，单发或多发薄壁透光区

（3）肺脓肿：早期表现可见受累的肺段呈楔形或不规则类圆形的致密影，中心浓而周围略淡，边缘模糊，与一般肺炎实变相似。1～2 周后，致密影中出现含有液平的空洞透亮区，空洞周围有浓密的炎症浸润影。病程超过 3 个月以上的，往往转变为慢性肺脓肿，呈肺段性致密影，含有厚壁空洞及液平，常侵及邻近肺段，形成多房性肺脓肿。脓肿四周有粗乱的纤维条索影，病灶影可继续扩大，伴有胸膜增厚。短期内随访，可显示病变病理演化，可与周围型肺癌鉴别。

其他肺孤立性球形病灶错构瘤、脂肪瘤、单发转移瘤等，均可表现为肺孤立性球形病灶，但这类病变都有其各自的 X 线影像特征及典型病史，因此，综合病史及影像学特征可明确诊断。

4. 临床评价   肺癌起源于支气管黏膜上皮，并向支气管腔内或（和）邻近肺组织内生长，引起相应支气管的狭窄、闭塞，引起远端肺实质的继发性改变，局部形成占位征象。同时癌组织可侵犯淋巴、血管，通过淋巴道、血管、支气管转移扩散。常规 X 线胸片对诊断周围型肺癌有一定的局限性，特别是对早期周围型肺癌和隐匿在心影后方的病灶，有时较难发现；对是否有肺门及纵隔淋巴结转移更是难以显示。CT 检查可弥补常规 X 线胸片的不足，对病灶内部及周边的细节 CT 能提供较多的信息，CT 增强检查及 CT 灌注成像对周围型肺癌的鉴别诊断有极大的帮助。

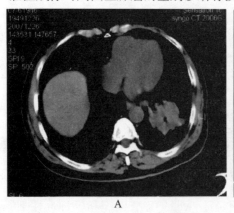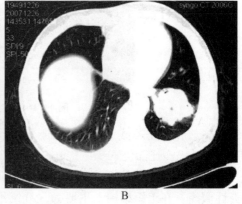

图 4 - 18 周围型肺癌

CT 检查示分叶状球形病灶，内见空泡征，胸膜侧见胸膜凹陷征

CT 检查对周围型肺癌的征象有：①结节肺界面：有毛刺征、放射冠及分叶征等。有上述征象者多支持肺癌的诊断。②结节内部征象：肺癌内部密度多不均匀；若病灶中心有坏死，可形成壁厚薄不均空洞；肺癌还可见到结节内的空泡征、支气管充气征；肺癌内钙化少见，仅占 2%～5%。③胸膜及胸壁

侵犯：病灶与胸膜间可见对诊断周围型肺癌较有特征意义的胸膜凹陷征，较大肺癌可累及邻近胸膜至胸壁，在 CT 显示肿块与胸膜界面不清楚；有时可见肋骨破坏，胸膜面小结节。④肺内转移征象：两肺可见大小不同结节灶，两下肺较多见（图 4 - 18）。

MRI 周围型肺癌主要表现为肺内孤立性结节或肿块，在 T_1WI 呈中等信号（与肌肉相仿），T_2WI 与质子密度加权像均为高信号，显示肺内病变不如 CT，但对病变向周围侵犯情况及纵隔、肺门淋巴结转移情况可提供较多信息。

周围型肺癌还可沿血管周围直接向肺门浸润，产生球形阴影与同侧肺门之间的索条状阴影，通常较细而紊乱，断续地引向肺门，此时肺门通常已有肿大的淋巴结出现。周围型肺癌的诊断是一个比较复杂的问题，除了充分利用多种 X 线检查手段取得材料以外，还应密切结合痰细胞学检查、纤维支气管镜检查以及临床各方面的资料进行判断。

二、肺结核球

1. 临床特点　结核球（结核瘤）常为浸润型肺结核病变过程中的一种表现，病理上为局限性干酪化病。为纤维组织包绕的干酪样坏死团块，按形成过程分为 4 型：①干酪样肺炎局限而成的结核球：纤维包膜很薄，厚度仅 1mm。②同心圆层状结核球：系结核球扩展、再扩展后，历次形成的纤维包膜、历次扩展的厚度不等的干酪坏死层相间而成。③阻塞空洞型结核球：由于结核空洞的引流支气管完全阻塞，内容物浓缩凝固而成。④肉芽肿型结核球：结核性肉芽肿发生干酪样坏死而形成，由数个病灶融合而成。

2. X 线表现　结核瘤边缘多光滑、清楚或有索条，无分叶或仅浅分叶，偶有典型分叶；常有点状或斑点状、斑片状钙化，也可有空洞，其空洞为边缘性或呈裂隙样，大多数病例病灶周围有卫星灶，表现为致密的小或微小结节、索条状影等，有时可见肺纹理牵拉等肺结构扭曲改变（图 4 - 19）。

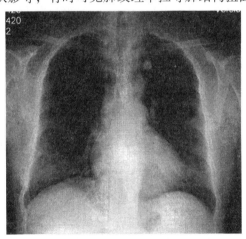

图 4 - 19　左上肺结核球
X 线胸片示左上肺结节状高密度致密影，边缘多光滑、清楚，见环形钙化

3. 鉴别诊断　典型的结核球诊断不难，以往常有肺结核病史，病灶内有斑点及斑片状钙化、周围有卫星病灶是其特征性影像表现。与其他疾病的鉴别诊断详见本节周围型肺癌鉴别诊断。

4. 临床评价　结核球的主要特征为球形病灶，其大小根据文献记载一般直径为 1~4cm，大者可达 8cm，个别可达 10cm，但极罕见。由于在结核球形成过程中产生包膜，故一般呈圆形或椭圆形，边缘整齐、光滑。病灶密度较高而且均匀，其中可有钙化、干酪病变、浸润或液化，或小空洞。绝大多数病例，结核球周围有结核病灶，即卫星灶；或有其他结核依据，如对侧或同侧其他部位有结核病变，或有结核性胸膜炎等。结核球有时可见外围粗长的毛刺，由周围指向中心，毛刺靠近病灶边缘常中断，是由于病灶周围纤维化形成。有时病灶边缘呈浅小的分叶状。由于结核球融合过程中浓缩，在瘤体周围可形成 1~2cm 的环形透光影，称"月晕"征。结核瘤的数目大多为一个，有时可达几个。病变多在上叶尖后段的肺表面部位。结核球的发展较慢，在观察复查过程中，多数病例无增大或增大不明显。1 年以上无大小改变，基本可肯定结核球的诊断。依靠上述征象可与其他病变鉴别。但缺少特征性改变时，可采取 CT 检查或经皮穿刺活检，甚至手术切除也是明智的，以免延误肺癌的诊断和治疗（图 4 – 20）。

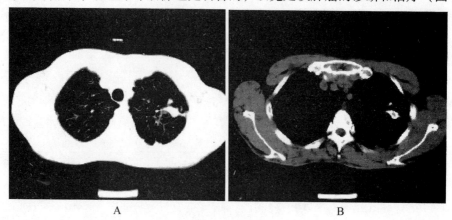

图 4 – 20   左上肺结核球

CT 示左上肺高密度结节状钙化影，周围见卫星灶及纤维条索影

三、球形肺炎

1. 临床特点   形态呈孤立、圆形变的肺炎，称球形肺炎，是一个以 X 线胸片的形态表现特点而命名的肺炎。本病的临床特点是：多数患者有急性炎症的表现，如发热、咳嗽、咳痰、白细胞计数升高和血沉加快，还多并发有基础性疾病。常好发于肺门旁下叶背段或上叶后段的节段性肺炎。其形成机制，有人认为与呼吸道吸入性有关，也有人认为由炎性渗出物通过肺泡小孔，向邻近周围肺泡呈放射状扩散蔓延而成。

2. X 线表现   球形肺炎阴影的范围接近一个肺段（5 ~ 6cm），呈球形，无分叶及毛刺。仔细观察球形肺炎影的密度较淡而不均匀，深浅不一，含有隐约的透亮区，边界模糊，缺乏清晰的轮廓。多数患者病灶周围及肺门方向有较长索状阴影，及所谓"局部充血征象"提示肿块为炎症。经 2 ~ 3 周的随访复查，肺炎阴影常迅速消散，而获最后确诊。

3. 鉴别诊断   最主要的是与周围型肺癌鉴别诊断。有人认为 X 线胸片上球形病灶的一半以上边缘模糊为肺炎表现，相反肺癌大部边缘清晰。另外是肺栓塞，可呈球形或类圆形，也是需要注意鉴别的。短时间内经抗炎治疗吸收消散是其与其他肺内孤立性球形病变的重要鉴别点。

4. 临床评价   鉴别诊断困难时，CT 和经皮肺穿刺活检为球形病灶的确诊提供了有效的手段。CT 对病灶的密度、边缘、强化征等征象显示更为确切。

四、肺脓肿

1. 临床特点   肺脓肿是由多种病原菌引起的肺部化脓性感染，早期为化脓性肺炎，继而发生坏死、液化和脓肿形成。引起肺脓肿的病原菌与上呼吸道、口腔的常存菌一致，常见的有肺炎链球菌、金黄色葡萄球菌、溶血链球菌、克雷白杆菌等。急性肺脓肿常为上述细菌的混合感染。

发病机制分为 3 种类型：①吸入性：60% 的肺脓肿是由于吸入口腔或上呼吸道带有病菌的分泌物、呕吐物等所致。尤其是在口腔、鼻腔及上呼吸道存在感染灶时，此外在受寒、极度疲劳或昏迷等全身抵抗力降低，咽喉保护性放射减弱的情况均有利于感染性分泌物的吸入。吸入性肺脓肿发生的部位与体位有关，好发于右肺上叶后段、下叶背段与左肺下叶后基底段，且右侧多于左侧。②血源性：身体其他部位感染性，引发败血症的脓毒栓子经血行播撒至肺，使肺组织发生感染、坏死及液化，形成肺脓肿。血源性肺脓肿多为两肺多发病灶，以金黄色葡萄球菌多见。③继发性：肺脓肿也可继发于支气管扩张、支气管囊肿、支气管肺癌等。急性肺脓肿随着有效抗生素的应用，脓液的排出，脓腔可缩小而消失，但若在急性期治疗不彻底，脓液引流不畅，炎症持续不退，脓肿周围的纤维组织增生使脓肿壁增厚，肉芽组织形成，病灶迁延不愈而转变为慢性肺脓肿。急性肺脓肿的表现类似于急性肺炎，如寒战高热、咳嗽咳痰、胸痛，全身中毒症状较明显等。发热 1 周后常有大量浓痰咳出，若为厌氧菌感染，则为臭痰。慢性肺脓肿有经常咳嗽、咳脓痰和血痰，不规则发热伴贫血、消瘦等，病程都在 3 个月以上，并可有杵状指。

2. X 线表现　肺脓肿早期呈较大区域的密度增高影，边缘模糊，呈楔形的肺段或亚段实变，底部贴近胸膜。进一步发展，中央出现低密度液化坏死区，经支气管排出坏死物质后，形成空洞（图 4 - 21、图 4 - 22）。急性肺脓肿形成期的空洞内壁可凹凸不平，并多见气液平面，近肺门侧常见支气管与脓腔相通。急性肺脓肿可伴有反应性胸腔积液和胸膜增厚，可因肺脓肿破入胸腔而形成局限性脓胸或脓气胸。短期间，病灶阴影可有明显改变（吸收缩小或进展扩大）。肺脓肿痊愈后可不留痕迹，或仅留下少量纤维条索影。慢性肺脓肿以纤维厚壁空洞伴肺组织纤维化为主要特征，内外壁界限均比较清晰，邻近肺野有慢性炎症、支气管扩张、新的播散灶和旧的纤维化等。血源性肺脓肿多为两肺多发片状或结节状密度增高影，边缘模糊。有些结节中央出现液化坏死，有些则出现空洞，可见透亮区及液平面。

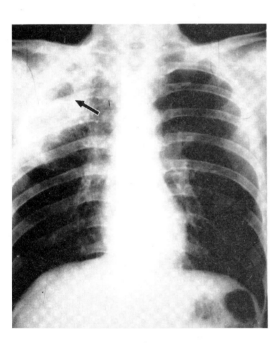

图 4 - 21　右肺上叶肺脓肿

正位胸片，为一类楔形实变，边缘模糊，病灶内
出现厚壁空洞（箭头）

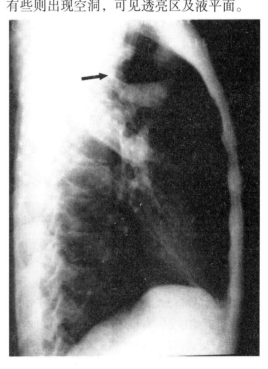

图 4 - 22　左肺上叶肺脓肿

左侧位胸片，箭头示空洞，洞内见气液平

3. 鉴别诊断　吸入性肺脓肿需与癌性空洞及继发于阻塞性肺炎的肺脓肿鉴别；伴有液平时，还需与结核空洞、肺囊肿伴感染相鉴别。继发于阻塞性肺炎的肺脓肿，肺门部可见肺癌的原发病变，癌性空洞呈厚壁，外缘呈分叶，可见毛刺，边界清晰等可资与鉴别。结合病史分析及痰液检查，可以确诊。

4. 临床评价　大多数肺脓肿为吸入性，结合病史分析及痰液检查，X 线表现病灶边缘模糊，洞壁光滑整齐，内多见液平，多数肺脓肿可明确诊断。CT 检查可提供确立诊断和鉴别诊断的更多信息。

五、血行转移性肺癌

1. 临床特点　人体许多部位的原发性恶性肿瘤均可经血行转移至肺内。血行转移途径多由于局部癌细胞侵入静脉系统，通过右心癌栓分布至肺血管及毛细血管，发展为两肺转移性癌灶。绒癌、乳腺癌、肝癌、胃癌、骨肉瘤、甲状腺癌、肾癌、前列腺癌、精原细胞瘤及肾胚胎瘤均可发生肺转移。

肺转移癌的临床症状：可无任何临床症状。两肺多发转移瘤可有咳嗽、咯血、胸痛及呼吸困难，随着肺内转移瘤数量增多长大，呼吸困难可进行性加重。

肺转移癌可是原发瘤的初发症状。有些患者肺转移癌得到病理证实，而找不到原发灶部位。

2. X线表现　如下所述。

（1）两肺野多发散在结节或球形肿块影，病灶密度中等，边缘清楚。因受血流分布影响，中、下肺野较多。4%左右的球形灶内可出现空洞。

（2）由于转移发生的时间有先后，故转移性球形灶的大小不等。

（3）短期内随访，球形肿块影的数目不断增多，体积亦渐增大。

（4）有时可伴发胸膜腔或心包腔血性积液。

（5）有些肺转移癌可以单发而较大，可误为原发的肺癌，每见于胃癌或肾癌的转移。

（6）有些肺转移癌可呈粟粒样结节，似粟粒型肺结核，每见于甲状腺癌的转移。

（7）成骨肉瘤的肺内转移灶可发生骨化，球形灶的密度增高如骨质。

（8）子宫绒毛膜癌的肺转移灶，可呈多发圆球形肿块影或为粟粒样结节影，经抗癌治疗后，常能完全吸收而治愈。

3. 鉴别诊断　肺转移癌需与肺结核、金黄色葡萄球菌肺炎及其他病源引起的肺炎、真菌病、胶原病、尘肺、恶性组织细胞病（恶性组织细胞增生症）、结节病、淀粉沉着症等相鉴别。其中以肺结核需与转移癌鉴别的机会较多，特别是发生于两肺中下肺野的血行播散型肺结核。

（1）急性粟粒型肺结核：有高热、咳嗽、呼吸困难、头痛、昏睡及脑膜刺激等症状。有的患者临床症状轻微，可仅表现低热、食欲减退及全身不适。血沉增快。在胸片上表现为两肺野从肺尖到肺底均匀分布的粟粒样大小结节阴影，其特点是"三均匀"：病灶大小均匀、密度均匀和分布均匀。病灶边缘较清楚。

（2）亚急性及慢性血行播散型肺结核：在临床上起病不明显，可有低热、咳嗽、咯血、盗汗、乏力及消瘦等临床症状。在胸片上特点是"三不均匀"：表现为大小不等阴影，密度较高与密度较低病灶可同时存在，有的病灶还可纤维化或钙化。病灶主要分布在两肺上、中肺野，但分布不均匀。

有时仅根据X线影像鉴别比较困难，应重视临床材料。对于一时鉴别确实有困难的病例可先行抗结核治疗。进行短期观察，或进行经皮穿刺活检确诊。

4. 临床评价　血行转移性肺癌较常见，X线检查是发现肺部转移癌较简单而有效的方法。在一般情况下X线片能够明确诊断。胸部CT检查发现肺转移癌较常规X线胸片敏感（图4-23），可发现胸片未能显示的肺内转移癌。由于转移性肿瘤常无明显特异性，因此，对原发灶不明的患者，应积极寻找原发病灶。

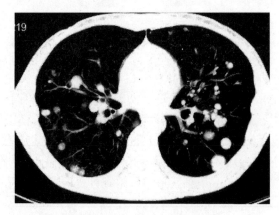

图4-23　肺内多发转移癌
CT肺窗示两肺多发、界清、大小不等的结节影

六、金黄色葡萄球菌肺炎

1. 临床特点　金黄色葡萄球菌肺炎是金黄色葡萄球菌引起的化脓性炎症。肺部病灶出现之前，患者常先有皮肤疮疖或化脓性骨髓炎的临床表现，后因脓性栓子侵入血流，经血行播散而侵入肺组织致病。

发病年龄以青壮年居多。临床有寒战、高热、咳嗽、胸痛、气促、发绀、脓性痰带血，病势严重。两肺均有散在的湿啰音。白细胞计数显著增高，中性粒细胞比例明显增高。血培养阳性。

2. X 线表现　如下所述。

（1）两肺野中、外带有散在多发的圆球状病灶（直径 1~3cm），或不规则的大小片状影，密度较高，边缘模糊，有时圆球的边缘亦可光整（图 4-24）。

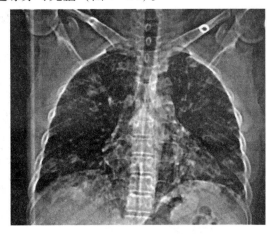

图 4-24　金黄色葡萄球菌肺炎
患者因大腿软组织蜂窝织炎就诊，定位胸片示两肺弥漫分布、斑片状及结节状、边界模糊影

（2）在球状或片状影内，可出现透亮区及小液面，成为多发性肺脓肿。脓腔壁较薄，周围浸润影较少。

（3）同时由于活瓣性细支气管阻塞，可出现薄壁圆形肺气囊（肺气肿），肺气囊壁菲薄。

（4）肺气囊直径 1~4cm 不等，肺气囊的大小形态在短期内变化很快，且易于消失。

（5）常并发气胸或脓气胸，甚至可并发化脓性心包炎。

（6）本病经积极抗菌药物治疗后，肺内炎症影、小脓肿影及肺气囊影均可迅速吸收、消散，可遗留少许纤维索条影。

3. 鉴别诊断　根据临床症状、体征，结合 X 线病变易形成肺脓肿和肺气囊、常并发脓胸、动态变化快等特点较易与其他炎性病变鉴别。确诊有赖于细菌学检查。

4. 临床评价　该病起病急、病情危重、病死率高。需尽早介入医学干预。由于细菌学检查（如血细菌培养）需较长时间才得到结果，当临床上怀疑金黄色葡萄球菌败血症时，如果 X 线检查发现典型的血源性金黄色葡萄球菌肺炎的 X 线表现，可为确诊提供有力的证据。X 线检查对于及时处理患者很有价值。CT 检查可提供更多信息（图 4-25）。在细菌学检验结果未得到前，必须有针对性地选用抗生素先进行试验性治疗，以免贻误病情。

七、肺吸虫病

1. 临床特点　本症为地方性流行病，如在我国浙江（绍兴）、台湾，以及朝鲜等，因食用含有囊蚴的生的或未煮熟的蟹类而感染疾病。常见症状为咳嗽、胸痛、咳铁锈色痰、反复咯血。在痰中可查到嗜酸粒细胞和夏柯-雷登结晶，有时痰中还可找到肺吸虫卵。

2. X 线表现　如下所述。

（1）出血破坏期：两侧中、下肺野有散在的椭圆形或圆形浸润影（直径 2cm 左右），边缘模糊

（图4-26）。

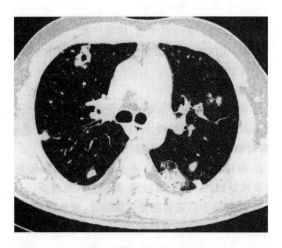

图4-25　金黄色葡萄球菌肺炎

与6-24图示是同一患者，对应的CT肺窗示两肺弥漫分布、斑片状及
结节状、边界模糊影，部分结节内见透亮区

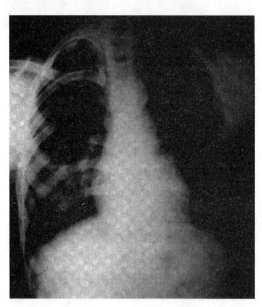

图4-26　肺吸虫病

两中下肺见数个小圆形高密度影，边界欠清

（2）囊肿期：肺部浸润阴影内可见单房或多房性透明区，其周围可见条索状影伸向肺野。

（3）囊肿后期：肉芽组织和结缔组织增生包裹，形成边界清楚的圆形或椭圆形结节状影。可单发，亦可聚集成团块状。

（4）愈合期：病灶缩小，密度增高，可见环状、点状或片状钙化。亦可呈条索状影。

3. 鉴别诊断　肺吸虫病无论哪一期的X线表现均无特异性，与肺结核的多形态X线表现鉴别较困难。

4. 临床评价　有食用未熟螃蟹、蛤蜊与蝲蛄史，如果肺吸虫皮内试验与补体结合试验阳性，痰内查到肺吸虫病卵即可确诊。

（杨　丽）

第三节　肺部索条状病变

一、先天性心脏病

1. 临床特点　先天性心脏病（房间隔缺损、室间隔缺损、动脉导管未闭），由于左心压力高于右心，常产生左向右的分流，引起右心系统压力增高，肺动脉高压，肺动脉增粗。分流量以房间隔缺损为最大。

2. X 线表现　如下所述。

（1）肺血管纹理影普遍增粗，边缘锐利（图 4 - 27）。

（2）肺动脉段明显膨隆（图 4 - 28）。

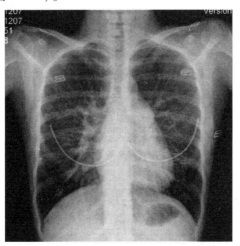

图 4 - 27　房间隔缺损

肺动脉段突出，主动脉结缩小。右心房影增大。右心室增大使
心尖上翘。肺充血征象：肺纹理增多，增粗，边缘锐利

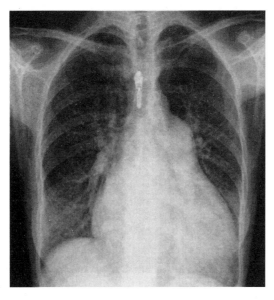

图 4 - 28　室间隔缺损

肺动脉段突出，主动脉结缩小。右心室、左心室增大。肺充血
征象：肺纹理增多、增粗，边缘锐利。右心室增大使心尖上翘

（3）肺门舞蹈征：X 线透视下肺动脉搏动增强所致。

（4）残根征：由于长期的肺动脉高压，肺门区的中心肺动脉特别怒张，右下肺动脉干宽度 >15mm。而外围的小动脉痉挛收缩，小动脉壁增厚，使管腔变细，故周围肺纹理特别稀少而清晰。

3. 鉴别诊断　肺充血引起纹理增加的需与肺淤血相鉴别。肺淤血肺野透亮度减低，肺纹理增多，模糊。肺门影模糊。肺野可见间质性水肿线。而肺充血肺纹理边缘锐利，肺野无明显改变。以资鉴别。

4. 临床评价　肺充血为一些先天性心脏病的一种征象。心脏扩大以右心房、右心室为主，肺动脉段明显膨隆。结合临床病史、心脏杂音位置和性质，可以做出明确的诊断。

二、风湿性心脏病

1. 临床特点　风湿性心脏病各瓣膜均可受累，但以二尖瓣最为常见，尤其是二尖瓣狭窄。由于肺静脉血液回流受阻，肺部常发生淤血征象。

2. X线表现　如下所述。

（1）心脏呈典型的梨形，左心房和右心室扩大。

（2）肺野模糊，透亮度减低如雾状。肺静脉影扩张，模糊。

（3）肺门血管影亦增宽，边缘模糊。

（4）长期肺淤血，引起继发性肺小动脉扩张，此时肺动脉、静脉均见扩张增粗。两上肺明显，下肺血管由于反射性挛缩反可变细，使上肺纹理多于下肺，称"肺血倒置"（图4-29）。

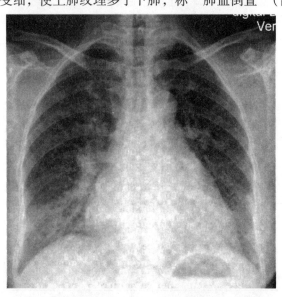

图 4-29　风湿性心脏病
肺淤血征象：肺野透亮度减低，肺门影增大，模糊，肺纹理增多，模糊

（5）两肺中、下野的中、外带小静脉影普遍增粗、紊乱，交织如网状。

（6）可出现 Kerley B 线。

3. 鉴别诊断　X线不能直接显示瓣膜系统，需与某些血流动力学相似的疾患鉴别。

4. 临床评价　X线平片简便易行、心肺兼顾，可用于监测病变的演变。通过术前后的对照，可用于手术疗效的评价。

三、心力衰竭

1. 临床特点　心室收缩力减退，导致心血排量降低，从而引起体和（或）肺循环的淤积，称为充血性心力衰竭，可分为右心衰竭、左心衰竭和全心衰竭。

2. X线表现　如下所述。

（1）右心衰竭

1）两肺野清晰，无淤血征象或有轻度淤血，胸腔可有积液。

2）右上纵隔上腔静脉影增宽（图4-30）。

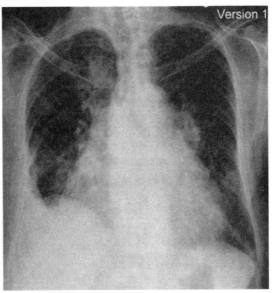

图4-30 右心衰竭
上腔静脉影增宽，肝脏淤血肿大致右膈肌抬高；双侧肺野内见轻度肺淤血。右侧中等量胸腔积液

3）肝脏淤血致右膈肌抬高。

（2）左心衰竭：两肺淤血程度严重，两肺可出现下列特征。

1）肺门影增宽，轮廓模糊。

2）两肺上叶静脉扩张（图4-31）。

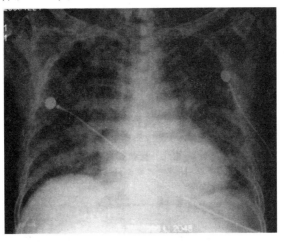

图4-31 左心衰竭
两肺透亮度减低，肺纹理普遍增粗模糊，上肺静脉扩张。肺门影增大，轮廓模糊

3）两侧肺纹理普遍增粗、模糊，肺野浑浊（肺间质水肿）。

4）小叶间淋巴管水肿，出现 Kerley B 线。

5）叶间胸膜及两侧肋膈角有积液表现。

6）心影扩大。

3. 鉴别诊断　X线需对左心衰竭、右心衰竭和全心衰竭做一个鉴别诊断，根据其相应临床表现及特征性X线表现，鉴别不是很困难。

4. 临床评价　左心衰竭、右心衰竭的X线征象与临床表现一致，但近1/4左心衰竭的患者中，X线表现早于临床；而右心衰竭X线表现常晚于临床。左心衰竭用药控制后，肺部淤血水肿征象多可迅速消失，肺门影缩小，肺纹理亦减少，肺野变为清晰。X线胸片可评价治疗效果。

四、支气管扩张症

1. 临床特点　支气管扩张是指支气管内径的异常增宽。少数患者为先天性，多数患者为后天发生。根据形态可分为：柱状支气管扩张、静脉曲张型支气管扩张、囊状支气管扩张。临床表现有咳嗽、咳脓痰、咯血。患者的病史较长，反复发生感染。

2. X线表现　如下所述。

（1）支气管扩张症的粗索条纹理改变，多位于两下肺以及右肺中叶或左肺舌叶，少数位于上肺。

（2）支气管影不规则增粗、扭曲，索条纹理的远端增粗更为明显，有时呈卷发状（图4-32）。

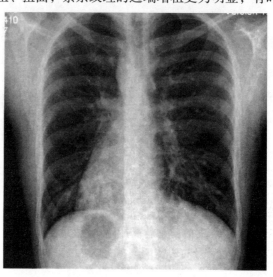

图4-32　Kartagener 综合征

左下肺见柱状扩张支气管影，远端扩张，呈杵状指。此例有全内脏反位

（3）充气的管状透亮区或为薄壁圆囊状透亮区，大小约1cm，相互重叠。个别圆腔中伴有小液平。有时索条影间可夹杂有炎症性模糊斑片影（图4-33）。

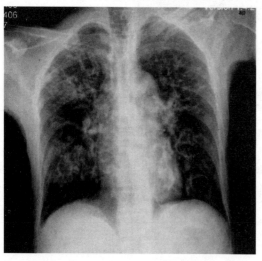

图4-33　囊状支气管扩张

两肺支气管影不规则增粗、扭曲，呈卷发状，内见类圆形薄壁囊状透亮区

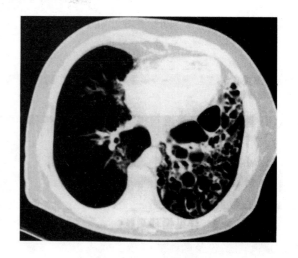

图4-34　支气管扩张

HRCT 示左下肺多发薄壁囊状低密度影

（4）受累的肺叶或肺段常有萎缩肺不张改变。

（5）支气管造影检查，充盈的支气管呈囊状、柱状或囊柱状的扩张改变。

3. 鉴别诊断　当中青年患者有咯血或反复肺部感染的病史，X线平片见两下肺片状阴影不易吸收，肺纹理明显增粗，特别是有多发环状阴影时提示本病的可能性。

4. 临床评价　X 线平片对本病的诊断有限度，既往确定诊断需做支气管造影检查，现可行 CT 检查，尤其是 HRCT（图 4－34）可明确支气管扩张的存在、累及肺叶范围、严重程度及其扩张类型。

五、急性毛细支气管炎

1. 临床特点　多见于婴、幼儿，由于急性感染，产生广泛的细支气管管壁炎性水肿增厚伴痉挛收缩。病理改变是毛细支气管上皮细胞坏死和周围淋巴细胞浸润，黏膜下充血、水肿和腺体增生、黏液分泌增多。毛细支气管狭窄甚至堵塞，导致肺气肿和肺部不张，出现通气和换气功能障碍。

临床表现主要是喘憋和肺部哮鸣。呼吸困难可呈阵发性，间歇期呼气性哮鸣消失，严重发作者，面色苍白、烦躁不安，亦口周和口唇发绀。全身中毒症状较轻，可无热、低热、中度发热、少见高热。体检发现呼吸浅而快，伴鼻翼扇动和三凹征；心率加快，肺部体征主要为喘鸣音，叩诊可呈鼓音，喘憋缓解期可闻及中、细湿啰音，肝、脾可由于肺气肿而推向肋缘下，因此可触及肝脾。由于喘憋，PaO_2 降低，$PaCO_2$ 升高，SaO_2 降低而致呼吸衰竭。本病高峰期在呼吸困难发生后的 42～72 小时，病程一般为 1～2 周。

2. X 线表现　如下所述。

（1）两肺见有弥漫的细索条状影，两肺内、中带为多，下肺多于上肺。

（2）由于两肺细支气管痉挛以及管腔内分泌物造成的不全性细支气管阻塞，极易产生末梢细支气管性肺泡气肿，两肺出现明显的弥漫性肺气肿，两肺透亮度明显增强。

3. 鉴别诊断　本病主要 X 线表现为弥漫的细索条状影及细支气管性肺泡气肿，影像改变无特殊性。结合典型临床症状，一般鉴别诊断不难。

4. 临床评价　急性毛细支气管炎主要由呼吸道合胞病毒（RSV）引起，副流感病毒之某些腺病毒及肺炎支原体也可引起本病，最近发现人类偏肺病毒（HMPV）也是引起毛细支气管炎的病原体。毛细支气管炎常常在上呼吸道感染 2～3 天后出现持续性干咳和发作性喘憋，常伴中、低度发热。病情以咳喘发生后的 2～3 天为最重。咳喘发作时呼吸浅而快，常伴有呼气性喘鸣音即呼气时可听到像拉风箱一样的声音，以喘憋、三凹征和喘鸣为主要临床特点。典型的临床病史结合影像改变，可确立诊断。

六、慢性支气管炎

1. 临床特点　诊断标准：慢性进行性咳嗽、咳痰，每年至少 3 个月，连续 2 年以上。并除外全身性或肺部其他疾病。冬季发病较多。易发生急性呼吸道感染。

2. X 线表现　如下所述。

（1）两肺纹理普遍增粗、增多，呈粗细不均、排列不齐、交错紊乱的索条影，有时伴有支气管扩张的改变。

（2）轨道征：多见于右下肺心缘旁。在支气管走行部位可见到互相平行的线状阴影，为增厚的支气管壁，其间的透光带为支气管腔（图 4－35）。

（3）刀鞘状气管：是指气管胸段冠状径较小，矢状径增宽（气管横径与矢状径之比小于 2/3）。形如刀鞘状。发生机制是因用力咳嗽及呼吸，使气管内压力增加，在气管壁炎症的基础上而引起刀鞘状变形（图 4－36）。

（4）老年性慢性支气管炎的患者，常伴有弥漫性肺气肿。胸廓呈桶状，两肺透亮度增高，横膈面低平，呼吸运动幅度降低。心影狭长。

3. 鉴别诊断　临床病史结合典型线片诊断不难。

4. 临床评价　慢性支气管炎是常见的老年呼吸系统疾病，常伴发感染，并发肺大泡、肺气肿。X 线检查简便快捷，可监测病程发展，及时发现并发症。

七、肺梗死

1. 临床特点　由于血液循环障碍导致肺组织坏死，称肺梗死。临床症状主要表现为突发的呼吸困难和胸疼。有时可有咯血。

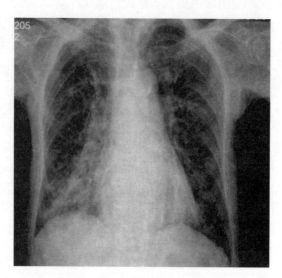

图 4 - 35　慢性支气管炎伴肺气肿

两肺纹理普遍增粗、增多，紊乱。右下肺心缘旁见支气管"轨道"征。两肺弥
漫性肺气肿（肋间隙增宽，两肺透亮度增高，横膈面低平，心影狭长）

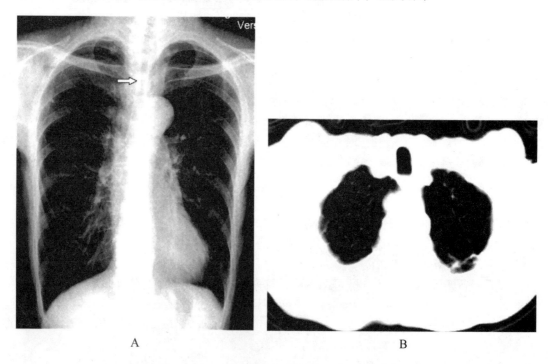

A　　　　　　　　　　　　　　　　　　　B

图 4 - 36　刀鞘状气管

A. 胸片示气管呈刀鞘状改变（箭头），两肺呈肺气肿改变；B. CT 肺窗示气管呈刀鞘状改变

2. X 线表现　如下所述。

（1）肺体积缩小和肺缺血：当肺叶或肺段动脉栓塞时，相应区域内肺血管纹理减少或消失，透亮度升高。

（2）肺缺血区见楔状实变阴影或锥状阴影，底部与胸膜相连，尖端指向肺门。

（3）肺梗死病灶吸收后，梗死部位残留条索状纤维化阴影，并引起胸膜皱缩、局限性胸膜增厚及粘连。

3. 鉴别诊断　本病的 X 线表现无特征。对于下肢静脉血栓的患者，临床表现起病急、咯血和剧烈胸痛。X 线平片有局限性肺纹理稀少或肺段阴影时应考虑到本病。

4. 临床评价 确诊可行 CTPA（图 4-37）或肺动脉造影检查。

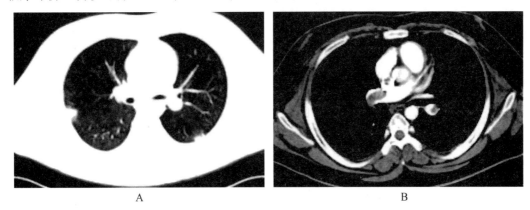

A   B

图 4-37 肺梗死

A. CT 肺窗示两下肺胸膜下楔形高密度影，底部与胸膜相连，尖端指向肺门；B. 同一患者对应
CTPA 示两动脉内低密度充盈缺损，为肺动脉栓塞

（胡 玲）

第四节 肺内阴影

一、支气管肺炎

1. 临床特点 又称为小叶肺炎。常见致病菌是肺炎链球菌、溶血性链球菌、葡萄球菌。支气管肺炎多见于婴幼儿、老年人及极度衰弱的患者。在临床上以发热为主要症状，可有咳嗽、呼吸困难、发绀及胸痛。病理上为小叶范围的实变，肺泡和细支气管内充满黏液脓性渗出物，含白细胞、吞噬细胞和纤维素。

2. X 线表现 如下所述。

（1）支气管炎和支气管周围炎引起肺纹理增强，边缘模糊。

（2）斑片状阴影病灶多位于两肺下野内带，肺叶后部病变较前部多，沿支气管分支分布（图 4-38）。

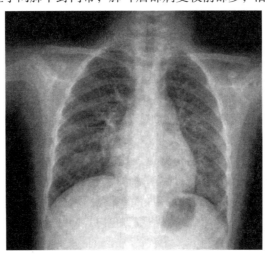

图 4-38 儿童支气管肺炎

两肺纹理增多，中、下肺野见沿支气管分布的斑片状致密影

（3）如遇黏液阻塞细支气管，则可并发为小三角形肺不张阴影，周围间杂以局限肺气肿影或肺大泡影。

（4）有时小片状阴影可在 2~3 天内演变为融合大片状密度不均匀阴影，呈假大叶性分布。经抗炎治疗病灶可在 1~2 周内吸收。

3. 鉴别诊断　各种病原菌均可引起支气管肺炎，仅根据影像表现，鉴别支气管肺炎的病原性质比较困难。

4. 临床评价　支气管肺炎患者常有发热症状，实验室检查白细胞计数升高明显，血沉正常。本病经抗感染治疗后做追踪复查，胸部病灶吸收往往较快，病程较短。治疗过程中及时复查 X 线胸片，以了解肺内病况变化，可与其相关疾病相鉴别。

二、浸润型肺结核

1. 临床特点　浸润型肺结核是继发性肺结核，多为已静止的肺内原发灶重新活动，偶为外源性再感染。临床症状有低热、乏力、盗汗，重者可有高热、咳嗽、咯血、胸痛及消瘦。血沉加快，痰检可检出抗酸杆菌。

2. X 线表现　如下所述。

（1）渗出性斑片状或云絮状边缘模糊的致密影，好发于两肺上叶尖、后段及下叶背段，由于以上部位氧分压较高所致。有时还可见引流支气管，也可出现空洞（图 4-39）。

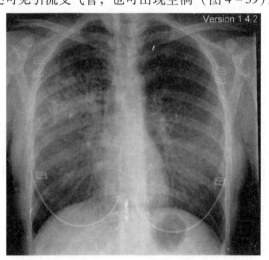

图 4-39　右肺浸润型肺结核
右上肺见云絮状模糊的致密影，其内似见小空洞

（2）干酪性肺炎，表现为肺段或肺叶实变，其中可见不规则透明区为急性空洞形成表现。

（3）可伴有同侧、对侧或两侧肺支气管性广泛播散，造成两肺广泛播散性渗出与干酪性病灶。

（4）经过抗结核治疗，渗出病灶能完全吸收或转变成纤维增殖病灶。

3. 鉴别诊断　浸润型肺结核类似支气管肺炎表现，因予以鉴别。

支气管肺炎好发于两肺下叶，浸润型肺结核好发于两肺上叶尖、后段及下叶背段，但往往合并空洞存在。对于肺部斑片状阴影诊断困难的，可予以非抗结核的抗菌药物治疗，如无明显好转，应考虑到浸润型肺结核的可能。确诊需痰中找到抗酸杆菌和痰培养阳性。

4. 临床评价　X 线对于浸润型肺结核无确诊价值。但可对确诊肺结核的抗结核治疗进行评价，监测病情的转归。病变好转愈合时，渗出性病灶可完全吸收，也可纤维组织增生使病灶收缩形成瘢痕。

三、肺水肿

1. 临床特点　病理是肺静脉压力增高，肺毛细血管通透性增高，引起肺间质至肺泡实质内充满液体。肺间质水肿，胸片上则表现为肺间质纹理模糊、粗糙，同时血流动力学逆转，血液分布改变而使上肺野纹理多于下肺野。心脏影可增大，可以发展成肺泡性水肿。

临床症状有极度气急、端坐呼吸，气管内有痰声、粉红血性泡沫痰、发绀，两肺听诊闻满布水泡性湿啰音。

2. X 线表现　如下所述。

（1）两肺散在分布腺泡结节状及小片状阴影，边缘模糊，常分布于两肺内中带。

（2）当融合时呈典型的蝶翼状阴影。水肿影亦有含气支气管影存在（图 4 - 40）。

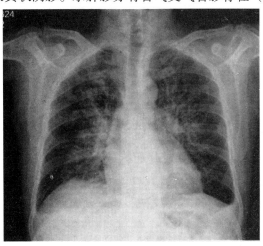

图 4 - 40　感染性心内膜炎

心力衰竭。双肺野透亮度减低，肺纹理增多、模糊。两侧肺门旁见蝶翼状阴影，左侧少量胸腔积液

（3）部分患者表现为单侧性肺水肿，系单侧肺毛细血管通透性改变、血流量增加所致。这一类小片状水肿可以类似肺炎表现，但单侧性水肿往往伴水肿间隔线（B 线）而且经过适当治疗，很快可以吸收，这两点可以同肺炎鉴别（图 4 - 41）。

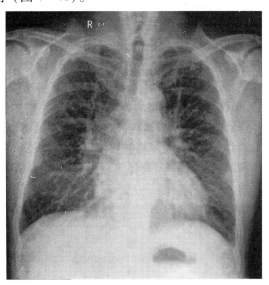

图 4 - 41　肺水肿

双侧肺门影增大。两肺野透亮度减低，肺纹理增多，模糊，两下肺见 Kerley B 线

3. 鉴别诊断　急性肺水肿的主要 X 线表现是肺泡实变阴影，与肺炎的影像相似。肺水肿与肺炎的鉴别应注意以下几点。

（1）肺水肿的阴影密度较均匀，有时如毛玻璃状。

（2）肺水肿有间质异常阴影，如肺纹理模糊，增粗，有间隔线阴影。

（3）肺水肿阴影动态变化快，几天或数小时内有显著增多或减少，而肺炎阴影明显变化一般在 2 周左右。

（4）肺水肿不具备肺炎的临床表现，缺乏急性炎症的发热和白细胞增多等特点。

（5）肺水肿的病因和临床表现对鉴别诊断也有重要的参考价值。

4. 临床评价　X线检查是诊断肺水肿的重要方法，可用于肺水肿的早期诊断和了解病变的动态变化。X线与临床表现相结合有助于肺水肿的病因判断及与其他疾病相鉴别。

四、支原体肺炎

1. 临床特点　本病由肺炎支原体经呼吸道感染，多发于冬春、夏秋之交。本病主要病理为肺段范围的肺间质炎症浸润，在细支气管及血管周围，有炎性淋巴细胞浸润，肺泡壁增厚，同时肺泡腔内亦有胶状渗出液填充，内含淋巴细胞、大单核细胞及红细胞。患者多系青壮年，症状多轻微，可有咳嗽、微热、头痛、胸闷或疲劳感，重症可有高热，体温可达39～40℃。血冷凝集试验在发病后2～3周比值较高。

2. X线表现　如下所述。

（1）病变早期可仅表现肺纹理增多，边缘模糊，呈网格状改变，提示间质性炎症。

（2）中、下肺野见密度较低斑片状或肺段阴影，为肺间质性炎症或肺泡炎表现。病灶阴影多在1～2周完全吸收（图4-42）。

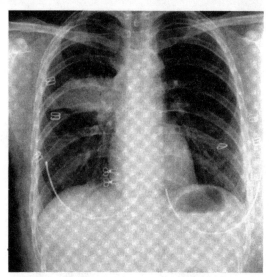

图4-42　支原体肺炎
右肺上叶见片状致密影，边界欠清，右肺门影模糊不清。右肺上叶部分不张

3. 鉴别诊断　如下所述。

（1）肺炎支原体肺炎的X线表现需与细菌性肺炎、病毒性肺炎及过敏性肺炎鉴别。冷凝试验对于肺炎支原体肺炎的诊断有价值。

（2）肺炎支原体肺炎在影像上与浸润型肺结核相似。肺炎支原体肺炎一般1～2周可以明显吸收，而浸润型肺结核经抗结核治疗，其影像有明显变小需要1个月以上。

4. 临床评价　支原体肺炎是肺炎支原体引起的急性呼吸道感染伴肺炎，过去称为"原发性非典型肺炎"的病原体中，肺炎支原体最为常见。可引起流行，约占各种肺炎的10%，严重的支原体肺炎也可导致死亡。其发病机制主要由于支原体穿过宿主呼吸道黏膜表面的黏液纤毛层，黏附于黏膜上皮细胞上，此黏附作用与肺炎支原体表面的P1蛋白的末端结构有关。当此黏附因子附着于呼吸道黏膜上皮细胞时，释放的有毒代谢产物可导致纤毛运动减弱，细胞损伤。感染肺炎支原体后，可引起体液免疫和细胞免疫反应。

X线多表现为单侧病变，大多数在下叶，有时仅为肺门阴影增重，多数呈不整齐云雾状肺浸润，从肺门向外延至肺野，尤以两肺下叶为常见，少数为大叶性实变影。可见肺不张。往往一处消散而他处有新的浸润发生。有时呈双侧弥漫网状或结节样浸润阴影或间质性肺炎表现，而不伴有肺段或肺叶实变。体征轻微而胸片阴影显著，是本病特征之一。

五、支气管肺癌

1. 临床特点 支气管肺癌是肺部最常见的恶性肿瘤。系原发于支气管黏膜和肺泡的恶性肿瘤，病因至今尚不完全清楚，一般认为与大气污染、吸入某些工业废气和工矿粉尘、放射性物质、长期吸烟等因素有密切关系。

2. X 线表现 如下所述。

（1）肺段型肺癌系发生于肺段支气管内的癌肿，好发于上叶的前段、后段，下叶背段或在中叶、舌叶的肺段。由于肺段支气管癌的阻塞，常引起肺段的阻塞性肺炎和肺不张，形成楔状致密影，易误诊为肺炎。但细致地观察，可见节段性炎症和不张阴影的根部常有密度较高的肿块影。

（2）肺叶支气管肺癌（中央型）的后期常形成一侧肺门肿块影，以及所属肺叶的不张、阻塞性炎症的大叶性致密影，右上叶支气管肺癌引起整个右上叶不张，其下缘（水平裂）的大部分向上凹陷，在靠近肺门处的下缘则向下隆凸（肺门肿块），构成典型的横 S 形弯曲（图 4 - 43）。中叶支气管肺癌的肺不张呈三角形阴影，其上、下缘常呈弧形隆凸改变。

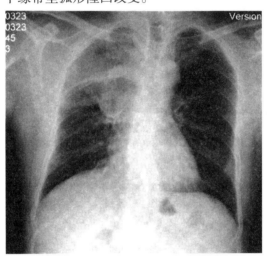

图 4 - 43 右肺中央型肺癌

右侧肺门见不规则肿块影，右上叶不张呈大片致密影。水平裂向上凹陷，肿块向下隆凸，形成横 S 征

3. 鉴别诊断 周围型支气管肺癌易与肺结核球混淆。肺结核球多见于年轻患者，病变常位于上叶尖、后段或下叶背段，一般增长不明显，病程较长，在 X 线片上块影密度不均匀，可见到稀疏透光区，常有钙化点，边缘光滑，分界清楚，肺内常另有散在性结核病灶。粟粒型肺结核的 X 线征象与弥漫型细支气管肺泡癌相似。

粟粒型肺结核常见于青年，发热、盗汗等全身毒性症状明显，抗结核药物治疗可改善症状，病灶逐渐吸收。肺门淋巴结结核在 X 线片上的肺门块影可能误诊为中央型肺癌。肺门淋巴结结核多见于青幼年，常有结核感染症状，很少有咯血，结核菌素试验常为阳性，抗结核药物治疗效果好。值得提出的是少数患者支气管肺癌可以与肺结核合并存在，由于临床上无特殊表现，X 线征象又易被忽视，临床医师常易满足于肺结核的诊断而忽略同时存在的癌肿病变，以致往往延误肺癌的早期诊断。因此，对于中年以上的肺结核患者，在肺结核病灶部位或其他肺野内呈现块状阴影，经抗结核药物治疗肺部病灶未见好转，块影反而增大或伴有肺段或肺叶不张，一侧肺门阴影增宽等情况时，都应引起结核与肺癌并存的高度怀疑，必须进一步做痰细胞学检查和支气管镜检查等。

早期肺癌产生的阻塞性肺炎易被误诊为支气管肺炎。支气管肺炎一般起病较急，发热、寒战等感染症状比较明显，经抗菌药物治疗后症状迅速消失，肺部病变也较快吸收。如炎症吸收缓慢或反复出现，应进一步深入检查。还需与肺脓肿相鉴别，肺癌中央部分坏死液化形成癌性空洞时，X线征象易与肺脓肿混淆。肺脓肿病例常有吸入性肺炎病史。急性期有明显的感染症状，痰量多，呈脓性，有臭味。X线片上空洞壁较薄，内壁光滑，有液平面，脓肿周围的肺组织或胸膜常有炎性病变。支气管造影时造影剂多可进入空洞，并常伴有支气管扩张。

支气管肺癌有时须与肺部良性肿瘤相鉴别。肺部良性肿瘤一般不呈现临床症状，生长缓慢，病程长。在X线片上显示接近圆形的块影，可有钙化点，轮廓整齐，边界清楚，多无分叶状。

肺部孤立性转移癌很难与原发性周围型肺癌相区别。鉴别诊断主要依靠详细病史和原发癌肿的症状和体征。肺转移性癌一般较少呈现呼吸道症状和痰血，痰细胞学检查不易找到癌细胞。

中央型肺癌有时可能与纵隔肿瘤混淆。诊断性人工气胸有助于明确肿瘤所在的部位。纵隔肿瘤较少出现咯血，痰细胞学检查未能找到癌细胞。支气管镜检查和支气管造影有助于鉴别诊断。纵隔淋巴瘤较多见于年轻患者，常为双侧性病变，可有发热等全身症状。

4. 临床评价　CT检查可提供更多信息，可以发现肿块及支气管管壁的情况（图4-44）。核素扫描、血清肺癌标志物测定（癌胚抗原、神经元特异性烯醇化酶）等检查有助于肿瘤组织类型的鉴别。另外，可做胸腔积液瘤细胞检查，淋巴结穿刺涂片或活检，以及纵隔镜检查等。确诊需穿刺活检或手术后病理检查。

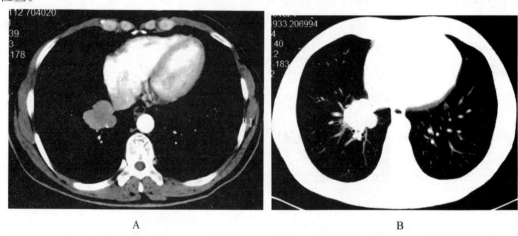

图4-44　周围型支气管肺癌

A. CT增强纵隔窗示右下肺内基底段分叶状软组织肿块影，病灶中度均匀性强化；B. 同一患者对应CT纵隔窗示右下肺内基底段分叶状软组织团块影，边界尚清

六、肺不张（肺叶、肺段）

1. 临床特点　形成肺叶（图4-45）、肺段的不张是由于支气管的完全阻塞所致。支气管阻塞的原因，大致可分为支气管腔内病变（如支气管肿瘤、支气管内膜结核所致肉芽组织或瘢痕，支气管异物、支气管结石、支气管腔内黏稠分泌物或凝血块等引起）；或为支气管腔外病变的压迫引起阻塞（如肺门淋巴结肿大、主动脉瘤、左心房扩大、心包积液等）。

2. X线表现　支气管完全阻塞后18～24小时，所属肺叶、肺段的肺泡腔气体，很快被吸收而引起肺组织的萎陷、容积缩小，形成密度增高的致密影，其范围相当于一个肺叶或肺段。由于肺不张的肺叶、肺段体积缩小，可使肋间隙变窄，心脏纵隔向病侧移位，吸气时移位更为明显，叶间裂亦移位（图4-45）。上叶不张肺门上移，下叶不张肺门下移，而中叶、舌叶不张并不影响肺门的位置，患侧的横膈可上升。在不张肺叶的邻近肺叶常产生代偿性肺气肿，局部肺纹理散开、稀疏。急性肺不张在阻塞原因消除后，患肺即可充气张开而恢复正常；慢性肺不张为时过久，可导致不可恢复性的肺纤维变，并发支气管扩张病变。

（1）右上叶不张：在右上肺野呈大片均匀性浓密阴影，其下缘（水平裂叶间线）向上移位呈凹弧线状，气管偏向病侧，肺门上移，右上肋间隙变窄。长期不张而显著缩小的右上叶，可形成三角形阴影，紧贴右上纵隔旁，其尖端指向肺门。右上叶不张时，右中、下肺呈代偿性气肿，血管纹理影分散稀疏。右上叶不张的常见原因为结核或肺癌。肺段不张形成的致密影范围较小，由于容积小，故并不影响气管肺门纵隔或横膈的位置。右上叶尖端不张，在右上纵隔旁形成三角状阴影，气管无移位。右上叶前段不张形成长方块影，其下缘向上凹陷。右上叶后段不张的阴影与前段不张相似，但位置偏向外侧，侧位片可明确前后段的位置所在。

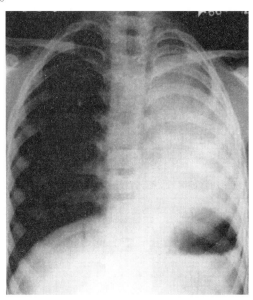

图 4 – 45　左肺不张
胸片示左肺野密度增高，体积缩小，纵隔左移，左膈抬高，右肺代偿性气肿

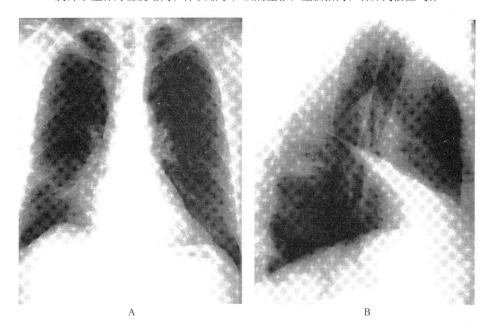

A　　　　　　　　　　　　　　　B

图 4 – 46　右肺中叶不张
A. 胸片示右下肺内带右心缘旁模糊密度影，似三角状，右心缘不清；B. 侧片示右肺中
叶区三角状密度增高影，右肺中叶体积缩小

（2）右中叶不张：在后前位胸片只见右心缘旁肺野有一片模糊增密影，右心缘模糊不清，不张中叶的上、下缘均无明显界线（图4 –46）。采用前弓位摄片，使不张中叶的长轴与X线平行，乃在右中、下肺可见一狭长的三角状致密影，尖端指向胸外围，上、下边缘锐利。侧位片更为清楚，狭长的三角状影与心影重叠，其尖端指向肺门。右中叶不张时，心脏纵隔均无移位。所谓"中叶综合征"，系指右中

叶慢性炎症并发不张与支气管扩张，形成机制是由于中叶支气管狭长而细，其周围有多个淋巴结包绕，炎症性或结核性淋巴结肿大，易压迫中叶支气管，引起阻塞性炎症、继发支气管扩张与不张。临床上患者有反复发热、咳嗽、咳脓痰、咯血等病史。

（3）右下叶不张：呈三角形阴影，位于心脏右缘旁，右肺门下移，右膈升高，心影向右侧偏移，透视下吸气期观察尤为明显；在侧位片上，可见不张下叶的楔状致密影位于胸部后下方，其前缘为后移的斜裂线，清晰可见。

右下叶背段不张。正位片上显示为肺门旁楔状影，与肺门影重叠，侧位片背段不张影与脊柱影重叠。下叶前底段及外底段不张呈宽带状致密影，正位片上在下肺野中带，侧位片上在下肺野的中部。下叶后底段不张，正位显示为右心膈角区致密影，侧位片上在下肺野后方，部分与胸椎影重叠。

（4）左上叶不张：在正位片上显示为左上、中肺野内侧有大片致密影，其下缘为一模糊斜行线，自左肺门伸向左肺外上方；在侧位片上显示左上叶缩小的致密影偏于前上方，其后缘为斜裂线，明显地前移，呈弧形凹陷（图4-47）。左上叶不张多由支气管肺癌引起。上叶尖后段不张可见左上肺内带有楔状致密影，将主动脉球影湮没。侧位片阴影位于上肺顶部，斜裂上缘前移。左舌叶段不张，在正位片上显示为左心缘旁淡薄阴影，在侧位片上可见一界线清楚的舌状影，位于胸部前下方，与心影重叠。

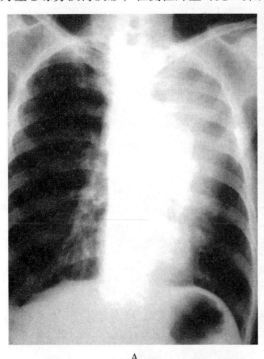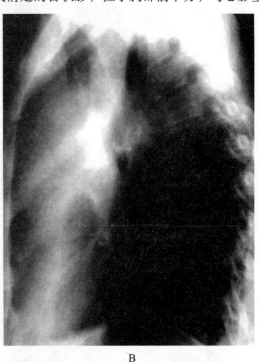

A   B

图4-47　左肺上叶不张

A. 正位胸片示左上、中肺野内侧有大片致密影，其下缘为一模糊斜行线，自左肺门伸向左肺外上方，心脏纵隔左移，左膈抬高，右肺及左肺下叶代偿气肿；B. 侧位胸片示左上叶缩小的致密影偏于前上方，其后缘为斜裂线，明显地前移，呈弧形凹陷，下肺代偿气肿

（5）左下叶不张的三角状阴影：在正位片上常被心影遮盖，故不易显示，而只见心影左移；须用斜位摄片或用高电压滤线器摄片始能显示（图4-48）。在侧位片上可见不张的下叶位于胸部后下方，部分与脊柱影重叠，斜裂线明显后移。

3. 鉴别诊断　肺不张主要是与相应肺叶的实变相鉴别，前者有肺叶体积的缩小，并且近端支气管有引起肺不张的病变原因；而后者一般没有肺叶体积的缩小，一般无近端支气管病变，病变区支气管是通畅的。

4. 临床评价　引起肺不张的原因是近端支气管由于本身或邻近病变累及而致的支气管变窄所导致的气道不通畅。常规X线胸片常常仅能显示引起支气管变窄的结果，即相应肺段、肺叶的不张，而真正引起支气管变窄的病变常不能显示，进一步支气管镜检查及 CT 检查是非常必要的，常能检出真正的病因。因此，当常规 X 线胸片发现有肺段、肺叶不张时，应建议进一步检查，找出引起肺不张的原因。

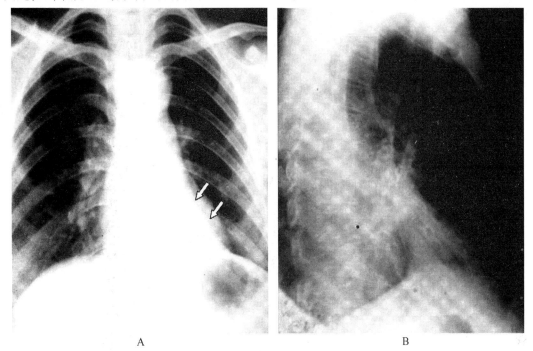

A　　　　　　　　　　　　　　　　　　　　B

图 4 - 48　左肺下叶不张

A. 正位胸片示被心影遮盖的三角状阴影，不易显示，心影略左移；B. 侧位胸片示不张的下叶位于
胸部后下方，部分与脊柱影重叠，斜裂线明显后移

七、大量胸腔积液

1. 临床特点　正常人胸腔内有 3 ~ 15ml 液体，在呼吸运动时起润滑作用。由于全身或局部病变破坏了滤过与吸收动态平衡，致使胸膜腔内液体形成过快或吸收过缓，临床产生胸腔积液。

2. X 线表现　如下所述。

（1）大量胸腔积液，使一侧整肺野呈广泛、高密度致密影，有时仅有肺尖透明。游离积液上缘由于胸腔负压和液体表面张力的作用而呈外高内低的弧形。

（2）患侧胸廓容积扩大，肋间隙明显增宽，横膈低位，气管及心脏、纵隔均向对侧移位（图 4 - 49）。

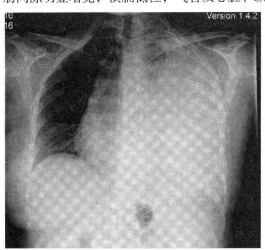

图 4 - 49　左侧大量胸腔积液

左肺野见大片致密影，其上缘呈外高内低弧形。气管、心脏及纵隔均向右侧移位

3. 鉴别诊断 引起胸腔积液的原因很多,当胸部影像检查发现胸腔积液时,应结合临床病史、实验室检查等结果,分析出导致胸腔积液的原因。

4. 临床评价 结核性胸膜炎产生渗出液;心肾疾病、充血性心力衰竭或血浆蛋白过低,可产生漏出液;恶性肿瘤引起的胸腔积液为血性或渗出性;外伤性胸腔积液为血液;胸腔内乳糜性积液为恶性肿瘤侵及胸导管及左锁骨下静脉所致。仅根据胸片表现不能鉴别胸腔积液性质。

（胡　玲）

第五节　胸膜病变

一、胸腔积液

1. 临床特点 胸腔积液的病因很多,结核性及其他细菌、病毒感染引起的胸水为渗出液,心力衰竭、肾病或肝硬化时的胸水为漏出液,胸部外伤或因肺、胸膜恶性肿瘤引起的胸水为血性渗液。肺梗死、结缔组织病等亦可产生胸水,急性胰腺炎或膈下脓肿均可产生反应性胸膜炎积液。胸腔积液的性质各有不同,但由积液所产生的均匀性致密影是一致的。两侧性胸腔积液常见于心力衰竭、肾炎、肝硬化、多发性浆膜炎或肿瘤转移等。

2. X线表现 如下所述。

（1）游离性胸腔积液:少量积液（200～300ml）时因重力关系,液体常积于胸膜腔最低处肋膈角（图4-50）,积液最高点未超过膈顶高度。侧位片后肋膈角变钝,呈一楔状致密影。中等量积液正位胸片可见下半肺野大片密度均匀的致密影,正常膈肌弧线影消失,但积液最高点未超过第2前肋下缘。其上缘呈一抛物线状,其外侧高于内侧,弧线由外上方倾斜向内下方,侧位胸片可见积液致密影上缘呈前后胸壁高而中央凹下的弧线。如胸腔积液同时伴有下叶肺不张或肿瘤,则正位片的上缘弧线成为内高外低的相反形态。大量积液使一侧肺野呈广泛大片状致密影,积液最高点超过第2前肋,肋间隙增宽,纵隔推向对侧,气管亦向健侧移位,患侧膈肌下降（图4-51）。如有一侧大量积液而纵隔无移位,须考虑同时有肺不张,或是由于纵隔固定之故。

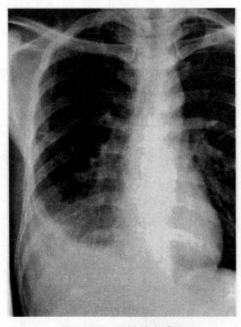

图4-50　结核性胸膜炎
右侧少量胸腔积液,右侧肋膈角变钝

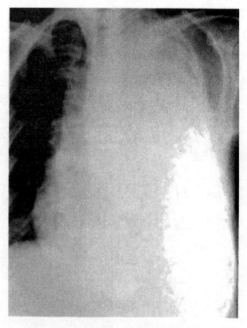

图4-51　左侧大量胸腔积液
左侧肺野完全呈大片状致密影,心脏纵隔
向对侧移位

（2）包裹性胸腔积液：包裹性胸腔积液多由胸膜部分粘连所致。包裹性积液位于侧胸壁时，正位片见有宽带形或半圆形局限性、均匀致密影，紧贴于侧胸壁缘，基底宽而向外呈扁丘状突向肺野，边缘清楚（图 4－52）。位于后胸壁的包裹性积液，在正位胸片呈大片状椭圆形均匀性致密影，密度中央浓而边缘淡，边界模糊不清，可误诊为肺炎；在侧位胸片显示为巨大半球状致密影，基底紧贴后胸壁。如积液腔与支气管相通则成为液气胸，见有气液平。位于纵隔胸膜腔的积液称为纵隔积液，常和其他部位的胸腔积液同时存在，积液可位于纵隔旁胸膜腔内，X 线正位片见一侧或两侧的纵隔影局限性的增宽，或三角形，边缘清楚或不清楚。右肺水平裂包裹性积液，正侧位胸片均见到平行的梭状影，边缘清楚，两端变尖，位于右肺中野。斜裂叶间积液在后前胸片，常形成中、下肺野边缘不清的大片致密影，类似肺内肿块，侧位胸片可见到两端变尖的椭圆形或梭形阴影，边缘清楚，阴影与斜裂方向一致，阴影尖端的两侧有增粗的叶间裂条状（图 4－53）。

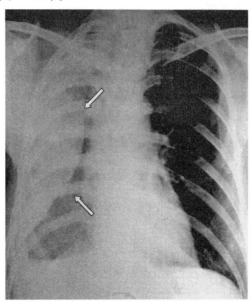

图 4－52　右侧胸壁包裹性胸腔积液
右侧胸壁基底宽而向外呈扁丘状致密影突向肺野，边缘清楚

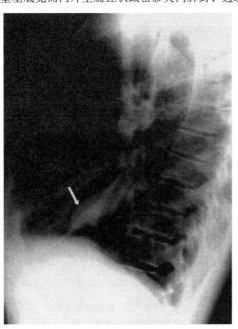

图 4－53　左侧斜裂包裹性积液
左侧位见两端变尖的梭形阴影，边缘清楚，阴影与斜裂方向一致

肺底积液可为游离性或包裹性的肺底胸腔积液，立位检查似膈肌升高，但细致观察，可见膈面最高点移至外 1/3（膈面正常最高点位于内 1/3），而膈面下肺纹理消失。

（3）脓胸（胸腔积脓）：可发生于肺脓肿的病例；亦见于手术外伤后支气管胸膜瘘的病人，结核性胸腔积脓（脓胸）少见。脓液可沉积于游离胸膜腔，X 线表现同胸腔积液。或由于胸腔内脓液稠厚，易引起胸膜粘连，形成包裹性脓胸，可位于胸壁或叶间裂，X 线征象如同包裹性积液所见。慢性脓胸胸膜极度增厚，并有钙化，经久不愈，结果可造成胸廓塌陷畸形，纵隔向病侧移位。脓胸可伴有支气管胸膜瘘或有胸壁瘘管，形成脓气胸时则见有液平面存在，脓气胸的腔壁明显增厚。

3. 鉴别诊断　胸腔积液虽然积液的性质不同，如渗出液、漏出液、积血、积脓等，但是具有相同的 X 线表现。渗出液所含蛋白 >30g/L，漏出液所含蛋白 <30g/L。胸腔积液的鉴别诊断需要将胸部 X 线表现、病人的病史和叩诊相结合。大量胸腔积液有时须与全肺不张鉴别。大量胸腔积液时，因占位效应，心脏及纵隔向对侧移位。全肺不张时，一侧肺萎陷，纵隔向同侧移位。

二、胸膜钙化

1. 临床特点　胸膜钙化常见于机化的渗出性胸膜炎、脓胸或血胸之后，亦可见于石棉肺病人（多为两侧性）。

2. X 线表现　局限性胸膜钙化，呈条状或带状密度均匀的致密影，位于肺野外带边缘，紧贴胸壁，或位于膈面，与之重叠。大片的胸膜钙化影又称为"胸膜斑"，范围较广，宽度一般超过 2~3cm，长度超过 4~5cm，多位于下胸部。它在胸膜增厚的背景下，显示大片的条状斑片状钙化影交织一起，宛似剪花纸形的阴影（图 4-54）。

3. 鉴别诊断　胸膜钙化的鉴别主要是机化的胸膜炎及石棉肺。

（1）机化的胸膜炎：多为一侧性，有结核性胸膜炎或脓胸、血胸病史，肺内常有结核愈合遗留的钙化及纤维化病灶。

（2）石棉肺：多为双侧性，且增厚和（或）钙化的胸膜分布也为多发性，还可合并胸腔积液。肺内病变轻微。石棉肺的胸膜斑最常见于膈肌的腱膜部分和侧胸壁（第 7~10 肋水平）。

4. 临床评价　结核性胸膜炎、血胸、脓胸等改变常见钙化伴胸膜增厚，或呈散在钙化斑块，多见于中、下肺野。钙化层与胸壁间见一增厚软组织密度层相隔，常单侧。石棉肺钙化多累及膈胸膜，此时了解病人的职业病史及胸部 HRCT 检查显得十分重要。

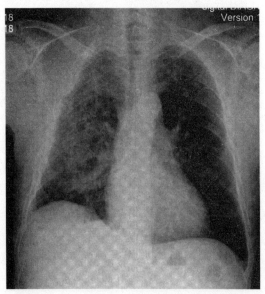

图 4-54　右侧胸膜炎

X 线正位见右侧胸廓缩小，右侧肋胸膜大片状钙化致密影，右侧膈肌上抬

（胡　玲）

第六节　纵隔病变

一、胸腺肿瘤

1.临床特点　正常胸腺位于前纵隔，2 岁前的婴儿可有胸腺生理性肥大，胸片可见上纵隔影增宽，边缘呈垂直线状，以右侧较大；胸腺影的下缘与心缘成一直角，形如舟帆，跨主动脉两侧。侧位片胸腺影位于前纵隔，紧贴胸骨后面；年龄增大时，胸腺逐渐退化，被脂肪组织替代，胸腺影就不再显示。胸腺肿瘤是前纵隔中较常见的肿瘤，发生位置较畸胎瘤略高。胸腺肿瘤可发生于任何年龄，但以 40～60 岁的成年人最多见，20 岁以下青少年少见。胸腺瘤常伴副肿瘤性综合征。这些综合征中最常见的是重症肌无力。在 40% 的胸腺瘤病人中，可发生重症肌无力（患重症肌无力的病人中，有 15% 病人合并有胸腺瘤，其余的有胸腺增生）。与胸腺瘤相关的还有许多其他的副肿瘤性综合征，另两个常见副肿瘤性综合征是红细胞发育不全及低丙球蛋白血症。库欣综合征常见于胸腺类癌的病人。胸腺源性肿瘤中，良性为腺瘤，恶性为上皮癌、淋巴上皮癌或淋巴肉瘤。根据肿瘤包膜是否受侵，胸腺瘤还可分为非侵袭性和侵袭性胸腺瘤。

像任何纵隔肿瘤一样，胸腺瘤的临床症状产生于对周围器官的压迫和肿瘤本身特有的症状－合并综合征。小的胸腺瘤多无临床主诉，也不易被发现。肿瘤生长到一定体积时，常有的症状是胸痛、胸闷、咳嗽及前胸部不适。胸痛的性质无特征性，程度不等，部位也不具体，一般讲比较轻。症状迁延时久，胸腺瘤常生长到相当大体积，有压迫无名静脉或上腔静脉梗阻综合征的表现。剧烈胸痛，短期内症状迅速加重，严重刺激性咳嗽，胸腔积液所致呼吸困难，心包积液引起心慌气短，周身关节骨骼疼痛，均提示恶性胸腺瘤或胸腺癌的可能。

2.X 线表现　胸腺瘤呈圆形或椭圆形阴影，位于前上、中纵隔大血管前方，可向下伸延（图 4－55）。侧位胸片可见胸骨后方半球状肿块影，边缘光整或呈分叶状（图 4－56）。5%～10% 的胸腺瘤可含钙化点，部分胸腺瘤可发生囊性变。

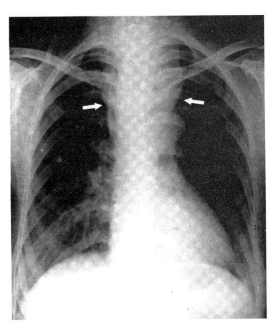

图 4－55　胸腺瘤

X 线正位将上纵隔影增宽，并向下延伸至主动脉弓下（箭头）

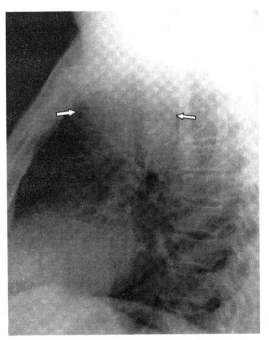

图 4－56　胸腺瘤

侧位片见肿块位于胸骨后前中纵隔（箭头）

3. 鉴别诊断 如下所述。

（1）先天性皮样囊肿及畸胎瘤：好发年龄为 20~40 岁。位置一般较低，位于前纵隔的中部或下部（主动脉弓下方）。特征性 X 线表现是囊壁钙化，并在肿瘤影内见有致密的牙齿及小骨块影。

（2）淋巴瘤：见本节淋巴瘤的鉴别诊断。

（3）胸骨后甲状腺肿：胸骨后甲状腺肿也常见于前纵隔，但位置较畸胎瘤和胸腺瘤高，且和颈部相连。X 线可见肿块呈分叶状，密度不均，且多见点状、片状钙化影。

4. 临床评价 胸腺瘤是最常见的纵隔肿瘤之一，是一组来源于不同胸腺上皮细胞，具有独特临床病理特点和伴有多种副肿瘤症状的疾病。胸腺是人体重要的免疫器官，起源于胚胎时期第 3（或第 4）鳃弓内胚层，系原始前肠上皮细胞衍生物，随胚胎生长发育而附入前纵隔。起源于胸腺上皮细胞或淋巴细胞的胸腺肿瘤最为常见，占胸腺肿瘤的 95%，重症肌无力多与其相关。病理学上胸腺瘤以占 80% 以上细胞成分为名称；分为上皮细胞型和上皮细胞淋巴细胞混合型。单纯从病理形态学上很难区分良性或恶性胸腺瘤，根据临床表现，手术时肉眼观察所见和病理形态特点，以侵袭性和非侵袭性胸腺瘤分类更为恰当。但习惯上常称为良性和恶性胸腺瘤。胸部 CT 是先进而敏感检查纵隔肿瘤的方法，它能准确地显示肿瘤的部位、大小、突向一侧还是双侧、肿瘤的

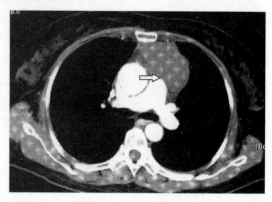

图 4－57 胸腺瘤

增强 CT 纵隔窗示前中纵隔团块状软组织密度占位，轻度强化，密度尚均匀，病灶与后方大血管接触面不光整、毛糙（箭头），为侵袭性胸腺瘤

边缘、有无周围浸润以及外科可切除性的判断，对于临床和普通的 X 线检查未能诊断的病例，胸部 CT 有其特殊的价值（图 4－57）。有时甲状腺和胸腺肿瘤在 X 线上难以区别，CT 能够更好地预测病变的起源。

二、淋巴瘤

1. 临床特点 淋巴瘤按其病理分为霍奇金病及非霍奇金病。胸内淋巴瘤以霍奇金病多见，约占 2/3。霍奇金病的发病年龄有两个高峰期，第 1 个出现在 20~30 岁，第 2 个出现在 60~80 岁。非霍奇金病主要发生在青少年，其次是老年人。纵隔淋巴瘤是全身性淋巴瘤的一部分，差别是病变的出现先后不同而已。病人全身性淋巴结肿大伴胸、腹部淋巴结肿大。胸内淋巴结肿大多位于中纵隔及肺门区域，前纵隔及隆突下淋巴结也可累及。病变以双侧性为主，少数为单侧性。肿大的淋巴结群多融合成团块。临床上有发热、消瘦、贫血，肝脾可大，并有明显纵隔压迫症状，如气管受压有刺激性咳嗽及喘鸣。上腔静脉受压或受侵时，可出现头颈部水肿，颈胸壁及臂可见到静脉怒张。纵隔内神经受压或受侵可出现声音嘶哑、霍纳综合征或膈肌麻痹等症状。

2. X 线表现 两侧上纵隔（右侧多于左侧）及两侧肺门区有巨大的肿大淋巴结影向两侧纵隔突出，边缘呈分叶状或波浪状（图 4－58）。肿大的淋巴结常相互融合成块，边界清楚，如侵及邻近胸膜肺组织，边缘可模糊。侧位片可见肿大的纵隔淋巴结巨块充满前上、中纵隔区域，此为淋巴瘤的特征（图 4－59）。气管可受压变窄向后移位。纵隔淋巴瘤也可沿肺门侵入肺内，形成肿块、小结节及放射状条索影，侵犯胸膜时可形成胸腔积液。淋巴瘤对放射治疗极为敏感，治疗后纵隔肿块影可明显缩小，甚至完全消失，临床症状亦迅速缓解。淋巴瘤须和肺门淋巴结结核或结节病鉴别，后者的淋巴结肿大一般较小，堆积的各个淋巴结可以辨认，不像淋巴瘤会融合成巨大团块。

3. 鉴别诊断 类似纵隔肿瘤的其他病变。

（1）结节病：常以双侧肺门、隆突和气管旁淋巴结增大为特征，且较对称，淋巴结也可融合成团块状，典型的 X 线征象是"土豆块"征，但一般仅从形态上很难与淋巴瘤鉴别。但此病临床症状轻微，并有自愈趋势。

（2）纵隔淋巴结结核：多以单侧肺门或纵隔淋巴结增大为主。增强 CT 检查的典型表现是环状强化或"鬼影样"强化。

（3）转移性肿瘤：其纵隔淋巴结肿大常以单侧肺门和（或）纵隔分布。这类病人绝大多数有原发恶性肿瘤病史，故一般很少会与淋巴瘤混淆。

（4）恶性胸腺瘤：好发于前纵隔，但淋巴瘤累及前纵隔淋巴结时，也需与之鉴别。

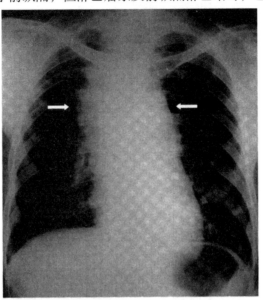

图 4 - 58　纵隔淋巴瘤
正位胸片见双侧上、中纵隔增宽，边缘突出（箭头）

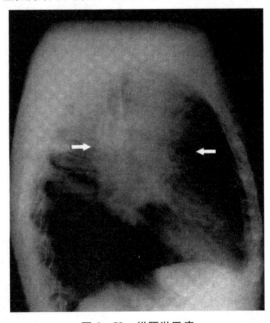

图 4 - 59　纵隔淋巴瘤
侧位片见巨大融合成团块的淋巴结占据胸骨后前中纵隔（箭头）

4. 临床评价　纵隔淋巴瘤单侧性淋巴结肿大者很少见。淋巴瘤对放射治疗极为敏感，治疗后纵隔肿块影可明显缩小，甚至完全消失，临床症状亦迅速缓解。霍奇金病接近 50% 的病人在初诊时表现为纵隔淋巴结肿大，晚期可能会合并肺转移和胸腔积液。非霍奇金病可能会发生肺间质性病变，而不会合并肺门淋巴结肿大。

（胡　玲）

第五章

骨骼与关节疾病的 X 线诊断

第一节　骨折

X 线诊断骨折主要根据骨折线和骨折断端移位或断段成角。骨折线为锐利而透明的骨裂缝。

一、骨折类型

（1）青枝骨折（图 5-1）。

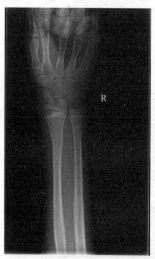
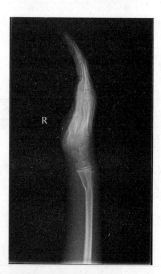

图 5-1　青枝骨折

（2）楔形骨折（图 5-2）。

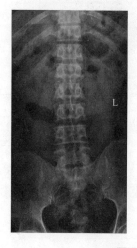
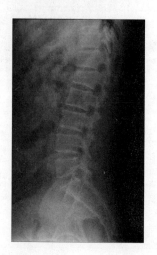

图 5-2　楔形骨折

（3）斜形骨折（图 5 – 3）。

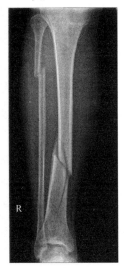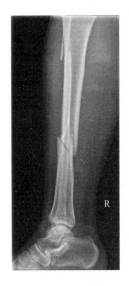

图 5 – 3　斜形骨折

（4）螺旋骨折（图 5 – 4）。

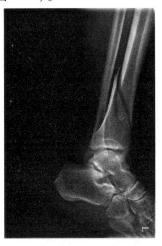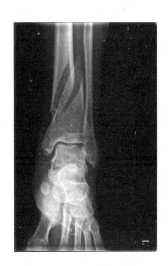

图 5 – 4　螺旋骨折

（5）粉碎骨折（图 5 – 5）。

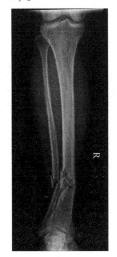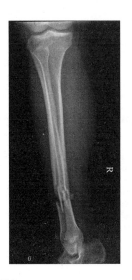

图 5 – 5　粉碎骨折

（6）压缩骨折（图5-6）。

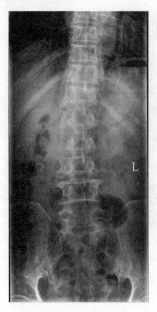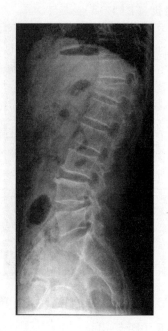

图5-6　压缩骨折

二、骨折移位

（1）成角（图5-7）。

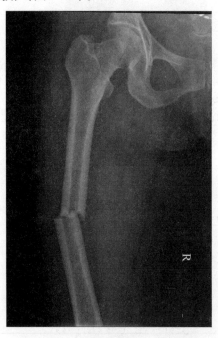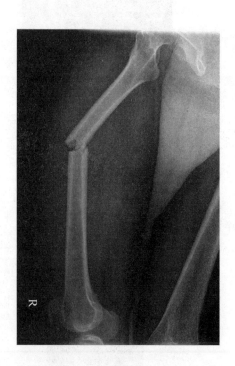

图5-7　成角

（2）横向移位（图5-8）。

（3）重叠移位（图5-9）。

（4）分离移位（图5-10）。

（5）旋转移位（图5-11）。

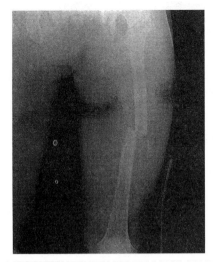
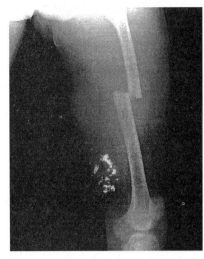

图 5 - 8　横向移位

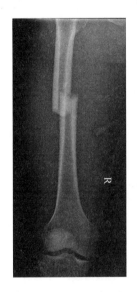
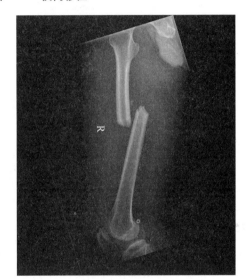

图 5 - 9　重叠移位

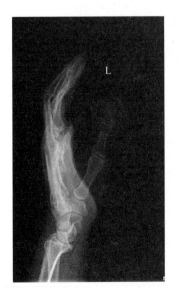
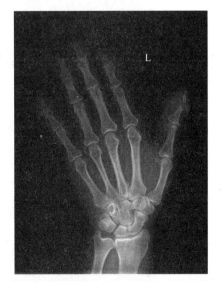

图 5 - 10　分离移位

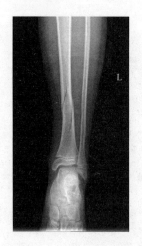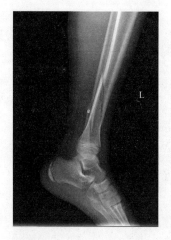

图 5 - 11　旋转移位

三、骨折愈合

骨性骨痂在骨折 2 ～ 3 周后形成。表现为断端外侧与骨干平行的梭形高密度影，即为外骨痂。同时可见骨折线模糊，主要为内骨痂、环形骨痂和腔内骨痂的密度增高所致。如骨折部位无外骨膜（如股骨颈关节囊内部分、手足的舟骨、月骨等）或骨膜受损而不能启动骨外膜成骨活动，则仅见骨折线变模糊。松质骨如椎体、骨盆骨等的骨折，也仅表现为骨折线变模糊。编织骨被成熟的板层骨所代替，X线表现为骨痂体积逐渐变小、致密，边缘清楚，骨折线消失，断端间有骨小梁通过。骨折愈合后塑形的结果与年龄有关，儿童最后可以看不到骨折的痕迹。

（宋　涛）

第二节　关节创伤

一、关节脱位

（1）肩关节脱位：根据肩关节损伤机制可分为前脱位和后脱位（图 5 - 12）。

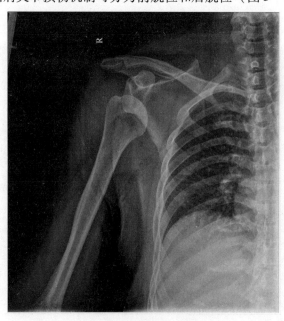

图 5 - 12　肩关节脱位

（2）肘关节脱位：常并发骨折，或伴有血管、神经损伤，以后方脱位多见（图5－13）。

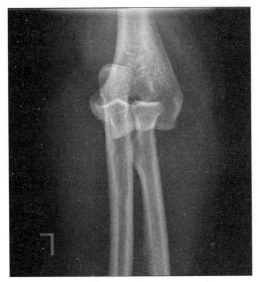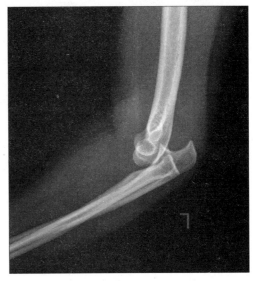

图5－13   肘关节脱位

（3）腕关节脱位：见图5－14。

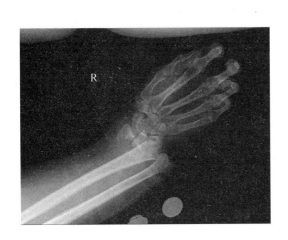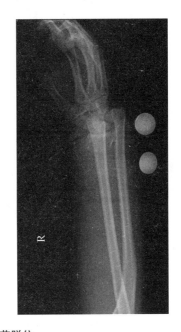

图5－14   腕关节脱位

1）月骨脱位：月关节间隙消失，侧位片上月骨脱出于掌侧。

2）月骨周围脱位：正位片头月重叠或关节间隙消失；侧位片见头状骨脱出月骨的关节面，向背侧移位。

（4）髋关节脱位：以后脱位多见，常伴有髋臼后上缘骨折。中心性脱位并发髋臼粉碎性骨折，股骨头突入盆腔。

二、关节创伤

（1）肩袖撕裂：肩关节囊与肩峰下三角肌滑液囊相通。

（2）肱骨外髁骨骺骨折：骨折线通过滑车部骺软骨，斜向外上方，达外髁干骺端。

（3）膝关节半月板的损伤（图5－15）。

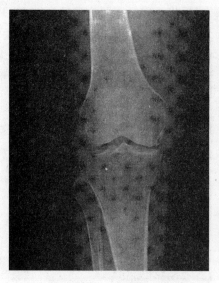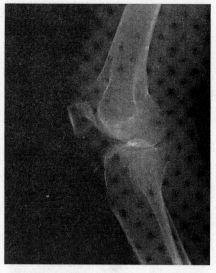

图 5 - 15　膝关节半月板的损伤

（宋　涛）

第三节　骨结核

一、骨骺及干骺端结核

（一）X 线诊断要点

分为中心型和边缘型。

1. 中心型　病变位于骨骺、干骺端内，早期表现为局限性骨质疏松，随后出现弥散的点状骨质吸收区，逐渐形成圆形、椭圆形或不规则破坏区。病灶边缘清晰，骨质破坏区内有时可见砂粒状死骨，密度不高，边缘模糊，而化脓性骨髓炎死骨较大，呈块状。破坏性常横跨内后线。

2. 边缘型　病灶多见于骺板愈合后的骺端，特别是长管状骨的骨突处。早期表现为局部骨质糜烂。病灶进展，可形成不规则的骨质破损，可伴有薄层硬化边缘，周围软组织肿胀。

（二）临床联系

本病好发于骨骺与干骺端，发病初期，邻近关节活动受限，酸痛不适，负重、活动后加重。

二、骨干结核

（一）X 线诊断要点

1. 长管骨结核　X 线表现呈大片状、单囊或多囊样改变。继而侵及皮质，骨外膜增生成骨使骨干增粗。有的呈膨胀性改变，使骨干呈梭状扩张。如脓液反复外溢，则形成多层新骨，形如葱皮。以后骨膜新生骨与骨干融合，使骨干增粗。

2. 短管骨结核　X 线早期表现仅见软组织肿胀。手指呈梭形增粗和局部骨质疏松。继而骨干内出现圆形、卵圆形骨破坏，或呈多房性并向外膨隆，大多位于骨中央，长径与骨干长轴一致。病灶内有时可见粗大而不整的残存骨嵴，但很少见有死骨。病灶边缘大。

（二）读片

图 5 - 16，右手中指近节指骨囊状膨胀性骨质密度破坏区，骨皮质变薄，周围呈梭形软组织肿胀。

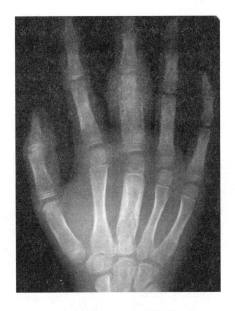

图 5 - 16　骨干结核

（三）临床联系

本病多见于 10 岁以下儿童。病变带为双侧多发，如发于近节指骨。可有肿胀等轻微症状，或无症状。

（宋　涛）

第四节　骨肿瘤

一、良性骨肿瘤

（一）骨瘤

X 线诊断要点：颅骨骨瘤为一附着于骨板的骨性突起，常呈扁平状，边缘光滑整齐。一般肿瘤生长愈快，其密度亦愈低，体积也愈大。根据其密度不同，可分致密型和疏松型。前者内部结构均匀致密，后者结构疏松。

读片：（图 5 - 17），骨瘤。下颌骨体部中间偏右（右下第 3 牙根下方）可见一类椭圆形高密度影，边界清楚。

临床联系：骨瘤好发于颅骨，其次为颌骨，多见于颅骨外板和鼻旁窦壁。骨瘤可在观察期内长期稳定不增大或缓慢增大。较小的骨瘤可无症状，较大者随部位不同可引起相应的压迫症状。

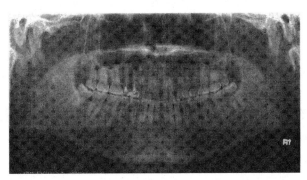

图 5 - 17　骨瘤

（二）骨软骨瘤

X线诊断要点：肿瘤为一附着于干骺端的骨性突起，边界清楚。与骨骼相连处，可呈蒂状或宽基底。瘤体内含有软骨组织时，显示有透亮区。肿瘤生长活跃者，其表面之致密钙化多呈菜花状，其中常可见多数环状钙化。停止生长者，表面则形成光滑的线样骨板。

读片：（图5-18），滑膜骨软骨瘤。女，58岁，左侧胫骨近端后方（相当于腘窝区）可见数个大小不等的类圆形密度增高影，位于滑膜腔内。

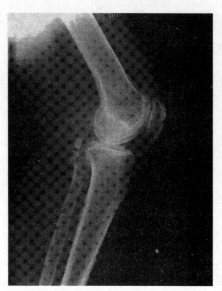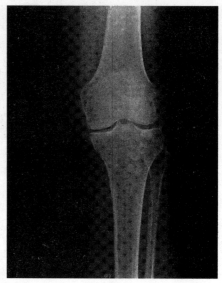

图5-18　滑膜骨软骨瘤

临床联系：骨软骨瘤是最常见的骨肿瘤，好发于10~30岁，男性居多，早期一般无症状，仅局部可扪及一硬结，肿瘤增大时可有轻度压痛和局部畸形，近关节活动障碍。

（三）软骨瘤

X线诊断要点：病变常开始于干骺部，随骨生长而生长。病变位于骨干者多为中心性生长为主，位于干骺端者以偏心性生长为主。内生性软骨瘤位于髓腔内，表现为边界清楚的类圆形骨质破坏区，多有硬化缘与正常骨质相隔。病变邻近的骨皮质变薄或偏心性膨出，其内缘因骨嵴而凹凸不平或呈多弧状。由于骨嵴的投影，骨破坏区可呈多房样改变。骨破坏区内可见小环形、点状或不规则钙化影，以中心部位多见。

读片：（图5-19），软骨瘤。右手第3掌骨中段可见囊状低密度影，边缘清楚，骨皮质膨胀变薄，周围未见骨膜反应。

临床联系：本病多发生于11~30岁男性，好发于手、足短管状骨，主要症状为轻微疼痛和压痛，表浅局部肿块，运动轻度受限。

（四）骨巨细胞瘤

X线诊断要点：肿瘤好发于干骺愈合后的骨端，多呈膨胀性多房状偏心性骨破坏。有的肿瘤膨胀明显，甚至将关节对侧的另一骨端包绕起来，形成皂泡状影像。随肿瘤的发展，其中心部的皂泡影逐渐消失，而边缘又出现新的皂泡影。

肿瘤向外生长，骨内膜不断破骨，骨外膜不断形成新骨，形成骨壳。肿瘤生长缓慢者，骨壳多较完整；生长活跃者骨壳呈虫蚀样破坏。

临床联系：本病多发于20~40岁，以膝关节所属的骨端最常见。临床症状与发病部位及生长速度有关。通常为间期性隐痛。较大肿瘤触之有乒乓球感。如肿瘤突然生长加速，疼痛增剧，则有恶变的可能。

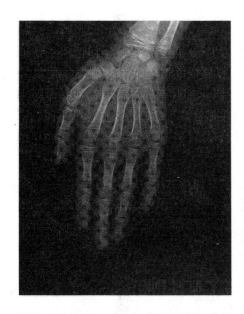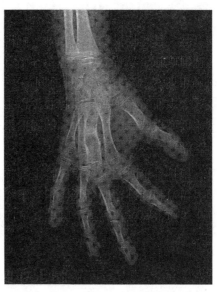

图 5-19　软骨瘤

（五）软骨母细胞瘤

X 线诊断要点：肿瘤多位于干骺愈合前的骨骺，病灶多为圆形或不规则形局限性骨破坏区，常为偏心型。病变可突破骨端进入关节，亦可向干骺端蔓延。病变边缘清楚，周围多有较厚的硬化缘。病变易突破骨皮质，在软组织内形成肿块。

临床联系：本病多见于青少年，男性居多，好发于四肢长骨，发病缓慢，一般症状轻微，主要为邻近关节不适、积液、局部疼痛、肿胀、活动受限。

（六）软骨黏液样纤维瘤

X 线诊断要点：为位于干骺端偏心性囊样膨胀性透亮区。病变内有骨嵴为多房型，呈蜂窝状改变，病变内无骨嵴为单房型，多为椭圆形或圆形的透亮区。前者常与骨长轴一致。后者多向横的方向膨胀，易突破骨皮质，侵入软组织。部分骨皮质中断后，残余的骨壳呈弧状改变，表现较为特殊。肿瘤近髓腔侧呈扇状增生硬化，外缘膨胀变薄呈波浪状改变，有时肿瘤膨胀较明显，可超越关节间隙，包埋关节。

临床联系：肿瘤多见于 30 岁以下，好发于长骨干骺端，尤以胫骨上段较多。临床症状可有轻度疼痛，常因触及肿块而就诊，或因外伤经 X 线检查而被发现。

（七）非骨化性纤维瘤

X 线诊断要点：肿瘤多位于长骨干骺端距邻近骨骺板 3~5cm 处，多呈偏心性，为局限于皮质内或皮质下单房或分叶状透明区，呈椭圆形或圆形，境界清楚，病灶长轴与骨干纵轴平行。病变周围常环以薄的或厚薄不均的凹凸不平的硬化带，骨皮质膨胀变薄，亦可增厚或出现骨皮质缺损，透明区内有不规则骨嵴间隔。无骨膜反应，软组织多无改变。

读片：（图 5-20），骨巨细胞瘤。胫骨近段外侧髁骨质破坏，骨皮质明显变薄，部分似不连续，周围未见骨膜反应。

临床联系：临床上多见于青少年，30 岁以上罕见。胫骨上端及股骨下端为好发部位。多为单发，病程缓慢，可有局部轻度疼痛。

（八）多发性骨髓瘤

X 线诊断要点：多发性穿凿状的溶骨性破坏，普通性骨质疏松。随病变发展，可出现大片状骨质溶解消失。不规则的骨质破坏伴有软组织肿块者，常为生长迅速的征象；边缘清楚锐利伴有分房状膨胀改变者，多为缓慢发展的病变。此外，病变局限于骨髓内，骨小梁破坏较轻，X 线片可无明显异常。

临床联系：本病多发于 50～60 岁，以男性较为多见，好发部位是颅骨、脊柱、骨盆、肋骨和四肢长骨。主要症状常为全身性普遍性疼痛，而以胸背部和腰骶部较明显。疼痛初为间歇性，后发展为持续性剧痛。可有多发性病理骨折，进行性贫血、发热、消瘦和易并发肺部感染。

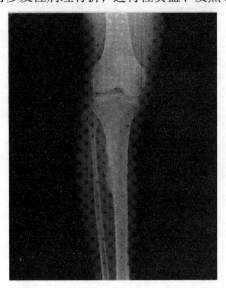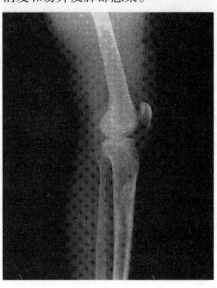

图 5－20　非骨化性纤维瘤

（九）骨样骨瘤

X 线诊断要点：主要表现为直径不超过 2cm 的透亮瘤巢和其周围的骨质硬化。在肿瘤发展过程中，瘤巢中心可出现钙化和骨化，与周围的硬化间隔以环形透亮区，此为本病的特征性表现。

临床联系：本病为良性成骨性肿瘤，多见于 30 岁以下青少年，以患部疼痛为重，夜间加重。疼痛可发生在 X 线征象出现之前，服用水杨酸类药物可缓解疼痛。

（十）骨母细胞瘤

X 线诊断要点：肿瘤大小在 2～10cm，主要为一囊样膨胀性密度减低区，其密度的改变，随肿瘤所含的成分而异。早期多显示为一密度较低的透亮区，以后随钙化或骨化的出现密度逐渐增高，可表现为弥漫性密度不均的增高，或呈散在性的斑块状钙化或骨化。

临床联系：本病绝大多数为良性，男性多于女性，局部疼痛不适为最常见的症状。服用水杨酸类药物无效。

二、原发性恶性骨肿瘤

（一）骨肉瘤

X 线诊断要点如下。

1. 瘤骨　是肿瘤细胞形成的骨组织，瘤骨的形态主要有以下几种。

（1）针状：多与骨皮质呈垂直状或放射状，大小不一，位于骨外软组织肿块内。

（2）棉絮状：密度较低，边缘模糊，分化较差。

（3）斑块状：密度较高，边界清，分化较好。

2. 骨质破坏　早期，骨皮质表现为筛孔状和虫蚀状骨质破坏；骨松质表现为斑片状骨质破坏。晚期，破坏区互相融合，形成大片状骨质缺损。

3. 骨膜增生　骨肉瘤可引起各种形态的骨膜新生骨和 codman 三角。

4. 软组织肿块　境界多不清楚，密度不均，可含有数量不等的瘤骨，肿块多呈圆形或半圆形。

读片：（图 5－21），骨肉瘤。男，20 岁。右侧股骨中远段膨胀性骨质破坏，骨质密度不均。

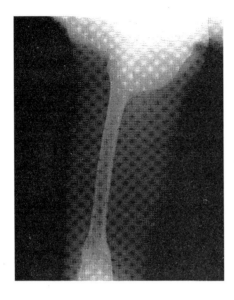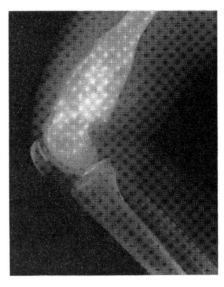

图 5 - 21　骨肉瘤

临床联系：本病为最常见的骨恶性肿瘤，多见于男性，好发年龄 11 ~ 20 岁，恶性程度高，进展快，易发生肺转移。疼痛、面部肿胀和运动障碍为三大症状。

（二）软骨肉瘤

X 线诊断要点：主要为骨质破坏、软组织肿块和肿瘤钙化。

1. 中心型　呈溶骨性破坏，边缘不清，邻近骨皮质可有不同程度的肿胀、变薄，骨皮质或骨性包壳可被破坏而形成大小不等的软组织肿块。骨破坏区和软组织肿块内可见数量不等、分布不均、疏密不一或密集成堆或稀疏散在的钙化影。钙化表现为密度不均、边缘清晰或模糊的环形、半环形或沙砾样。

2. 周围型　多由骨软骨瘤恶变而来，表现为软骨帽不规则增厚变大，边缘模糊，并形成不规则软组织肿块，其内出现不同形状的钙化影。

读片：（图 5 - 22），软骨肉瘤。男，68 岁，左侧尺骨远段可见局限性破坏区，边缘模糊不清，似有轻微膨胀及骨膜增生，局部软组织层次模糊，密度增高。

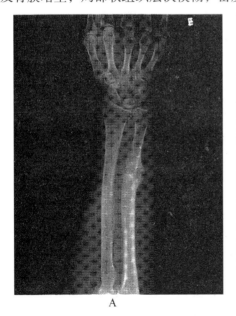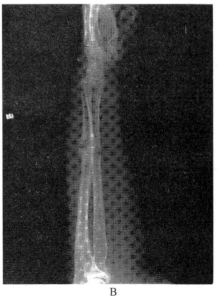

A　　　　　　　　　　　B

图 5 - 22　软骨肉瘤

A. 正位；B. 侧位

本病发病仅次于骨肉瘤，多见于男性，以股骨和胫骨最为常见，主要症状是疼痛和肿胀，并形成质地较坚硬的肿块。

（三）骨纤维肉瘤

X 线诊断要点如下。

1. 中央型　边缘模糊的溶骨性破坏，周围呈筛孔样改变，一般无骨膜反应，无反应性骨硬化。

2. 周围型　表现为股旁软组织肿块和邻近部位的骨皮质毛糙、压迫性缺损或虫蚀样破坏，亦可穿破皮质侵入骨髓腔。

本病多见于 20～40 岁男性，好发于四肢长骨干股后端或骨干，主要表现有局部疼痛和肿胀，可有病理性骨折。

（四）滑膜肉瘤

X 线诊断要点如下。

（1）关节附近或跨越关节软组织呈结节状或分叶状肿块，密度均匀，边缘光整，与周围软组织分界清楚。

（2）瘤内出现点状、条状、斑片状、弧状钙化。

（3）跨越关节侵犯数骨的骨质破坏，常为鼠咬状或囊状骨质破坏，病变区可有斑点状钙化。弥漫性迅速生长者，可有大片溶骨性破坏，表现为干骺端骨质破坏、消失。

（4）肿块附近可有骨膜反应，形态不一，可呈葱皮样、放射状或不规则状，但较少见。

本病高发年龄为 20～30 岁，好发于膝、肘部位，主要表现为肿块和疼痛。在 X 线平片上表现不典型者，动脉造影更有诊断价值。

（五）骨肉瘤

X 线诊断要点：根据 X 线上不同表现，可分为 4 型。

1. 硬化型　肿瘤呈圆形或类圆形，瘤体致密浓的，边缘清晰，可有短毛刺，瘤体大部分紧贴骨皮质，与骨皮质间有较小的缝隙，邻近骨皮质多不受侵，呈分叶状者，可见分叶透亮间隙。软组织被推移位。

2. 发团型　肿瘤呈圆形，大部致密瘤骨表现为顺向的梳发样，边缘呈不连续之壳状，基底部密度较高，形成较典型的发团状，此为肿瘤主体。其余瘤骨少而不规则，钙化较多，肿瘤与骨皮质关系较密切，可压迫侵及骨皮质，软组织被推压移位。

3. 骨块型　肿块呈长形或肾形，大小不一，边缘整齐清楚，孤立于骨皮质之外，纵轴与骨干纵轴平行，肿瘤与骨皮质间可有明显间隙，有的骨块有蒂与骨相连，其余部分完全不与骨相连。瘤内密度不均匀，可有钙化。

4. 混合型　为上述各型的混合表现，但均不典型。瘤骨、瘤软骨分布不均，围绕骨生长，骨皮质甚至骨髓腔均可受侵，瘤内可见不规则钙化，可有骨膜反应，软组织肿胀明显。

本病高发于 30～40 岁，好发于长骨干骺端，尤其骨干下端腘窝部。症状轻微，局部有无痛性、固定性肿块，质地硬。晚期可有疼痛。

（六）尤因肉瘤

X 线诊断要点：病变区有大小不一的斑片状骨质破坏，周围骨皮质呈虫蚀样破坏。骨膜反应可呈葱皮样，随肿瘤的发展，表现为断续不连或虫蚀状，在骨膜新生骨中断处，常出现细小放射状骨针。肿瘤突破骨皮质，境界不清的软组织内肿块。当骨膜新生骨被破坏时，可出现袖口征。

本病好发年龄为 5～15 岁，发生部位与年龄及红骨髓分布有关。全身症状类似骨感染，局部症状以疼痛为主，早期可发生转移，对放射治疗相当敏感为本病的特点之一。

（七）骨原发性网状细胞肉瘤

X 线诊断要点：病变起于骨干或干骺端，沿骨长轴呈广泛的斑片状溶骨性破坏，骨膜反应不明显，是本病发生于长骨的主要特点。此外，有的表现为临床病变范围广泛，而骨的破坏呈溶冰状改变，亦是本病的相对特点之一。早期在髓腔出现多数颗粒状或小片状溶骨区，边缘模糊。有的小破坏区间尚有残留骨小梁，则可有网格状表现。骨髓腔略膨胀，骨皮质变薄，以后破坏区逐渐融合扩大，严重者骨结构大部消失。肿瘤发展可沿髓腔呈匀称性蔓延，或向一侧发展较快。突破骨皮质后形成软组织肿块。一般无骨膜改变。

本病好发于中年人，早期为患处间歇性钝痛，晚期可有持续性剧痛，多伴软组织肿块。骨破坏广泛而症状较轻，邻近关节的肿瘤还可引起滑膜炎。

（八）骨髓瘤

X 线诊断要点：多发性穿凿状的溶骨性破坏，普遍性骨质疏松。随病变发展，可出现大片状骨质溶解消失。不规则的骨质破坏伴有软组织肿块者，常为生长迅速的征象；边缘清楚锐利伴有分房状膨胀改变者，多为缓慢发展的病变。此外，病变局限于骨髓内，骨小梁破坏较轻，X 线片可无明显异常。

本病多见于 40 岁男性，好发于富含红骨髓的部位，临床表现复杂，除骨骼系统表现外，还有泌尿系统、神经系统、血液系统表现。

（九）脊索瘤

X 线诊断要点如下。

1. 骶尾部脊索瘤　为肿瘤的最好发部位，表现为膨胀性溶骨性破坏，可有残存骨片及钙化，且常在骶骨前后形成软组织肿块。肿瘤与正常骨分界不清。

2. 颅底部脊索瘤　肿瘤常位于蝶枕软骨联合部，蝶鞍附近。除溶骨性骨质破坏外，可见钙化。

3. 脊柱部　常发生于上部颈椎，病变呈溶骨性膨胀性改变并向周围蔓延，形成椎旁软组织肿块（可有钙化），可有残存骨片和钙化。

本病多见于男性，可发生在任何年龄。病程长，主要症状为患部持续性隐痛。

三、转移性骨肿瘤

X 线诊断要点：骨转移 X 线表现为溶骨型、成骨型和混合型。

1. 溶骨型　最常见。长骨的转移瘤多在干骺端的骨松质，表现为单发或多发斑片状骨质破坏。随病变的发展融合扩大，形成大片状骨质破坏缺损，常并发病理骨折，无骨膜增生和软组织肿块。发生于扁骨者，多表现为大小不等的骨质破坏区，有融合倾向，或可见软组织肿块影。发生于脊柱者，见椎体广泛性破坏，椎间隙保持完整。椎弓根受侵。

2. 成骨型　多由生长缓慢的肿瘤引起。X 线表现为多发性边缘模糊的结节状或雪片状致密阴影。病灶扩大融合则成为大块状硬化灶。亦可刺激骨膜产生新生骨使病骨增厚，有时可有放射状骨针。

3. 混合型　兼有成骨和溶骨变化。

读片：（图5-23），转移性骨肿瘤。女，56 岁，于尺桡骨远端可见不规则囊状骨质减低区，尺骨茎突下方骨皮质不连续，周围软组织密度增高。

本病多见于中、老年人，男性为多。转移途径主要为血行转移，表现主要是疼痛，多为持续性，夜间加重。有时可出现肿块、病理骨折和压迫症状。

四、骨肿瘤样病变

（一）骨纤维异常增殖症

X 线诊断要点：X 线表现可分为 4 种改变，常数种并存，亦可单独存在。

1. 囊状膨胀改变　表现为囊状膨胀的透亮区，边缘硬化而清晰，皮质变薄。囊内可见散在的条索状骨纹或斑点状致密影。

2. 磨玻璃样改变　正常骨纹消失，髓腔闭塞而形如磨玻璃状，常并发于囊状膨胀性改变之中。常见于长管骨和肋骨。

3. 丝瓜瓤状改变　患骨膨胀增粗，皮质变薄甚至消失，骨小梁粗大而扭曲，颇似丝瓜瓤状。常见于肋骨、股骨和肱骨。

4. 虫蚀样改变　表现为单发或多发的溶骨性破坏，边缘锐利如虫蚀样，有时酷似溶骨性转移性破坏。

颅面骨的改变主要为外板和板障的骨质膨大、增厚和囊性改变，呈现磨玻璃样或骨硬化。

本病多见于 11~30 岁男性。病程较长，早期常无任何症状，发病越早其后症状越明显，可引起肢体的延长或缩短，持重骨可弯曲，出现跛行或疼痛。

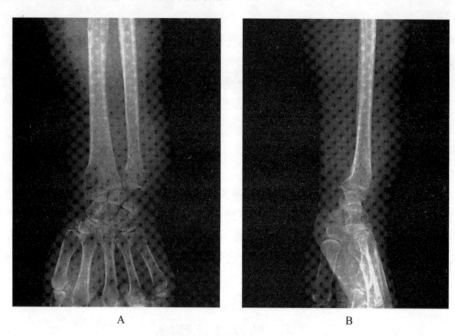

图 5-23　转移性骨肿瘤
A. 正位；B. 侧位

（二）畸形性骨炎（Paget 病）

X 线诊断要点：一般分为海绵、硬化和混合 3 型。海绵型以骨质吸收为主，硬化型以修复为主，混合型则吸收和修复并存。本症病变范围广，骨盆常呈三角形。有时在长骨的病变区，骨皮质上下有 V 形密度减低分界线，在颅骨表现为颅板增厚，边缘模糊如羊毛状或棉球样，其中可见多数密度增高或减低阴影。在椎体的病变，常显示椎体变扁加宽，有时密度增高，或在椎体边缘出现密度增深层，犹如方框状。

中老年人易患本病，发病缓慢，主要为骨增大、变形。发生在颅骨、膝、髋关节者可出现疼痛。

（三）骨囊肿

X 线诊断要点：囊肿多位于干骺端或骨干髓腔内，多为单发，呈圆形、卵圆形或柱状，单房型居多，为一界限分明、边缘光滑、呈中心性生长的透明区。囊肿向外膨胀生长，皮质变薄，外缘光滑并有菲薄的硬化边。囊肿内部透光度较强，囊内可见少许纤细的条状骨间隔，骨壁有多条骨嵴存在，形如多囊，称多房性骨囊肿。

本病最常见于 20 岁以下，好发于长管状骨，患者一般无明显症状，或仅有隐痛。多数有局部外伤史。

（四）动脉瘤样骨囊肿

X 线诊断要点：发生于长骨者，多偏心性生长于骨干和干骺端的一侧，骨膨大如气球状，其外覆盖以由骨膜形成的壳，囊内可见较粗的分隔或骨嵴，呈皂泡状。

本病病因不明，各年龄均可发病。临床症状轻，主要为局部肿胀疼痛，呈隐袭性发病。

（五）组织细胞增生症和类脂质代谢障碍

1. 骨嗜酸性肉芽肿　X 线诊断要点：脊椎可单个或多个受侵，椎体呈楔状或平板状变扁。颅骨骨质破坏可呈"地图样"外观，其内可有"纽扣状"死骨。病灶多发时，可同时累及髂骨、坐骨和耻骨，呈分房状膨胀性破坏，边缘有硬化带环绕，严重者可侵犯骶髂关节。坐骨和耻骨破坏常呈溶骨性，颇似骨转移瘤或结核。长骨破坏区位于骨髓腔，呈中心性单囊或多囊状膨胀性破坏，边缘清，常伴有层状骨膜反应。

本病好发于儿童及青年，大多发生于躯干、扁骨和长骨，其中以脊椎、颅骨最为好发。全身症状少，局部主要为疼痛、肿胀和肿块，可有病理性骨折。

2. 黄脂瘤病　X 线诊断要点：颅骨为最好发部位，其次为颌骨、髂骨和肋骨等。肺部改变主要有肺门增大，肺纹理增多、紊乱并夹杂小结节病灶。齿槽骨破坏可致牙齿歪斜或呈"悬浮"状。眼眶、蝶鞍及其他部位骨骼均可出现骨破坏区及软组织肿块。

本病多发生于 5 岁以下，男性多于女性，典型表现有颅骨缺损、尿崩症和突眼三大症状。

（李俊兰）

循环系统疾病的 CT 诊断

第一节　心脏及大血管损伤

一、心脏外伤

心脏外伤可分为钝挫伤和穿透性损伤两类。在钝挫伤中较常见的为心包损伤引起的出血或心包积液，多合并肋骨骨折、血气胸或肺挫伤。

（一）概述

（1）胸骨与胸椎压迫心脏使之破裂。

（2）直接或间接的胸膜腔内压突然增加而致心脏破裂。

（3）心脏挫伤、心肌软化坏死致心脏迟发性破裂；也有人认为心脏迟发性破裂是心内膜撕裂的结果。

（4）心肌梗死：冠状动脉损伤所致。

（5）枪击伤或刺伤直接损伤心脏。

（二）CT 表现

严重挫伤所致的心脏破裂，平扫可见高密度心包积血及胸腔积血。穿透性损伤中，被锐器刺伤的心脏可自行封闭导致心包填塞而无大量出血；如仅刺伤心包，可引起心包积气和（或）出血，而 CT 表现为心包积气或液气心包。

二、胸主动脉及大血管损伤

（一）概述

其病因多见于交通事故突然减速、胸部受方向盘的撞击或被抛出车外的人，以及高空坠落者。损伤机理包括血管的剪切力和断骨片的直接作用。主动脉峡部是剪切伤所致撕裂的最好发部位，约占 85%。当发生第一肋骨、锁骨骨折时，可损伤锁骨下动脉、无名动脉及颈总动脉。

（二）CT 表现

平扫可见等密度或稍高密度的圆形、椭圆形影，但难以区分是假性动脉瘤或纵隔血肿。增强扫描可表现为以下一个或多个征象。①假性动脉瘤：位于主动脉弓旁、破口小者瘤体强化明显迟于主动脉并排空延迟即"晚进晚出征"；破口大者这种时间差不著。②主动脉夹层分离。③血管边缘不规则，壁厚薄不均。④主动脉周围血肿：常见，无强化，紧贴主动脉者高度提示主动脉撕裂；远离者多为小血管破裂。⑤其他：如气管、食管推挤移位，胸骨、胸椎及第 1~3 肋骨骨折等，均提示有胸主动脉及大的分支损伤可能。

目前，各种影像难以鉴别主动脉内膜轻微损伤与主动脉粥样硬化。

（李俊兰）

第二节　冠心病

冠状动脉粥样硬化性心脏病（coronary atherosclerotic heart disease，CAD）简称冠心病（coronary heart disease），是指冠状动脉粥样硬化所致管腔狭窄导致心肌缺血而引起的心脏病变。动脉粥样硬化的发生与年龄、性别有关，实质上发生在青少年，临床表现常在中年以后，随着年龄的增长而增多，男性多于女性，冠心病包括心绞痛、心律失常、心肌梗死、心力衰竭、心室颤动和心脏骤停（猝死）。动脉粥样硬化的病理变化主要累及体循环系统的大型肌弹力型动脉（如主动脉）和中型肌弹力型动脉（以冠状动脉和脑动脉罹患最多）内膜，以动脉内膜斑块形成、动脉壁增厚、胶原纤维增多、管壁弹性降低和钙化为特征。由于动脉内膜积聚的脂质外观呈黄色粥样，故称之为动脉粥样硬化。

冠心病是一种严重威胁人类健康和生命的常见病，在欧美等发达国家，其死亡率已超过所有癌症死亡率的总和，成为第一位致死病因。在我国其发病率日益增加，早期诊断和治疗具有十分重要的意义。冠脉造影一直被认为是诊断冠状动脉疾病的"金标准"，但由于这项技术是有一定危险性的有创检查，不仅检查费用较高且有可能引起死亡（0.15%）及并发症（1.5%），所以在临床应用上仍有一定的限度。多层螺旋CT尤其是64层和更多层面的螺旋CT采用多排探测器和锥形扫描线束，时间分辨率和空间分辨率明显提高，结合心电门控图像重组算法，使其成为无创性冠脉病变的新的影像学检查方法，在显示冠脉狭窄，鉴别斑块性质、冠脉扩张和动脉瘤、冠脉夹层、冠脉变异和畸形，了解冠脉支架术和搭桥术后情况及测定冠脉钙化积分等方面的价值较高，可作为冠脉造影的筛查并可望部分取代之。

一、冠状动脉钙化

冠状动脉钙化（coronary artery calcium，CAC）是冠状动脉粥样硬化的标志，而后者是冠状动脉疾病的病理生理基础。准确识别和精确定量CAC对评估冠状动脉粥样硬化的病变程度和范围十分有效，在计算钙化积分方面，因MSCT较EBCT层厚更薄，部分容积效应更小；其信噪比也较EBCT高，可更精确地发现更小和更低密度的钙化灶。

欧美国家钙化积分为五级：①无钙化（0分）：CAD的危险性极低，未来数年发生冠脉事件的可能性小。②微小钙化（1~10分）：极少斑块，CAD可能性非常小。③轻度钙化（11~100分）：轻度斑块、极轻度的冠脉狭窄，CAD危险性中等。④中度钙化（101~399分）：中度斑块、中度非阻塞性CAD可能性极大，CAD危险性高。⑤广泛钙化（>400分）：广泛斑块、明显的冠脉狭窄，CAD危险性极高。

与冠脉钙化的相关因素如下：

（1）冠脉钙化积分与冠脉狭窄程度及狭窄支数呈正相关，钙化积分越高，则冠脉狭窄的发生率也越高（图6-1，图6-2）。

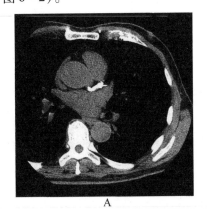
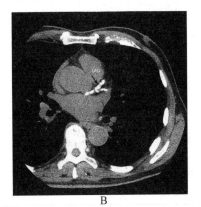

A　　　　　　　　　　　　　　B

图6-1　左主干、前降支和旋支钙化

A、B. 左主干、前降支和旋支均见明显钙化（↑），容积算法为1 033分

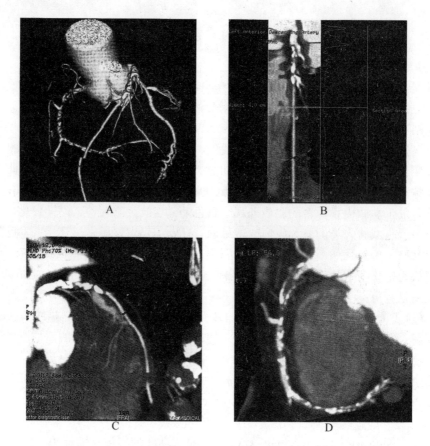

图6-2 多支钙化

A. VR 像上左主干、前降支近段、旋支开口附近及右冠脉多发钙化；B. 血管拉直像示左主干、前降支和旋支钙化；C、D. MIP 示左主干、前降支及右冠脉呈典型串珠样广泛钙化，以后者为著

（2）但有时部分患者虽钙化积分很高，由于代偿性的血管重构，可无明显的冠脉狭窄。

（3）年轻患者可因冠脉痉挛、斑块破裂引起冠脉事件，但无冠脉钙化出现。

（4）年龄越大，则钙化评分的敏感性越高，特异性越低。年龄越低，敏感性越低，特异性越高。

（5）当多根血管出现钙化临床意义更大。

（6）在评价冠脉钙化积分曲线图时，对超过年龄和性别所对应的75%危险性时，更具有临床意义（图6-3）。

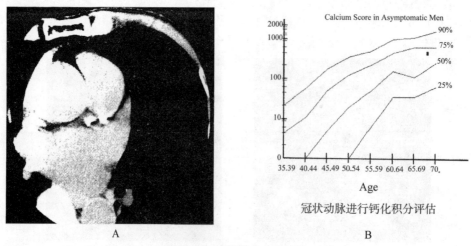

图6-3 钙化积分曲线评估

A. 男，68岁，前降支钙化积分 >100 分；B. 在 65～69 岁年龄组根据钙化积分其发生冠心病的概率超过70%，属于高危状态

（7）发生冠脉事件的患者钙化积分增长率为 35%，并明显高于未发生冠脉事件的 22%。

（8）调脂疗法后的患者钙化增长率可明显降低。

二、粥样硬化斑块

除 MSCT 外，目前对斑块成分的评价有血管内视镜、血管内超声和 MRI，前两者均为有创检查，后者虽对斑块成分的评价准确性更高，但其显示冠脉分支的数目较 MSCT 少。

（1）MSCTA 最大的优势是可直接、清晰显示冠脉粥样硬化斑块，表现为引起冠脉狭窄的血管壁上的充盈缺损（图 6-4）。

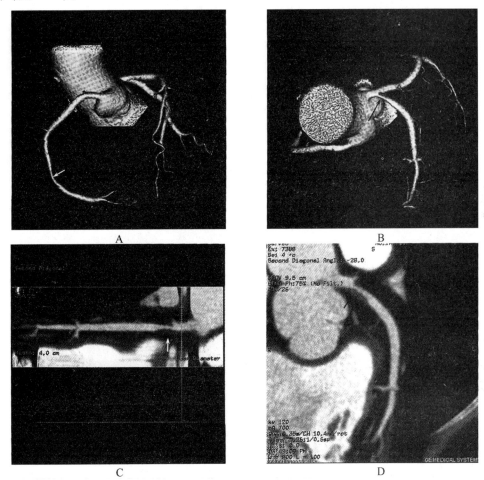

图 6-4   前降支斑块

A、B. 冠脉树提取像见右冠脉中段（↑）和前降支开口处（长↑）管腔明显狭窄；C、D. 血管拉直和 CPR 像均见前降支斑块所致的充盈缺损（↑）

（2）可对冠脉斑块成分做定性和定量分析，其不仅能发现小斑块，还可根据 CT 值来区分脂质、纤维和钙化斑块（CT 值，脂质斑块：<50Hu；纤维斑块：70～100Hu；钙化斑块：>130Hu）。

（3）尤其对富含脂质的易破裂的脂质斑块 CT 值具有特征性。

（4）斑块的 CT 值越低，斑块就越不稳定，越易发生冠脉事件。早期易破碎的斑块的检出对于避免急性冠脉事件的发生至关重要。

（5）脂质和纤维斑块所测的 CT 值常表现为高于实际密度，主要是考虑部分容积效应的影响，因为斑块体积常较小，血管腔内又充满高浓度的对比剂；另外脂质斑块还含有其他高于脂质密度的成分。

三、冠脉狭窄

是冠状动脉粥样硬化病理改变中最常见并具特征性的表现。MSCTA 不仅可清晰显示冠脉管腔的狭窄，并能准确判断管腔狭窄的形态、程度和范围。

（一）对冠脉狭窄敏感性和特异性的评价

对于直径≥1.5mm 的冠状动脉节段，MSCTA 检测冠脉狭窄（＞50%）的敏感度为82%～93%，特异度为95%～97%，阳性预测值为71%～82%，阴性预测值为95%～98%，这些数据表明 MSCTA 显示冠脉狭窄的准确性临床意义大。

（二）对冠脉狭窄的测量及分级

目测法是目前常用的判断冠脉狭窄的方法，它是以狭窄近心端和远心端相邻的正常血管直径为100%，狭窄处血管减少的百分数为狭窄程度。

冠脉狭窄计算公式为：血管狭窄程度＝（狭窄近心端正常血管直径－狭窄直径）/狭窄远心端正常直径×100%。若血管直径减少4/10 称之为40%的狭窄，根据冠脉直径减少的百分数可计算出其面积减少的百分数（利用圆面积计算公式 πr^2），狭窄直径减少50%相当于面积减少75%。

冠脉狭窄依其程度分为4级。Ⅰ级：狭窄＜25%；Ⅱ级：狭窄为25%～50%；Ⅲ级：狭窄为51%～75%；Ⅳ级：狭窄＞76%以上或闭塞。

（1）冠脉狭窄程度≥50%（面积减少≥75%）时，运动可诱发心肌缺血，故将此称为有临床意义的病变。

（2）虽然＜50%的冠脉狭窄在血流动力学上可无显著意义，但当粥样斑块发生破裂或糜烂而继发血栓形成可演变为急性冠脉综合征（包括不稳定型心绞痛、无 ST 段抬高的心肌梗死和 ST 段抬高的心肌梗死）从而导致冠脉完全或不完全闭塞，并出现一组临床综合征。

（3）当狭窄程度达80%以上时，在静息状态冠脉血流量就已经减少。

（三）对冠脉狭窄的形态评价

由于血流动力学的作用，冠脉粥样硬化多见于左前降支、左回旋支和右冠状动脉及其较粗大的分支血管，发生的部位常见血管开口、分叉和弯曲处，血管狭窄的形态表现各异。

（1）向心性狭窄：指粥样硬化斑块以冠脉管腔中心线为中心均匀地向内缩窄。

（2）偏心性狭窄：指斑块向血管腔中心线不均匀缩窄或从中心线一侧缩窄。本型临床多见，在某一体位对其观察可能被漏诊或低估其狭窄程度，因此要多体位观察，在判断其狭窄程度时应以多个体位上的狭窄程度平均值计算（图6-5）。

（3）不规则性狭窄：指管腔狭窄程度＜25%的不规则弥漫性狭窄。

（4）管壁增厚性狭窄。

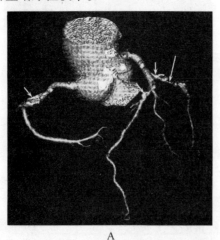 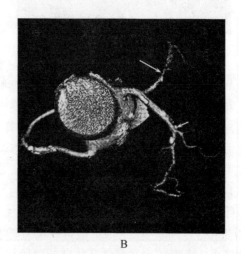

A   B

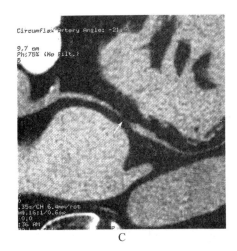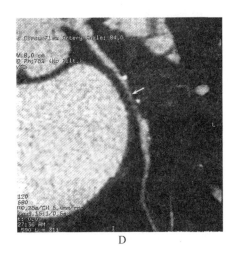

图 6-5　偏心性狭窄

A、B. 右冠脉、前降支及旋支示有多发散在钙化（↑），旋支明显狭窄（长↑）；C、D. 旋支呈典型偏心性狭窄（↑）

（5）冠脉完全闭塞：①闭塞部位的血管未强化，其远侧的血管强化程度主要取决于侧支循环的建立情况。因冠脉侧支循环较丰富，故闭塞部位远侧的血管常能明显强化，据此可测出血管闭塞的长度。②当闭塞段仅为数毫米较短时，因其两侧管腔内含对比剂使其类似于重度狭窄的表现。③闭塞端形态：鼠尾样逐渐变细多为病变进展缓慢所致（图 6-6）；"截断"现象常为斑块破裂急性血栓形成而引起。

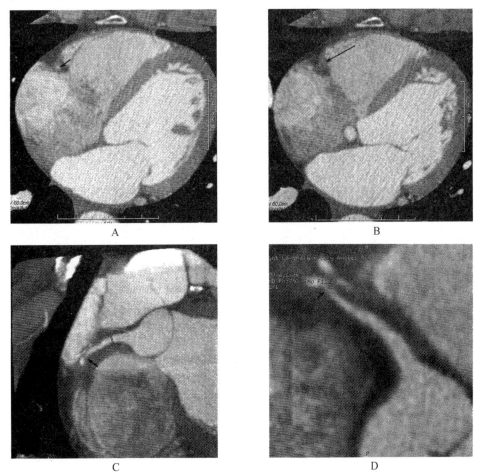

图 6-6　冠脉鼠尾样闭塞

A、B. 轴位像血管显示正常（↑）和狭窄闭塞（长↑）；C、D. MIP 和 CPR 示右冠状动脉中段呈典型"鼠尾"样闭塞（↑）

对冠脉狭窄范围的评价如下。

1）局限性狭窄：狭窄长度 <10mm，此型最常见。

2）管状狭窄：长度在 10~20mm，发生率仅次于前者。

3）弥漫性狭窄：指狭窄长度 >20mm，常伴有明显钙化，对血流动力学影响明显，多见于高龄和/或合并糖尿病的患者。

4）精确测量冠脉狭窄长度对选择介入治疗的方案至关重要。

（四）对冠脉管壁粥样硬化的评价

（1）正常冠脉管壁在 MSCTA 上多不显示或呈窄环状。

（2）斑块形成见管壁增厚隆起致相应管腔狭窄，常伴有钙化。

（3）斑块溃疡形成呈表面凹凸状。

（4）严重粥样硬化表现为管壁多发团块状或串珠样钙化，由于血管重构常不引起管腔明显狭窄。

四、冠脉扩张和动脉瘤

（1）冠脉局限性扩张部位的直径≥7mm 或超过邻近血管直径平均值1.5 倍称为动脉瘤（图6-7）。若为弥漫性扩张则称为冠脉扩张。

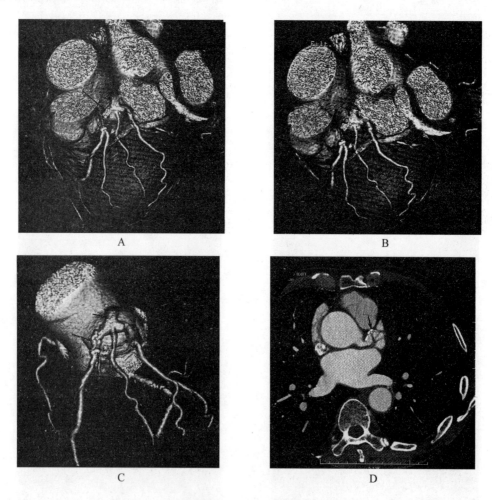

图6-7 冠状动脉瘤

A~D. 左主干（↑）、前降支（长↑）和旋支开口处管腔明显扩张，呈典型动脉瘤表现

（2）动脉瘤呈囊状、梭形或不规则形，可见钙化，血栓少见。

（3）冠脉扩张可伴有或不伴有狭窄，前者呈串珠样特征性改变。

五、冠脉变异和畸形

（一）对冠脉异位起源的评价

（1）冠脉正常情况以直角起源于相应主动脉窦的中部，起源异常指冠脉开口于其他部位，并常与根窦部呈锐角或切线位，多并发分布异常。

（2）MSCTA 多方位、多角度观察图像，可清楚显示冠脉开口和分布异常，诊断价值高，对预防因冠脉变异而造成的猝死临床意义大（图6－8）。

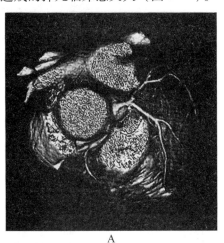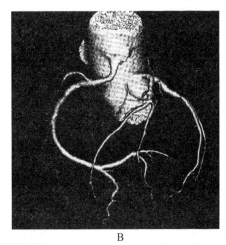

图6－8　冠脉异位起源

A、B. 右冠状动脉自主动脉窦上方发出

（二）冠脉瘘

指冠状动脉主干及其分支直接与右心腔、肺动脉、冠状静脉窦等异常交通。

（1）MSCTA 清楚显示冠状动脉异常迂曲延长和增粗。

（2）患处冠脉呈均匀性或局限性扩张，后者表现为梭形或囊状动脉瘤样改变，远端变细，与心腔或血管异常交通。

（3）本病须与主动脉心腔隧道鉴别，后者起自主动脉窦上方，而冠脉的起源、分布和管径均正常。

六、冠脉内支架

在血管短轴位上正常支架表现为环形，长轴位则呈平行轨道状或弹簧圈状（图6－9）。

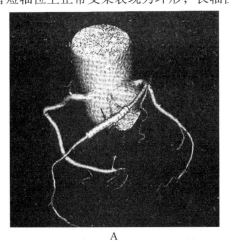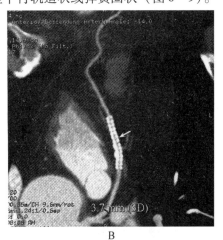

图6－9　正常支架形态

A、B. 冠脉树提取和 CPR 显示的正常支架（↑）及远端充盈良好的血管

（1）支架术后约20%发生再狭窄，部分患者在充满对比剂的高密度支架腔内，见血管内膜过度增生形成的局限性或弥漫性软组织充盈缺损。

（2）支架变形、扭转，远端血管明显变细或呈断续状显影常表明有严重的支架内再狭窄。

（3）支架腔内无对比剂充盈或支架近端管腔充盈而远端管腔未充盈则提示支架管腔完全闭塞（图6-10）。

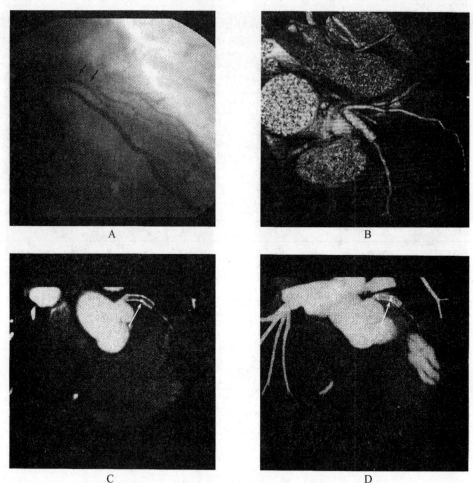

图 6 - 10　支架闭塞

A～D. DSA 显示前降支支架内完全闭塞（↑），VR、MPR 及 MIP 图像清晰显示支架腔内中、低密度填充、闭塞（长↑）

七、冠脉桥血管

1. 桥血管开通　当桥血管腔内的密度与同层面的升主动脉相仿表明桥血管开通。

2. 桥血管狭窄　MSCTA 能准确评价桥血管有无狭窄，评价桥血管狭窄的程度以狭窄两端相对正常的桥血管直径为基准。

3. 桥血管闭塞　桥血管未显影或近端吻合口呈残根样显影，其远端未显影。

八、心肌缺血、心肌梗死及其并发症

（一）心肌缺血

（1）首次灌注图像为局部低密度区，延迟 0.5～2h 见低密度被填充呈等密度，心肌强化的时间－密度曲线为缓慢上升型。

（2）心肌时间－密度曲线为低小型，大致与正常心肌相似。

（3）观察心肌运动异常时，应注意室壁运动异常的范围与心肌灌注低密度区的范围是否一致。

（4）根据心肌缺血部位可推断受累的冠脉分支。

（二）心肌梗死

（1）局部心肌变薄。

（2）节段性室壁收缩期增厚率减低（正常值为30%～60%）。

（3）至壁运动功能异常包括运动减弱、消失和矛盾运动。

（4）增强扫描早期病灶不强化呈低密度，数分钟至数小时后出现延迟性强化，呈片状较高密度区（图6－11）。

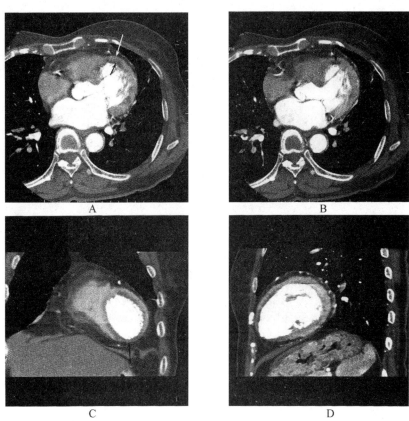

图6－11　心肌梗死

A～D. 心脏轴位、冠状位和矢状位在增强扫描早期见左室壁梗死灶呈低密度（↑），局部心肌显示变薄（长↑）

（三）心肌梗死并发症

（1）（真性）室壁瘤：①发生率为20%，多为单发，80%以上累及左室前侧壁和心尖部。②心肌显著变薄，收缩期向外膨出，膨出部分无搏动或呈矛盾运动，后者更具临床价值。③44%～78%并发附壁血栓，表现为充盈缺损。④部分室壁瘤壁出现高密度钙化（图6－12）。

（2）假性室壁瘤：瘤壁由心包构成，心肌破口邻近的心包与心肌粘连而不发生心包填塞。

（3）乳头肌梗死：导致二尖瓣关闭不全，严重者出现急性心力衰竭。

（4）心脏破裂：多在梗死后1周左右，血液经心室壁破口涌入心包腔，造成致死性急性心包填塞。

（5）梗死后心包、胸腔积液。

九、心功能分析

MSCTA 在测定每搏心输出量、左室容积和射血分数方面均具有很大的临床价值，准确性高，可较全面地评价冠脉粥样硬化引起心肌缺血所导致的心功能改变。

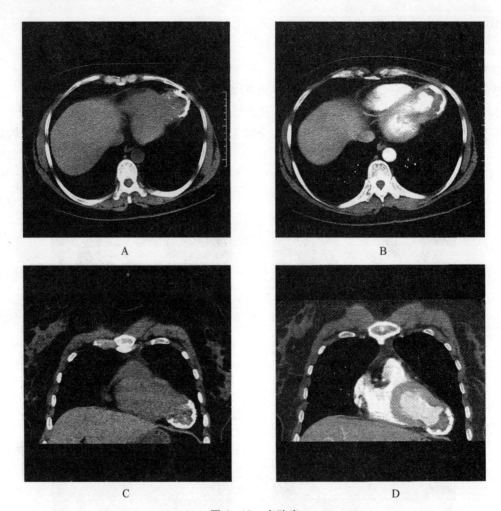

图 6 - 12　室壁瘤

A ~ D. 心脏轴位、冠状位见左室心尖部局部向外膨出，室壁瘤壁呈广泛高密度钙化

（李俊兰）

第七章

消化系统疾病的 CT 诊断

第一节　胃癌

胃癌（carcinoma of stomach）是最常见的恶性肿瘤之一，好发年龄在 40～60 岁，男性多于女性，好发于胃窦部小弯侧，是由胃黏膜上皮和腺上皮发生的恶性肿瘤。早期胃癌是指癌组织浸润仅限于黏膜及黏膜下层，未侵及肌层，不论有无淋巴结转移；中晚期胃癌（进展期胃癌）指癌组织浸润超过黏膜下层或浸润胃壁全层。

CT 表现：

1. 正常胃壁　厚度＜5mm，注射对比剂后有明显强化，可表现为单层、部分两层或三层结构。

2. 蕈伞型　表现为突向腔内的分叶状或菜花状软组织肿块，表面不光整，常有溃疡形成（图 7–1A）。

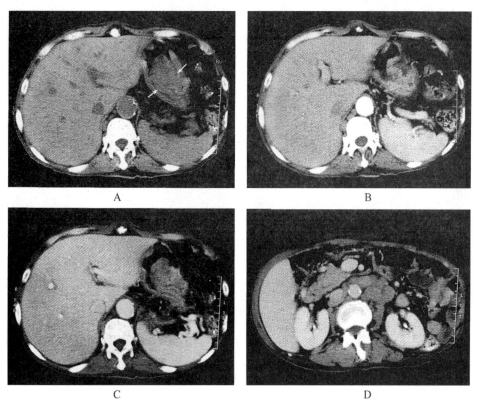

图 7–1　蕈伞型胃癌

A. CT 平扫见胃底有一隆起的腔内肿块，表面不光整，局部黏膜有中断破坏（↑）；B、C. 增强动脉期和门脉期见腔内肿块有强化；D. 后腹膜腹主动脉及下腔静脉旁见多个淋巴结肿大

3. 浸润型　表现为胃壁不规则增厚，增厚的胃壁内缘多凹凸不平，范围可以是局限或广泛的。胃周围脂肪线消失提示癌肿已突破胃壁。并对肝、腹膜后等部位转移很有帮助（图7-2，图7-3）。

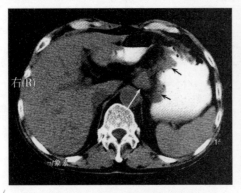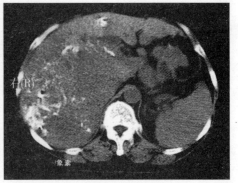

图7-2　浸润型胃癌

CT平扫见小弯侧胃壁不规则增厚，内缘凹凸不平（↑），胃周淋巴结肿大（长↑）和肝内转移

图7-3　胃癌肝转移

胃内蕈伞状软组织肿块，肝脏多发转移灶，TACE术后见碘油不规则积聚

4. 溃疡型　形成大而浅的腔内溃疡，边缘不规则，底部多不光整，其周边的胃壁增厚较明显，并向胃腔内突出。利用三维重组可很好地显示肿块中央的溃疡以及溃疡与环堤的关系。

5. 胃腔狭窄　表现为胃壁增厚的基础上的胃腔狭窄，胃壁僵直（图7-4）。

6. 增强扫描　增厚的胃壁或腔内肿块有不同程度的强化（图7-1B，图7-1C，图7-4B）。

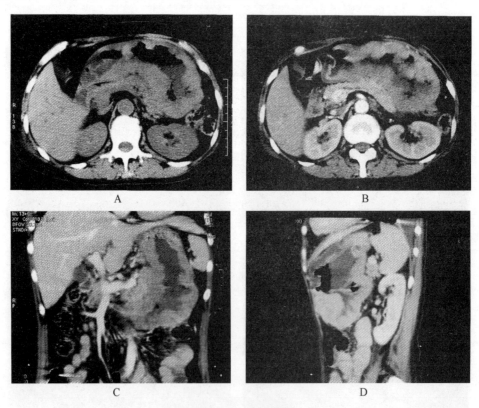

图7-4　浸润型胃癌

A. CT平扫见胃壁弥漫性增厚、僵直，与胰腺间的脂肪间隙消失；B. 增强扫描弥漫增厚的胃壁有强化；C、D. 冠状面及矢状面MIP像示胃壁弥漫性增厚，胃腔变小，状如皮革

7. 胃癌CT可分为四期 如下所述。

（1）Ⅰ期：表现胃腔内肿块，无胃壁增厚，无邻近或远处转移。

（2）Ⅱ期：表现胃壁厚度超过10mm，但癌未超出胃壁。

（3）Ⅲ期：表现胃壁增厚，并侵犯邻近器官，但无远处转移。

（4）Ⅳ期：有远处转移。

8. 鉴别诊断 如下所述。

（1）胃淋巴瘤：单发或多发结节或肿块，边缘光滑或轻度分叶，病变大，病变范围广泛可越过贲门或幽门侵犯食管下端或十二指肠，胃壁增厚明显常超过10mm，但仍保持一定的扩张度和柔软性，胃与邻近的器官之间脂肪间隙存在，常伴有腹腔内淋巴结肿大。

（2）胃间质瘤：是发生于胃黏膜下的肿瘤，病变部位黏膜撑开展平，但无连续性中断，胃壁柔软，蠕动正常，肿瘤大多位于胃体呈外生型生长，腔内型少见，呈息肉状，黏膜表面可有溃疡，可见气体、液体或口服对比剂进入。

（闫堂中）

第二节　直肠癌

直肠癌（carcinoma of rectum）是乙状结肠直肠交界处至齿状线之间的癌，是消化道常见的恶性肿瘤，男性多见，好发年龄为40～50岁。

CT表现：

1. 早期表现 仅一侧直肠壁增厚，随着病变发展可侵犯肠管全周，肿瘤向外周扩展形成肿块，侵犯直肠周围间隙（图7-5）。

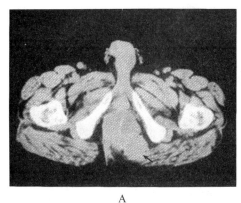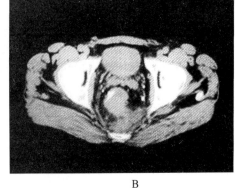

A   B

图7-5　直肠癌（B期）

A. CT平扫直肠壁增厚并向外周扩展形成肿块，侵犯直肠周围间隙，左侧坐骨肛门窝内见一圆形软组织影，侵犯左侧臀大肌（↑）；B. 增强扫描肿块未见明显强化

2. 直肠周围淋巴结肿大 表现为直肠周围脂肪间隙内出现直径 >1cm 的结节状软组织影。

3. 直肠癌Dukes分期 如下所述。

（1）A期：癌肿浸润深度限于直肠壁内，未超出浆肌层，且无淋巴结转移。

（2）B期：癌肿超出浆肌层，侵入浆膜外或直肠周围组织，但无淋巴结转移。

（3）C期：癌肿侵犯肠壁全层，伴有淋巴结转移。

（4）D期：癌肿伴有远处器官转移，或因局部广泛浸润或淋巴结广泛转移。

（闫堂中）

第三节 阑尾炎

阑尾炎（appendicitis）是外科常见病，属于化脓性炎症，由于阑尾管腔阻塞导致细菌感染引起。根据病程常分为急性和慢性阑尾炎，急性阑尾炎在病理上分为单纯性阑尾炎、化脓性阑尾炎、坏疽性阑尾炎。慢性阑尾炎多为急性阑尾炎转变而来。

CT 表现：

1. 正常阑尾　多数位于盲肠末端的内后侧，CT 表现为细管状或环状结构，外径一般不超过 6mm。

2. 急性阑尾炎　阑尾壁呈环状、对称性增厚（图 7 - 6A），横径超过 6mm 以上，密度接近或略高于邻近的肌肉组织，增强时可有强化（图 7 - 6B），有时增厚的阑尾壁表现为同心圆状的高、低密度分层结构称"靶征"。

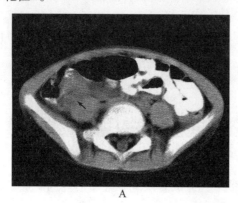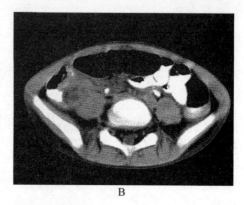

A B

图 7 - 6　急性化脓性阑尾炎伴阑尾周围炎

A. CT 平扫见阑尾壁增厚，边缘模糊，与右侧腰大肌之间的脂肪间隙消失（↑）；B. 增强扫描增厚的阑尾壁有强化，周围脂肪层内出现片絮状稍高密度影

3. 阑尾结石　阑尾腔内或在阑尾穿孔形成的脓肿和蜂窝织炎内有时见到单发或多发的阑尾结石，呈高密度圆形或椭圆形均质钙化（图 7 - 7）。

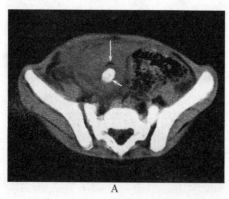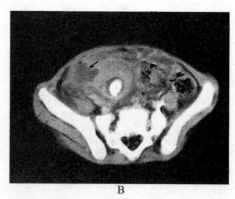

A B

图 7 - 7　急性化脓性阑尾炎伴阑尾结石

A. CT 平扫见右下腹部有一团块状密度增高影，其内可见圆形高密度阑尾结石（↑）和少量气体影（长↑）；B. 增强扫描炎性肿块明显强化，其内低密度坏死形成的脓肿未见强化（↑）

4. 阑尾周围炎症　①阑尾周围结缔组织模糊，筋膜（如圆锥侧筋膜或肾后筋膜）水肿、增厚。②周围脂肪层内出现片絮状或条纹状稍高密度影。③盲肠末端肠壁水肿、增厚。④局部淋巴结肿大，表现为成簇的结节状影。⑤另一个常见的征象是阑尾急性炎症的蔓延造成盲肠与右侧腰大肌之间脂肪间隙模糊。

5. 盲肠末端的改变　在盲肠末端开口处出现漏斗状狭窄或在盲肠末端与阑尾之间出现条带状软组

织密度影，这两种征象在盲肠充盈对比剂时显示较清楚。

6. 阑尾周围脓肿　一般呈团块状影，直径多为3～10cm。中心为低密度液体，有时脓肿内可出现气液平面，脓肿外壁较厚且不均匀，内壁光整（图7-8）。盆腔、肠曲间甚至膈下、肝脏内可出现脓肿。

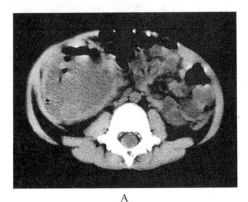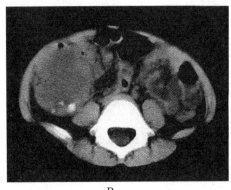

A　　　　　　　　　　　　B

图7-8　急性化脓性阑尾炎伴阑尾周围脓肿

A、B.CT平扫见右下腹部有一圆形厚壁阑尾脓肿，其内可见气体影和阑尾结石，并可见气-液平面

7. 慢性阑尾炎　除阑尾有不同程度的增粗、变形外，阑尾边缘毛糙，阑尾腔闭塞，多伴有钙化或阑尾粪石。由于腹膜的包裹或炎症机化，CT上可出现类似肿块的征象。

（贾进正）

第四节　肝硬化

肝硬化（cirrhosis of liver）是一种以肝组织弥漫性纤维化、假小叶和再生性结节（regenerative nodules，RN）形成为特征的慢性肝病。发病高峰年龄为35～48岁，男女之比为3.6∶1～8∶1。本病病因有多种，主要为病毒性肝炎、酒精中毒和血吸虫病。临床上以肝功能损害和门脉高压为主要表现。晚期常有消化道出血、肝性脑病、继发感染和癌变等，是我国常见病死亡的主要原因之一。

一、肝脏体积和形态的改变

（1）肝脏体积通常缩小。

（2）肝脏各叶大小比例失调，常见肝右叶缩小，尾状叶和肝左叶外侧段增大（图7-9，图7-10），局部增生的肝组织突出于肝轮廓之外（图7-11）。

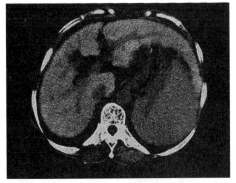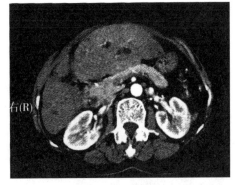

图7-9　肝硬化

CT平扫见肝右叶缩小，左叶外侧段增大，肝门肝裂增宽，脾肿大似球状

图7-10　肝硬化

增强扫描见肝脏右叶体积缩小，左叶肿大向下延伸达肾门以下

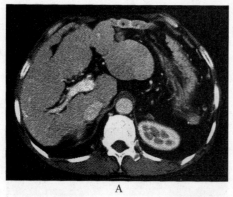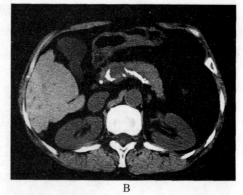

A   B

图 7 - 11　血吸虫肝硬化

A. 增强扫描见肝左叶缩小，内有线条样钙化，左叶外侧段后缘肝小叶样增生，大部分突出于肝外，强化密度与肝脏同步；B. 胰腺层面见脾静脉和门静脉主干钙化，脾脏已经切除

（3）肝表面凹凸不平，外缘可呈波浪状或分叶状（图 7 - 12）。

（4）肝裂增宽，肝门扩大。

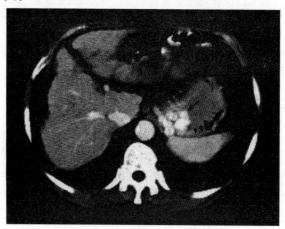

图 7 - 12　肝硬化伴门静脉高压

增强扫描见肝脏外缘呈波浪状，肝右叶缩小，肝裂增
宽，胃底静脉曲张呈结节状强化（↑）

二、肝脏密度的改变

（1）早期肝硬化肝脏密度均匀，中晚期肝脏密度不均匀，为高低密度相间的稍高密度结节样增生和不同程度的低密度脂肪浸润改变（图 7 - 13A）。增强扫描时再生结节呈低密度或随时间推移呈等密度，后者更具有诊断意义（图 7 - 13B，图 7 - 13C）。

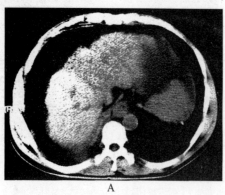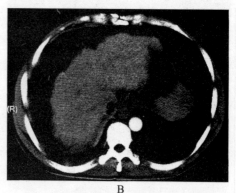

A   B

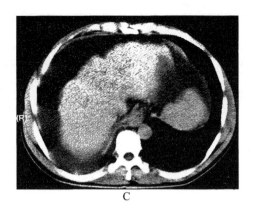

图 7 – 13 肝硬化伴脂肪浸润
A. CT 平扫见肝左叶肿大，肝实质内不均匀稍低密度区；B. C. 增强动脉期和门脉期肝脏强
化，左叶为均匀强化，低密度略低于肝右叶，大量腹水

（2）血吸虫性肝硬化：96% 病例伴有肝内钙化，可呈线条状、蟹足状、地图状及包膜下钙化（图
7 – 14）。另可见门静脉系统与血管平行走向的线状或双轨状钙化。肝内汇管区低密度灶及中心血管影。

（3）胆源性肝硬化：可见胆管结石、肝内外胆管感染征象。

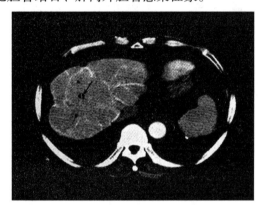

图 7 – 14 血吸虫性肝硬化
增强扫描见肝内及肝包膜下清晰线条状钙化，肝内汇管区小片低密度区（↑），肝脏外缘呈分叶状

三、继发改变

（1）门脉高压症：门脉主干扩张，直径 >13mm，平均直径多在 18.3 ± 5.1mm。增强扫描在脾门、
食管下端和胃底贲门区可见团块状、结节状曲张的强化静脉血管（图 7 – 15）。

（2）脾脏肿大：脾外缘超过 5 个肋单元，以一个肋骨横断面或一个肋间隙为 1 个肋单元，正常脾
脏的外缘一般不超过 5 个肋单元。

（3）腹水：CT 可明确显示。

（4）肝病性胆囊改变：多种肝脏实质性病变常继发胆囊改变（图 7 – 15B），CT 表现为胆囊壁水肿
增厚 >3mm，1/4 病例胆囊轮廓不清，胆囊床水肿，积液围绕在胆囊周围，增强扫描胆囊壁不同程度强
化，以门静脉期强化明显。

（5）肝硬化的 CT 表现可以与临床症状和肝功能紊乱不一致，CT 表现肝脏大小、形态和密度接近
正常并不能排除肝硬化的存在。肝炎后肝硬化常并发肝癌，增强扫描十分必要。

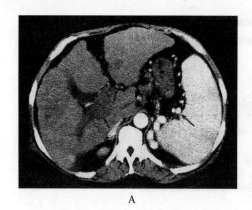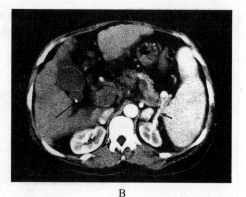

A   B

图 7 - 15　肝硬化伴门静脉高压

A. 增强扫描见门静脉（↑）、脾静脉（长↑）及胃底静脉增粗、扭曲，门静脉内呈低密度充盈缺损，脾胃间隙和脾肾间隙内见多个增粗扭曲的血管影，脾脏肿大达 8 个肋单元；B. 脾肾静脉开放（↑），胆囊壁增厚，胆囊床积液呈典型慢性肝病性胆囊改变并发胆石症（长↑）

（贾进正）

第五节　原发性肝细胞癌

一、概述

肝肿瘤以恶性多见，约占 90% 以上，其中肝细胞癌占原发性恶性肿瘤的 75% ~ 85%。原发性肝肿瘤可发生于肝细胞、胆管上皮细胞以及血管、其他间质、中胚层组织等。

原发性肝癌的细胞学类型有肝细胞癌、胆管细胞癌与混合型。近些年报道的纤维板层样肝细胞癌为肝细胞癌的一种特殊类型。

肝细胞癌的病因主要有两方面：①乙型肝炎病毒（HBV）：国内病例中，90% 以上感染过 HBV，即 HBsAg 阳性。②黄曲霉素（AFT）：长期低剂量或短期大剂量摄入可诱发。此外，与饮水污染、丙型肝炎、戊型肝炎、饮酒和吸烟等也有一定关系。

（一）肝细胞癌的分级

可分为 4 级：Ⅰ级高度分化；Ⅱ ~ Ⅲ级中度分化；Ⅳ级为低度分化。中度分化最多，其 AFP 多为阳性，而高度与低度分化者 AFP 阴性者为多。

（二）大体病理

肝细胞癌（HCC）的大体病理分型较为繁杂。

（1）Eggel 于 1901 年提出的经典分类曾被广泛应用至今。此分类将 HCC 分为 3 型。①结节型：直径 <5cm 的属结节，单个或多个分布。②巨块型：直径 ≥5cm，常为单个巨块，也有密集结节融合而成的巨块，以及 2 个以上巨块的。③弥漫型：少见，该型结节很小，直径为 5 ~ 10mm，弥漫分布且较均匀，全部并发肝硬化；易与肝硬化结节混淆。上述分类属中、晚期肝癌的类型。

（2）20 世纪 70 年代以后国内将 HCC 分为 4 型：①块状型：单块状、融合块状或多块状。②结节型：单结节、融合结节、多结节。③弥漫型。④小癌型：小癌型（即小肝癌）的提出标志着肝癌诊断水平的提高。

（3）20 世纪 80 年代以来日本学者的分类为：①膨胀型：肿瘤分界清楚，有纤维包膜（假包膜），常伴肝硬化；其亚型有单结节型和多结节型。②浸润型：肿瘤边界不清，多不伴肝硬化。③混合型（浸润、膨胀）：分单结节和多结节两个亚型。④弥漫型。⑤特殊型：如带蒂外生型、肝内门静脉癌栓形成而见不到实质癌块、硬化型肝细胞癌等。日本和中国以膨胀型为多，北美以浸润型为多，而南非地区多不伴肝硬化。国内 80% ~90% 伴肝硬化,而出现相应影像学表现。

（4）小肝癌的病理诊断标准：目前国际上尚无统一标准。中国肝癌病理协作组的标准是：单个癌结节最大直径≤3cm；多个癌结节,数目不超过2个,其最大直径总和应≤3cm。

（三）转移途径

（1）血行转移：最常见。HCC 易侵犯血窦,在门静脉和肝静脉内形成癌栓,并向肝内、外转移。肺为肝外转移的主要部位,其他有肾上腺、骨、肾、脾和脑等。

（2）淋巴转移：以肝门淋巴结最常见；其次为胰头周围、腹膜后（主动脉旁）和脾门等区域。

（3）种植性转移：最少见。此外,除晚期少数患者产生癌性腹膜炎外,极少发生腹膜转移。

（四）HCC 的单中心与多中心起源

多结节型 HCC 或巨块结节型 HCC,究竟是 HCC 肝内播散的结果（即单中心起源）还是多中心起源,尚有争论。Esumi（1986 年）通过 HBV - DNA 整合这一分子生物学方法证实两种可能性同时存在。

二、临床表现

国内将其临床分为3期：Ⅰ期（亚临床期,无临床症状和体征）、Ⅱ期（中期）、Ⅲ期（晚期）。一旦出现症状,肿瘤多较大,已属中晚期。

1. 症状 以肝区痛、腹胀、上腹部肿块、纳差、消瘦、乏力等最为常见,其次可有发热、腹泻、黄疸、腹水和出血等表现,低血糖与红细胞增多症为少见表现。

2. 并发症 ①肝癌结节破裂出血。②消化道出血：由肝硬化门脉高压和凝血功能障碍所致。③肝性脑病。

3. 实验室检查 ①AFP（甲胎球蛋白）定量：放免法测定 >500μg/L,持续 1 个月。②AFP 200 ~500μg/L,持续 2 个月,并排除其他 AFP 升高的因素,如活动性肝病、妊娠和胚胎性肿瘤等。小肝癌病例 AFP 常轻度或中度升高,如持续时间长（低浓度持续阳性）亦应警惕；但有 10% ~30% 的肝癌 AFP 阴性。其他如 γ - GT 和各种血清酶测定亦有一定意义。

三、CT 表现

（一）平扫表现

平扫很少能显示出 <1cm 的病灶。肿瘤一般呈低密度改变；少数与周围肝组织呈等密度（分化好的）,如无边缘轮廓的局限突出,则很难发现病变；极少数呈高密度（图6-16A）。当合并脂肪肝时,与肝实质呈等密度及高密度者为肝细胞癌的特征性所见。肿瘤内产生钙化的约占5%以下,还偶见出血及脂肪成分。合并肝硬化者可出现相应表现。

1. 结节型 ①为单结节或多结节,多呈类圆形。②界限清楚,部分可见完整或不完整的更低密度环状带即假包膜。③肿瘤内常形成间壁而密度不均,另因肿瘤缺血、坏死其内可见更低密度区。④有时肿瘤所在的肝段呈低密度,是由于肿瘤浸润并压迫门静脉血流减少,而致瘤周肝实质营养障碍。

2. 巨块型 ①单个或多个,占据一叶或一叶的大部分（图7-16）。②常因向周围浸润而边缘不规则。③肿瘤内多有缺血、坏死而有不规则更低密度区。④周围常有子灶（<5cm 为结节）,有人称之巨块结节型。

3. 弥漫型 平扫难以显示弥漫的小结节。可见肝脏呈弥漫性增大、肝硬化以及门静脉内瘤栓形成（图7-17）。

（二）增强扫描

肝癌主要由肝动脉供血,但几乎都存在着不同程度和不同情形的门静脉供血。早期肿瘤血供多来自门静脉,随着肿瘤发展,动脉供血逐渐成为主要血供,而门静脉供血逐渐走向瘤周。CT 增强表现如下。

1. 动脉期 肿瘤显著强化（图7-16B）。小肝癌常为均一强化；大肝癌由于内部形成间壁、有不同的血管结构、缺血坏死等而呈不均匀强化。但有时小肝癌动脉期不强化（国内有人统计占13.2%）,

主要与其坏死有关，透明细胞变可能是另一原因。

2. 门静脉期　肿瘤呈低密度改变（图7-16C）。此时，病变范围比平扫时略缩小，边界较为清晰。是因为肝癌90%～99%由肝动脉供血，而周围肝实质约80%由门静脉供血，两者增强效应时相不同所致。

3. 平衡期　肿瘤仍呈低密度（图7-16D）。如与血管瘤鉴别可延迟至7～15min扫描（即所谓延迟扫描）仍呈低密度。

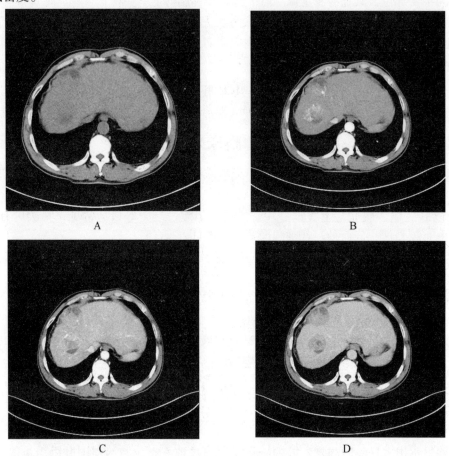

图7-16　肝癌（巨块型）

A～D为同一患者。A. 平扫可见于左右叶有团块状等、低、高混杂密度灶，界限欠清晰；B. 动脉期病灶部分有强化，病灶界限清晰；C. 门静脉期病灶呈低密度，界限清晰，其内有更低密度的坏死区；D. 平衡期病灶呈低密度

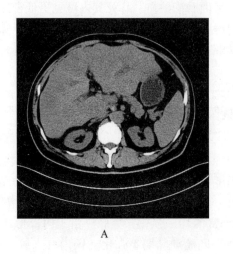

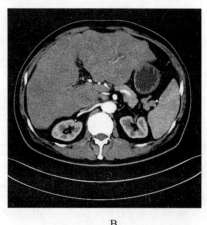

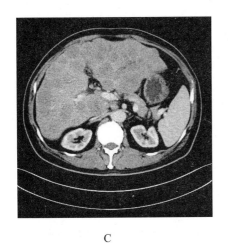
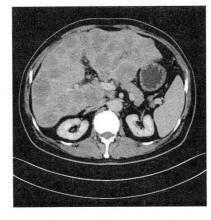

C   D

图 7 - 17　肝癌（弥漫型）

分别为平扫和三期增强扫描：肝内弥漫性分布有许多低密度小结节

（三）CT 增强的时间 - 密度曲线

　　肝癌 CT 增强的时间密度曲线可分为 5 型：①速升速降型。②速升缓降型。③无明显变化型。④速降缓升型。⑤初期速降而后稳定极缓上升型。但速升速降型是其特征性强化表现。

　　因肝癌主要由肝动脉供血，在动脉期 CT 值迅速上升达到峰值并超过肝实质。因平扫病灶密度多低于肝脏，故在其密度升高的极早期有一次与肝实质密度相近的第一次等密度交叉，但因极短暂，故一般不会显示。病灶峰值停留的时间很短，然后迅速下降，随着肝实质的 CT 值上升，两者的密度接近出现第二次等密度交叉。此后病灶密度缓慢下降而正常肝实质密度继续上升，病灶又成为低密度。但正常肝实质的增强上升速度较肝癌缓慢，达到的峰值低，峰值停留时间长，下降速度不及肝癌。

　　总之，凡血供丰富的 HCC，与正常肝实质对照均出现从高密度、等密度到低密度的 3 步曲，整个过程短暂，时间密度曲线呈速升速降型，这是肝癌的特征性表现。可能由于乏血、门静脉参与血供较著等，因而出现其他 4 种强化曲线。

（四）肝细胞癌的包膜及其边缘强化方式

　　1. 纤维包膜的形成　是由于肿瘤呈膨胀性生长，对邻近的非癌变肝组织产生压迫，引起纤维结缔组织增生；同时由于肿瘤细胞及其间质细胞产生促进血管生长的细胞因子，使纤维结缔组织内形成数量不等的血管。此外，癌灶压迫周围正常肝组织，进一步有利于包膜的形成。

　　2. HCC 的边缘强化方式　①动脉期未显示明确包膜，门脉期和平衡期显示明确包膜呈高密度影，提示肿瘤呈膨胀性生长，且包膜血管较少；或确无包膜，但癌周受压肝组织仍由门静脉供血而呈线环状强化。②动脉期包膜呈低密度，门静脉期和平衡期显示明确的包膜（略低或高密度）或包膜不清，提示肿瘤呈膨胀性生长，包膜内血管少。③三期扫描均见明确包膜且呈环状或不完整环状的高密度强化，提示包膜血管丰富。④动脉、门脉期未见包膜显示，平衡期显示包膜呈高密度，包膜内血管少。⑤三期扫描均未显示明确包膜，表现为癌灶与非癌变肝组织分界不清，提示肿瘤呈侵袭性生长，且生长迅速，无纤维结缔组织包膜。

　　国内有学者认为，HCC 分化低者以不完整环状强化为主；分化高者以完整环状强化为主。

（五）动脉 - 门静脉分流及与肝硬化、血管瘤 APVS 的机制的区别

　　国内有学者将 APVS 的动脉期表现分为 3 型：①Ⅰ型：门静脉三级（亚段）及以上分支提早显影。②Ⅱ型：肿瘤或病变周围肝实质提早强化。③Ⅲ型：肝脏边缘结节形、楔形提早强化，且邻近无占位性病变。此外，还有文献报道少见的弥漫型，表现为全肝早期强化，门静脉早显。

　　1. 肝癌　肝癌病灶内出现动静脉分流征象为肝癌的特征之一。其 APVS 的发生机制有以下 3 种：①跨血管的 APVS：即肿瘤组织对门静脉分支的直接侵犯破坏，使肿瘤处的肝动脉血通过破坏的门静脉

壁直接灌入门静脉分支，形成肿瘤性 APVS。CT 表现为 Ⅰ 和 Ⅱ 型。②跨肝窦的 APVS：肿瘤组织压迫、侵犯周围的肝静脉分支，造成该区域肝静脉回流受阻，致使肝窦压力升高，当此压力超过门静脉压力时，所属门静脉就成为引流静脉，直接接受肝动脉血液，形成跨肝窦的 APVS。又由于受累区功能性门静脉血流减少，而致肝动脉的血流代偿性增加。还有人认为，在压迫肝静脉的情况下肿瘤周围的肝实质还会"盗取"肿瘤组织的肝动脉血供。该类在 CT 上呈 Ⅱ 型表现。③跨血管丛的 APVS：肿瘤的压迫和（或）门静脉较大分支的瘤栓都可造成门静脉血流受阻，此时位于肝脏中央部分较大胆管的周围血管丛作为顺肝方向的侧支循环开放、增生，代偿受阻的门静脉血流。这种 APVS 在 CT 亦表现为 Ⅱ 型。但肝癌所致的 Ⅱ 型病变在门静脉期和平衡期均不呈低密度，有助于与肿瘤子灶相鉴别。

2. 肝硬化 其 APVS 的 CT 表现以 Ⅲ 型多见。其形成主要与肝硬化时继发肝内血管网结构的扭曲、肝窦微细结构的变化以及门静脉高压等变化有关。原因可能为：①跨肝窦的 APVS：因肝窦的结构会出现毛细血管化、胶原化，其通透性也有变化，肝内血管网结构的扭曲可使小的肝静脉出现梗阻，从而形成跨肝窦的 APVS。②跨血管丛的 APVS：门脉高压所致，与上述肝癌 APVS 的形成机制相似。③跨血管的 APVS：尚未见报道，但国外有学者电镜发现肝硬化的大鼠可出现。

3. 血管瘤 有文献报道，肝海绵状血管瘤有近 23.5% ~ 29.7% 出现 APVS。于动脉期表现为瘤周楔形强化区（Ⅱ 型），常伴门静脉支早显。随着时间的延长有的可变为低密度，最后呈等密度。伴脂肪肝时于平扫图上即可见到与异常灌注类似的高密度影。从狭义上说这种瘤周楔形强化区是指瘤旁肝组织内那些与瘤体内血窦相通的、扩大的肝窦腔隙或异常薄壁血管腔被对比剂充盈所致，从广义上可认为这种楔形强化是血管瘤并发 APVS 的一种特征性表现。

总之，APVS 以肝癌最为多见，且 CT 表现为 Ⅰ、Ⅱ 型；亦可见于单纯肝硬化者，而其 CT 表现以 Ⅲ 型多见；血管瘤所致 APVS 应予重视。此外，肝转移瘤、肝脏手术、穿刺后亦可发生，偶为正常人。APVS 应注意与肝第 3 血供所致的假性病变相鉴别。

（六）肝脏灌注异常

导致肝脏灌注异常的病因：多种多样，包括门静脉阻塞（癌栓、血栓）、肝静脉阻塞（布加综合征、心衰、纵隔纤维化等）、局限性肝脏病变、感染（肝脓肿、胆囊炎、胆管炎）、肝内门 - 体分流术后所致的血流动力学改变、肝脏肿瘤、肝硬化、急性胰腺炎等，以及已述及的第 3 血供。

门静脉癌栓所致的肝灌注异常的增强 CT 表现：动脉期的不规则形或三角形高密度区，或（和）门脉期不规则形或三角形低密度区。

门静脉癌栓所致的肝实质灌注异常，其部位与受累门静脉分布一致。但当合并动脉 - 门静脉短路时则例外。其形成机制为：①门脉癌栓形成后血流受阻，致相应区域肝实质门静脉血供减少，即门静脉血流灌注减少。为维持肝实质血流量的相对恒定，则供应该区域的肝动脉血流量将代偿性增多，即动脉血流量高灌注。有人认为，从前已述及肝动脉 - 门静脉分流（APVS）之跨血管丛型可知，这种灌注异常还可与 APVS 有关。②门静脉期低灌注（伴或不伴动脉期高灌注），可能原因有两方面：一是由于门静脉癌栓未导致管腔完全阻塞，仍有血流通过肝实质；二是由于脾静脉与肝内门静脉分支之间存在着较广泛的侧支循环，这些侧支循环开放（即门静脉海绵样变），使门静脉属支的血液绕过癌栓阻塞的部位进入肝脏。

（七）门静脉海绵样变

门静脉海绵样变（CTPV）是指门静脉栓塞或后天性、先天性狭窄后引起门静脉旁、肝内及胆囊窝小静脉或毛细血管呈网状扩张，以及栓塞的门静脉再通。

正常情况下门静脉周围仅见肝固有动脉伴行，极少数可见门静脉周围有 2 ~ 3 个小血管断面显示，可能是胃右动脉或胆囊动脉显影，或存在解剖变异。胆囊壁及周缘无肉眼可见的小血管断面。故国内有学者提出 CT 图像以门静脉周围血管横断面多于 3 个作为胆总管周围侧支循环开放的标准。

门静脉癌栓所致的位于肝门、肝十二指肠韧带的形似海绵的静脉网，由门静脉之间的侧支循环（门 - 门短路）和门静脉分流至体循环（门 - 体分流）的侧支循环所形成。它包括如下内容。①门静脉胆支：包括胆囊静脉和胆管周围静脉丛。②门静脉胃支：包括胃左静脉（即胃冠状静脉）、胃右静脉，以及它们的属支如食管静脉、胃短静脉、幽门前静脉和幽门十二指肠静脉。③胰十二指肠后上静脉。④脐旁静脉：其扩张提示门体分流的存在。

国内文献报道，门静脉胆支和胃支是构成门脉海绵状变的最主要血管；胆支开放仅见于门脉海绵样变（但有学者认为亦可见于肝硬化）；胰十二指肠后上静脉亦较常显示；门静脉胃支的开放与肝硬化并门静脉高压，以及门脉海绵样变均有关系。

（八）门静脉、肝静脉、下腔静脉癌栓和门静脉动脉化征

肝细胞癌向门静脉、肝静脉、下腔静脉浸润生长时，可形成肿瘤癌栓。

1. 门静脉内癌栓　①平扫癌栓的密度与门脉血液密度无差异，但受累血管因癌栓生长有扩大，造成分支直径大于主干或主干与分支粗细不成比例。②增强后表现为血管内充盈缺损征象，相应血管扩张。③增强后动脉早期癌栓强化及其内显示细小的肿瘤血管，称为"门静脉动脉化征"，其发生率可高达86%，是与血栓鉴别的主要征象。血栓一般主要位于肝外门脉，累及或不累及肝内主干及分支。④位于末梢的门静脉癌栓诊断困难，CTAP有利于显示，并可见此范围呈扇形低密度区。

2. 肝静脉和下腔静脉受侵和癌栓　①受侵犯的血管不规则狭窄，或见局部压迹，也有完全被肿瘤包绕的。②腔内充盈缺损，个别病例向上可延伸至右心房内。③局部管腔扩大。④奇静脉，半奇静脉扩张。⑤应注意：增强扫描早期下腔静脉可部分显影或密度不均，需同一部位重复扫描鉴别；下腔静脉受肿块压迫亦可不显影。

（九）肝细胞癌胆管内浸润

据统计，肝细胞癌伴有肝内胆管扩张的发生率为14.4%，小肿瘤很少发生，是肝癌肿块的直接压迫、侵犯或肝门区转移淋巴结压迫所致。肿瘤向胆管内直接浸润生长，可形成胆管内癌栓，比较少见，其发生率在13%左右，多同时合并门静脉及肝静脉内癌栓。

CT表现：肝内胆管轻、中度扩张，以肝门（包括左、右肝管）附近多见。CT可显示肝总管或大分支内癌栓，确诊需胆道造影。对于末梢部位者，一般形成胆管内癌栓的肝细胞癌多属乏血型，周围又有扩张的胆管，故应与肝内胆管细胞癌鉴别。直接显示出胆管内癌栓及伴随门静脉癌栓征象对诊断和鉴别极为重要。

（十）肝细胞癌肝内转移的方式

其肝内转移方式有两种。①门静脉性：癌细胞经肿瘤周围之门静脉系，着重于末梢侧或中枢侧的肝实质内形成转移灶。若合并肝门侧的动脉－门静脉短路，可转移至肝较远部位。②肝动脉性：多由其他脏器的肝细胞癌转移灶，再循环入肝动脉血，引起肝动脉性肝内转移，此种方式只见于晚期患者。

CT表现：肝内均一大小转移灶，易发生在肝，被膜部位，结节型和巨块型均可伴有肝内转移，也称为子结节。平扫及增强扫描病变特点与原发灶基本相同。

（十一）肝细胞癌破裂出血

其CT表现为：平扫示肿瘤内斑片状、片状高密度灶；也可表现腹腔内广泛出血；还可形成肝包膜下血肿，呈沿肝脏表面的月牙形、梭形血肿征象。

（十二）肝细胞癌肝外浸润及转移

（1）肝细胞癌向周围邻近脏器直接浸润极少：①病灶巨大或近横膈者可产生横膈的直接浸润，并进而浸润胸腔。但除晚期患者外，极为少见。②肝左叶与胃前壁相邻，但肝癌直接浸润胃的发生率极低。③肝镰状韧带及胆囊可有直接受侵，也极少见。

（2）肝细胞癌早期远隔转移少见，晚期可发生血行转移、淋巴转移及腹膜种植转移。

四、鉴别诊断

（一）血管瘤

血管瘤表现典型，两者多鉴别不难，但小血管瘤的变化较多。注意快速推注造影剂于动脉早期快速

扫描，以及充分的延迟扫描有助于诊断。血管瘤有以下 CT 特点：①平扫呈类圆形低密度，密度多均匀、边缘清晰。②增强扫描于动脉早期出现边缘结节状、点状、斑点状等显著强化，其密度可与同层腹主动脉相近，有特征性；且密度高于周围肝实质的持续时间即强化峰值持续时间长，超过 2min。③增强区域进行性向病灶中央扩散。④延迟扫描病灶呈等密度充填。⑤如病灶中央有纤维瘢痕，除瘢痕不强化外，增强扫描仍符合上述特点。⑥少数病灶强化不显著，但延迟期仍呈等密度充填。⑦个别病例始终无强化，延迟扫描亦无充填则诊断和鉴别诊断困难。

（二）肝转移瘤

转移瘤有以下 CT 特点：①转移瘤病灶多发、散在、大小相仿。②少血供者明显的边缘强化和"牛眼征"；而少数富血供者呈弥漫性强化。③较小病灶出现囊样变伴边缘强化。④无门脉癌栓和病灶周围的包膜（或晕圈）显示。⑤邻近脏器发现原发灶、复发灶或转移灶。

单个或数目不多的转移灶与 HCC 鉴别有一定困难。①大小不一，特别是大病灶周围的结节（卫星灶）形式出现以 HCC 可能大。②增强扫描病灶呈速升速降改变的以 HCC 可能大；而转移瘤门静脉期可呈渐进性厚壁强化，但强化程度低于肝组织。③病灶周围有包膜及门脉癌栓形成明显支持 HCC。④两者大的瘤灶均可出现囊样坏死，而小瘤内囊样变一般不见于 HCC。

（三）肝内胆管细胞癌

肝内胆管细胞癌 CT 表现无特异性，下列特点有助于与肝癌鉴别。①呈边缘欠清的低密度灶，病灶常较大，部分病灶有点状钙化。②肿瘤多乏血，增强早期及门静脉期可见肿瘤边缘轻度不连续环状强化。③国内有学者报道近 60% 的病例可出现瘤体延迟强化。④局部肝内胆管扩张较多；极少数有门静脉侵犯或癌栓形成。⑤极少数有肝硬化表现，AFP 为阴性。

总之，如病灶较大，且其内有点状钙化或大片状的无强化的液性密度区出现时，应考虑胆管细胞癌。肿瘤边缘不连续环状强化及低密度肿瘤内含无定形的稍高密度影是其双期增强扫描的典型表现。

（四）肝硬化结节

单个或多个肝硬化结节与肝癌结节很难鉴别。

1. 肝硬化结节缺乏动脉血供　团注动态增强扫描，甚至 CTA 如病灶无强化，则以再生结节、局灶性脂肪变或坏死结节可能大；结节明显强化则可确立肝癌的诊断；如仅轻度强化，或血管造影见轻度染色，则很难做出诊断。总之，肝动脉血供的有无及程度与结节的良、恶性相关。

2. 大结节性肝硬化　肝脏表面高低不平，肝内有许多再生结节，颇像多结节性或弥漫性肝癌。下列征象有助于鉴别：①在平扫图上，肝硬化再生结节较正常肝组织密度略高。②增强扫描结节强化不明显，或不及正常肝组织，故成为低密度；或两者密度趋向一致，肝脏密度由平扫时的不均匀变为均匀。后一种情况更多见，更具有诊断意义。③门脉内见不到癌栓，而弥漫性肝癌的门脉癌栓发生率近于 100%。

五、肝硬化再生结节至肝细胞癌的演变

在肝硬化基础上肝细胞癌的发生是一个多阶段过程，在这一过程中再生结节可能是第一步。其演变过程有两种观点：①再生结节（RN）→腺瘤样增生（AH）或称为普通型 AH→不典型腺瘤样增生（AAH）→早期肝细胞癌（EHCC）→小肝细胞癌（SHCC）。②RN→发育不良结节（DN）→含局灶癌变的发育不良结节→SHCC。

1. 病理特征　如下所述。

（1）再生结节（RN）：是在肝硬化的基础上发生局灶性增生而形成的肝实质小岛，直径多在 0.3 ~ 1.0cm。内含肝细胞、Kupffer 细胞及小胆管等正常肝组织，周围被硬化肝脏的粗糙纤维间隔所包绕。

（2）发育不良结节（DN）：最初称为腺瘤样增生，还有再生大结节、腺瘤性增生及肝细胞假瘤等名称。1994 年，国际胃肠道会议正式命名为发育不良结节。结节常 > 1.0cm，多 < 2.0cm，可达 3.0cm 左右。无真正包膜。镜下根据细胞异形性程度又分为低度 DN 和高度 DN，分别相当于腺瘤样增生的普

通型 AH 和 AHH。后者细胞异形性较明显，被认为是癌前病变。当 DN 内部出现癌灶时就称为早期肝细胞癌。

（3）小肝细胞癌（SHCC）：其定义无统一标准，国内规定直径≤3cm 或两个相邻结节直径之和≤3cm。包膜、脂肪变性及镶嵌模式等都是 SHCC 较为特征的病理改变。

2. CT 表现和区别　如下所述。

（1）平扫：SHCC 呈界限清楚的低密度；RN 和 DN 有聚铁特性，偶呈高密度。

（2）动态增强扫描：由 RN 至 SHCC 随着结节恶性程度的增高，肝动脉供血比例逐渐增加，而门静脉供血比例逐渐减少并走向结节周围。96% 的发育不良结节（DN）主要由门静脉供血，而 94% 的 HCC 主要由肝动脉供血。①HCC 于动脉期明显增强，而门静脉期又呈低密度；CTA 呈高密度，CTAP 呈低密度。②RN、DN 的血供大部分为门静脉，其增强规律与正常组织多相似；CTA、CTAP 亦与肝实质同步。③一些分化较好的 SHCC 与含癌灶的 DN（即早期肝癌）、异形性明显的 DN（相当于非典型样腺瘤样增生），其血供无明显差别。因此，三者有一定重叠性，CT 表现无特异性，鉴别较困难，需结合 MR、US 等综合分析。

但对上述由再生结节至小肝细胞癌的演变过程，有时病理亦难以鉴别。

六、肝癌术后复发及鉴别诊断

1. 肝癌术后复发的病理机制　①肝内转移和播散。②多中心起源。③术中小的病灶未被发现，而后继续生长。

术后 AFP 浓度未下降到正常，或短期内又复上升；3 个月之内又发现新病灶，或原来可疑病灶又增大，通常把它归为术后残存。如术后 AFP 降到正常，3 个月后又复升高，同时找到新病灶通常归为复发灶。复发的时间从 3 个月至 5 年不等，也有 10 年以上的。

2. 鉴别诊断　复发灶以结节型、单个居多，与原发灶 CT 表现基本相同，但需与术后残腔和纤维瘢痕鉴别。①残腔：多呈水样密度，轮廓光滑，无强化。②纤维瘢痕：靠近手术部，平扫呈低密度，无张力和占位效应，边缘较清楚，无明显强化。

（王素青）

第六节　胆系结石、炎症

一、胆系结石

胆石症为胆道系统的最常见疾病，可发生在胆囊、肝内外胆管。

（一）概述

其形成原因尚不完全明确，主要有以下几方面：①胆道感染。②胆道蛔虫。③代谢障碍。④神经功能紊乱和胆汁滞留。

胆系结石的化学成分主要为胆色素、胆固醇、钙质及其他少量的无机盐类。按化学成分可分为：①胆固醇结石：以胆固醇为主，其含量占 80% 左右，并含少量钙、蛋白及胆色素。②胆色素结石：此类结石在我国较多，呈砂粒状或桑葚状，可有少量钙盐和有机物质为核心。③混合类结石：是由胆色素、胆固醇和钙盐分层混合而成。

（二）临床表现

与结石的位置、大小、胆道有无梗阻及并发症有关。多表现为右上腹不适及消化不良等症状；急性发作时，可有胆绞痛、呕吐、黄疸等；合并急性炎症时，出现高热等症状。

（三）CT 表现

1. 常见表现　如下所述。

（1）胆囊结石：①胆固醇结石：表现为单发或多发低密度及等密度结石，平扫多难以诊断，常需口服造影检查。②胆色素结石：表现为单发或多发的高密度灶，大小、形态各异。泥沙样结石沉积在胆囊下部呈高密度，与上部胆汁形成液平面。③混合性结石：表现为结石边缘呈环状高密度，中心为低密度或等密度。

（2）肝外胆管结石：①胆管内圆形或环形致密影，近端胆管扩张。②结石位于胆管中心呈致密影，周围被低密度胆汁环绕，形成靶征；结石嵌顿于胆总管下端而紧靠一侧壁，则形成新月征或半月征。③胆总管扩张逐渐变细，且突然中断，未见结石和肿块，应考虑等密度结石可能。

（3）肝内胆管结石：可局限于一叶或左、右叶均有，单发或多发，大小不等、形态各异。以管状、不规则状常见，亦可在胆管内形成铸型，并可见远侧胆管扩张。以高密度结石常见。

但在诊断时应注意：①胆管结石排出后，胆总管因弹性减退或消失，不能恢复原状，可造成胆管梗阻的假象；肝内胆管周围受肝脏的保护，一般可恢复原状。②结石引起的梗阻常为不完全性或间歇性，其扩张可较轻或在临界范围内。

2. 结石成分的预测　胆结石 CT 值与胆固醇含量呈负相关，与钙盐含量呈正相关。国外有学者对胆囊结石的体外研究认为：以 CT 值 140Hu（范围 135～145Hu）作为结石化学类型的预测阈值，其准确率达 84%，即 CT 值 <140Hu 为胆固醇结石，>140Hu 为混合性结石和胆色素结石。还有学者行鹅去氧胆酸溶石试验，结果结石 CT 值 <50Hu 或 60Hu 组大部分溶解，而 >50Hu 或 60Hu 组无一例溶解。

3. CT 分类　国外有学者根据结石的 CT 表现，一般将结石分为以下几类：①高密度结石：CT 值 >90Hu 者。②稍高密度结石：CT 值 26～67Hu。③环状高密度结石。④等密度结石：与盐水或胆汁相似。⑤分层状结石。⑥低密度结石。低密度、等密度、稍高密度结石以胆固醇性结石为主，其他则以非胆固醇性结石为主。

4. 钙胆汁　胆汁中含有很高浓度的碳酸钙称为钙胆汁或石灰样胆汁。钙胆汁与胆结石有密切的关系。CT 或 X 线表现为胆囊呈造影样高密度，在胆囊管区或胆囊内可见结石。有时可见胆汁分层。

二、急性胆囊炎

（一）概述

本病多由结石嵌顿于胆囊颈部、胆囊管或细菌感染所致。病理可分为 4 类。①急性单纯性胆囊炎：胆囊黏膜充血、水肿、炎性细胞浸润。②急性化脓性胆囊炎：炎症波及胆囊壁全层，胆囊壁水肿、增厚，浆膜面纤维素渗出，胆囊内充满脓液。③急性坏疽性胆囊炎：胆囊壁缺血坏死及出血，胆囊内充满脓液，并可穿孔。④气肿性胆囊炎：由产气杆菌（多为梭状芽孢杆菌、产气荚膜杆菌，其次为大肠杆菌等）感染所致，胆囊内及其周围可见气体产生；30% 发生于糖尿病患者，50% 不存在结石。

（二）临床表现

主要为急性右上腹痛，向肩胛区放射。多伴有高热、寒战、恶心、呕吐、轻度黄疸。既往有胆绞痛发作史。莫菲氏征阳性。

（三）CT 表现

胆囊增大，为最常见的征象。胆囊壁弥漫性增厚为胆囊炎的重要依据，但不具特异性。增强扫描胆囊壁明显强化，且持续时间长。胆囊周围可见一周低密度环即"晕圈"征，为胆囊周围水肿所致。该征是胆囊炎，特别是急性胆囊炎的特征性征象。出血、坏死性胆囊炎时，胆囊内胆汁 CT 值升高。胆囊内或周围脓肿形成时，可见气体征象。有时可见胆囊扩张积液征象。气肿性胆囊炎可见胆囊壁内有气泡或线状气体，胆囊腔、胆道内及胆囊周围也可有低密度气泡影。

此外，黄色肉芽肿性胆囊炎囊壁可高度不规则增厚，偶有钙化，容易穿孔并在肝内形成脓肿和肉芽肿，不易与胆囊癌鉴别。但是，黄色肉芽肿性胆囊炎增厚的囊壁内有大小不一、数目不等的圆形或类圆形低密度灶（主要由胆固醇、脂质及巨噬细胞构成），增强扫描无强化，是其特异性表现。

三、慢性胆囊炎

（一）概述

本病为常见的胆囊疾病，可因细菌感染、化学刺激、乏特壶腹的炎症和肥厚等引起胆汁淤滞，以及代谢异常等所致。病理上胆囊黏膜萎缩、破坏；胆囊壁纤维化增厚，并可钙化；胆囊浓缩及收缩功能受损；胆囊可萎缩变小，亦可积水增大。

（二）临床表现

主要为右上腹痛及反复发作性急性胆囊炎。其他有上腹不适、消化不良、饱胀等一般性症状。

（三）CT 表现

胆囊壁增厚为主要表现之一，增厚多较规则。一般认为，胆囊扩张良好时，壁厚度≥3mm 有诊断意义。胆囊壁钙化为特征性表现，如囊壁完全钙化称为"瓷胆囊"。胆囊可缩小或扩大，常合并胆囊结石。

四、急性化脓性胆管炎

（一）概述

本病因胆管梗阻及感染引起，多胆囊壁增厚、密度增高，周围无水肿见于胆管结石、胆道蛔虫，其次有胆管狭窄、肿瘤以及胰腺病变等。梗阻多位于胆总管下端。病理表现胆总管明显扩张，其内充满脓性胆汁，管壁炎性增厚，肝内可见多发脓肿。左肝管易使胆汁引流不畅、结石不易排出，而容易或加重感染，且感染可致肝实质萎缩。此外，所谓的复发性化脓性胆管炎是感染性胆管炎的反复发作，最终导致胆管狭窄、胆管梗阻和胆管结石。

（二）临床表现

起病急骤，右上腹剧痛、高热、寒战，多数有黄疸，甚至昏迷及死亡。复发性化脓性胆管炎患者可出现反复发作的腹痛、脓毒症和黄疸。

（三）CT 表现

肝内外胆管均明显扩张，其内充满脓汁，CT 值高于胆汁。肝内胆管扩张常呈不对称性或局限分布，以左叶为著，扩张的胆管呈聚集状，是因左肝管易使胆汁引流不畅、结石不易排出所致。同时，扩张的胆管常局限在一、二级分支，而周围胆管因炎性纤维增生丧失扩张能力，表现为"中央箭头征"。胆管壁弥漫性增厚，其增厚可呈弥漫偏心性，增强扫描多于急性发作期呈明显强化。胆管内有时可见积气表现，常伴有胆管内结石。肝内可有多发性小脓肿。由于反复炎性阻塞、破坏，可有肝体积缩小或局限性萎缩，以左肝多见。

复发性化脓性胆管炎的基础疾病是肝内外胆管不规则扩张、胆系结石、胆囊炎、胆汁性肝硬化，典型的影像学表现是肝内胆管多房性囊性扩张并周边渐进性强化为特征（MR 平扫、增强和 MRCP 对本病的诊断具有重要意义）。

五、慢性胆管炎

本病常由急性胆管炎发展而来。

（一）概述

胆总管下端纤维瘢痕组织增生及狭窄，胆总管明显扩张，管壁增厚。

（二）临床表现

中上腹不适、腹胀。急性发作时与急性化脓性胆管炎相同，可有高热、寒战、黄疸三联征。

（三）CT 表现

（1）肝内、外胆管明显扩张，内有多发结石，是其常见和主要的 CT 表现：结石密度从等密度到高密度不等。结石的形态多种多样。肝内大的胆管扩张，而分支不扩张或扩张不明显。

（2）肝外胆管壁呈广泛性、不规则增厚，壁厚可达 2～3mm。

六、原发性硬化性胆管炎

本病又称狭窄性胆管炎，其病因不明，是一种罕见的慢性胆管阻塞性疾病。

（一）概述

以肝内、外胆管的慢性进行性炎症及纤维化，最终导致胆管的短段狭窄与扩张交替为特征的病变。80% 的病变累及包括胆囊在内的整个胆系，20% 仅局限于肝外胆道。受累的胆管壁增厚、管腔狭窄，外径变化不大，内径明显缩小或闭塞。后期可发生胆汁性肝硬化或门静脉高压，9%～15% 合并胆管癌。

（二）临床表现

好发于 40 岁左右，男女之比约为 2：1。以慢性进行性黄疸为主要表现，一般无上腹绞痛史。合并肝硬化、门脉高压等并发症可有相应表现。87% 伴发溃疡性结肠炎，13% 伴发 Crohn 病。

（三）CT 表现

其主要 CT 征象为跳跃性扩张、串珠征和剪枝征。①病变局限于肝外胆管者，呈典型的低位梗阻表现，狭窄处远端的胆总管仍可见。狭窄处胆管壁增厚，管腔狭小，密度增高；增强扫描管壁强化明显。可有或无胆囊壁增厚。如某段扩张的肝外胆管不与其他扩张的胆管相连称为"跳跃性扩张"，其形成基础是肝内胆管狭窄合并远段胆管扩张。②病变广泛者呈不连续的散在分布的串珠状或不规则状，反映了其多发性狭窄。段性分布的肝内胆管扩张也是其表现之一。在 1 个层面上见到 3 处以上狭窄与扩张交替出现，称为"串珠征"。但此征也可见于恶性病变。③剪枝征：即某 1 层面上见到长度≥4cm 的肝内胆管或左右肝管，而无次级分支称为"剪枝征"。本病 25% 的可见此征，但 13%～15% 的恶性病变也可见此征。④晚期可见肝硬化、门脉高压表现，还可见大量的肝内胆管钙化影。

通常本病引起的肝内胆管扩张程度较轻，有明显扩张者要想到肿瘤性病变。

（四）鉴别诊断

应注意结合病史与结石、胆系感染和手术等原因所致的继发性硬化性胆管炎相鉴别。

七、胆道出血

胆道出血是肝胆疾病的严重并发症。

（一）病因

其病因很多，主要有肝内感染、肝内胆管结石、手术时的探查和肝损伤等。

（二）临床表现

临床有不明原因的消化道出血。DSA 有助于进一步确诊，并指导介入治疗。

（三）CT 表现

血液通过开放的胆总管进入胆囊，当出血量占胆囊容量的 70% 和出现血凝块时，表现为胆囊不均匀性密度增高。出血量更大时，胆囊内密度均匀性增加，CT 值高达 50～60Hu。胆系出血常并发胆道梗阻，引起扩张、积血，表现为胆管扩张，其内见管状或圆形高密度灶。

本病需注意与钙胆汁（其密度高于出血 15～20Hu）、胆管结石相鉴别。结合临床对本病的诊断和鉴别有重要作用。

（王素青）

第八章

神经系统疾病的 MRI 诊断

第一节　头颅检查方法与颅脑正常解剖

一、头颅检查方法

1. 线圈的选择及体位　选用头颅专用线圈。采用标准头部成像体位，受检者仰卧于检查床上，头先进，双手置于身体两侧，头置于头托架上，肩部必须靠近线圈，两眼连线位于线圈横轴中心，对准"十"定位灯的横向连线，头颅正中矢状面尽可能与线圈纵轴保持一致并垂直于床面，对准"十"定位灯的纵向连线，尽可能保证患者左右对称。

2. 颅脑常规扫描方位

(1) 横断面（轴位）扫描：以矢状面和冠状面定位像作参考，设定横断面的具体扫描平面。在冠状面定位像上，使横断面层面平行于两侧颞叶底部连线，以保证图像左右侧的对称性；在矢状面定位像上，标准横断面的扫描平面应该平行于胼胝体膝部下缘和压部下缘的连线，或平行于前联合和后联合的连线。扫描范围从脑顶部至颅底，以左右方向作为相位编码方向。FOV 一般为 22~24cm，层厚 5~6mm，层间距 1~2mm。

(2) 矢状面扫描：以冠状面和横断面定位像作参考，设定矢状面成像位置。在冠状面定位像上使成像层面与大脑镰及脑干平行，在横断面定位像上使其与大脑纵裂平行。扫描范围根据头颅左右径和病变的大小设定，以前后方向作为相位编码方向。FOV 一般为 22~24cm，层厚 4~5mm，层间距 0~2mm。

(3) 冠状面扫描：以矢状面和横断面定位像作参考，设定冠状面成像位置。在横断面定位像上使其与大脑纵裂垂直，在矢状面定位像上使其成像层面与脑干平行。扫描范围根据患者头颅前后径和病变大小设定，以左右方向作为相位编码方向。FOV 一般为 22~24cm，层厚 4~6mm，层间距 0~2mm。

3. 颅脑扫描常用的序列

(1) 2D SE T_1WI 或 IR – FSE T_1WI（T_1 – FLAIR）是基本扫描序列，其信噪比好，灰白质对比度佳，伪影少，能很好地显示解剖结构，同时也是增强扫描的常规序列。SE T_1WI 序列的 TR 一般为300~600ms，TE 小于30ms，矩阵 256×256 或 320×256，NEX =2。

(2) 2D FSE（TSE）T_1WI 也是基本扫描序列，扫描速度相对较快，对含水组织敏感，病变显示较好。TR 一般为 3 000~4 000ms，TE 为 85~110ms，矩阵 512×320 或 320×256，NEX = 2，ETL = 12~24。

(3) FLAIR（T_2 – FLAIR）序列是在 T_2WI 基础上，加了反转时间，选用长 TI 抑制脑脊液信号，避免邻近脑室或蛛网膜下隙的病灶在 T_2WI 上被高信号的脑脊液所遮盖。TR 一般为 8 000ms 以上，TE 为 120ms，TI 为 1 500~2 500ms，矩阵 256×192 或 320×256，NEX =2。

(4) DWI 是检测水分子的热运动，反映水分子扩散受限程度。TR 为 3 000~4 000ms，TE 为 75~100ms，b 值一般取 1 000，矩阵为 128×128 或 160×160，层厚6ms，无间隔，NEX =1。

(5) SWI 是磁敏感加权成像序列，是利用不同组织间的磁敏感性差异提供对比增强机制的新技术。

它是由强度和相位两套图像信息组成，是一种 3D 薄层重建、具有完全流动补偿的梯度回波序列。SWI 图像可以清楚地显示静脉血管、微出血以及铁沉积。TR 为 40~50ms，TE 为 23~40ms，矩阵 118×256 或 512×512。

二、正常颅脑解剖

1. 颅骨　颅骨由顶骨、颞骨各两块和额骨、枕骨、蝶骨、筛骨各一块组成。额骨与顶骨连接形成冠状缝，两侧顶骨连接形成矢状缝，顶枕骨连接形成人字缝。

颅骨底部借软骨或骨直接相连，自前向后分为前、中、后颅窝，其中有许多骨孔和裂隙，供血管和神经出入。

前颅窝：由额骨眶板、筛板、蝶骨小翼和蝶骨体前部构成，容纳额叶。

中颅窝：前界是蝶骨嵴，为前颅窝的后界，后界为颞骨岩部骨嵴和蝶鞍背，中颅窝容纳颞叶。窝的中央部为蝶骨体，正中部为蝶鞍，凹陷形成垂体窝容纳垂体腺。

后颅窝：前面中央部为鞍背和斜坡，外侧部为岩骨后面，后颅窝容纳小脑半球及脑干。

2. 脑　脑由大脑、间脑、小脑、中脑、脑桥和延髓组成。通常把中脑、脑桥和延髓称为脑干。

（1）大脑：大脑由中线的半球间裂分为左右大脑半球，中间由胼胝体相连，后下方由小脑幕分隔小脑。大脑半球由脑沟、裂将皮质分成额叶、颞叶、顶叶、枕叶和岛叶。

1）额叶：位于大脑半球前上部，内侧以大脑纵裂与对侧分开，后方由中央沟与顶叶分开，外下方经外侧裂与颞叶分开。

2）颞叶：前方由外侧裂与额叶分开，后方借顶枕裂和枕前切迹的连线与枕叶分开。

3）顶叶：前方由中央沟与额叶分开，下方与颞叶的分界线为外侧裂，与枕叶的分界线为顶枕沟。

4）枕叶：经顶枕沟与顶叶分开，与颞叶的分界为顶枕裂与枕前切迹的连线。

5）岛叶：位于外侧裂的深部，四周有环形沟。

每个半球表面有一层灰质叫大脑皮质，皮质下为白质，称为髓质。髓质中埋藏一些灰质核团叫基底神经节，包括尾状核、豆状核、屏状核和杏仁核。大脑皮质与下部结构间脑、基底节、脑干、脊髓的连接纤维称为投射纤维，包括内囊（前肢、后肢、膝部）、穹窿、外囊和最外囊。

（2）间脑：间脑连接大脑半球和中脑，被两侧大脑半球所掩盖，包括丘脑、后丘脑、上丘脑、底丘脑和下丘脑五部分。丘脑是各种感觉体传向大脑皮质的中间站，下丘脑是皮质下自主神经中枢。

（3）脑干：脑干从上往下由中脑、脑桥和延髓三部分组成。上接间脑，向下经过枕骨大孔与脊髓相连，脑干从上向下依次与第 3~12 对脑神经相连，大脑皮质、小脑、脊髓之间通过脑干进行联系，此外，脑干中还有许多重要的神经中枢。

（4）小脑：小脑位于后颅窝，借小脑幕与枕叶相隔。小脑中间缩窄部为蚓部，两侧膨隆部为小脑半球。小脑表面为灰质，内部为白质。小脑的主要功能是维持身体平衡、保持和调节肌张力以及调整肌肉的协调运动。

3. 脑的被膜　脑的外面自内向外有软脑膜、蛛网膜和硬脑膜三层被膜包裹。

（1）软脑膜：紧贴在脑回表面并深入脑的沟裂内。软脑膜血管丰富，并突入脑室形成脉络丛，产生脑脊液。

（2）蛛网膜：为透明的薄膜，蛛网膜与软脑膜之间的间隙称为蛛网膜下隙，其内充满脑脊液。

（3）硬脑膜：为一厚而坚韧的结缔组织膜，在一定部位向内折叠深入脑的裂隙内，形成大脑镰、小脑幕、鞍隔等结构。

4. 脑室系统　脑室系统包括左右侧脑室、第三脑室、中脑导水管和第四脑室。其内充满脑脊液。

（1）侧脑室：位于大脑半球白质内，左右各一，借室间孔与第三脑室相通，分前角（额角）、体部、三角部（体部、后角及下角的交界区）、下角（颞角）和后角（枕角）五部分。

（2）第三脑室：位于两侧间脑之间的纵行裂隙，宽约 0.5cm，上经两侧室间孔通向侧脑室，下接中脑导水管。

（3）第四脑室：位于脑桥、延髓与小脑之间，居中轴位上，上接中脑导水管，下续延髓中央管；第四脑室借一个正中孔和两个外侧孔和蛛网膜下隙相通。

第五脑室位于两侧透明隔之间的裂隙，又称透明隔间腔。第六脑室位于第五脑室后上方，又称Verga氏腔，为穹窿间腔。第五和第六脑室均属解剖变异。

5. 脑的血供

（1）大脑前动脉：供应大脑半球的额叶、顶叶近中线内侧面1.5cm的范围。其分支前穿质动脉，供应尾状核头、壳核和内囊前肢。Heubner供应丘脑下部的血液。

（2）大脑中动脉：皮质支供应额叶、顶叶、颞叶的外表面大部分，中央支供应尾状核和壳核的一部分、苍白球外侧部、内囊前肢和后肢，称豆纹动脉。

（3）大脑后动脉：主要供应枕叶和颞叶的底面，中央支供应丘脑下部、后部等部分间脑。

（4）基底动脉：两侧椎动脉汇合成基底动脉。基底动脉在脚间池分成左右大脑后动脉。基底动脉分出成对的脑桥支、内听道支、小脑前支和小脑上支。小脑后支来自椎动脉。

（王禄伟）

第二节　颅脑病变的定位诊断

颅脑疾病的诊断包括定位和定性诊断。不同部位的颅脑病变造成相应部位的功能改变，功能与解剖结构有一定的对应关系。通过特定的功能损害与解剖部位在空间上的对应关系和在时间上的演变过程，结合其他临床表现逆推病变侵害的部位和扩展的范围，是定位诊断的主要内容。

一、额叶病变

额叶的主要功能是控制随意运动、语言、情感和智能，并与内脏活动和共济运动有关。

1. 额叶前部　病变表现为精神、情感、人格、行为和智能障碍。

2. 额叶后部（中央前回）　刺激症状为癫痫发作，破坏性病变引起对侧偏瘫。

3. 额叶底部　刺激症状为呼吸间歇、血压升高等自主功能障碍，破坏性病变造成精神障碍、愤怒或木僵。

4. 说话中枢（额下回后部）　病变表现为运动性失语；书写中枢（额中回后部）病变表现为失写症；眼球凝视中枢（额中回后部、书写中枢前）的刺激性病变引起双眼向健侧的同向凝视，破坏性病变引起双眼向病侧的同向凝视；排尿中枢（额中回）受损表现为尿失禁。

5. 严重额叶损害　严重损害除痴呆外，可影响基底节和小脑引起假性帕金森病和假性小脑体征等。

二、颞叶病变

颞叶的主要功能是听觉功能。

1. 颞横回　刺激性病变表现为耳鸣和幻听，破坏性病变为听力减退和声音定位障碍。

2. 颞上回　前部病变引起乐感丧失，颞上回后部（听话中枢）病变引起感觉性失语。

3. 颞中回和颞下回　病变表现为对侧躯干性共济障碍，深部病变合并同向上1/4象限视野缺损。

4. 颞叶内侧　病变表现为颞叶癫痫、钩回发作，破坏性病变表现为记忆障碍。

5. 颞叶广泛损害　表现为人格、行为、情绪及意识的改变，记忆障碍，呈逆向性遗忘及复合性幻觉幻视。

三、顶叶病变

顶叶的功能与邻近结构有重叠。

（1）顶叶前部（中央后回）：刺激性症状为对侧局限性感觉性癫痫和感觉异常，破坏性病变引起对侧半身的偏身感觉障碍。

（2）缘上回和角回连同颞叶的上部与语言有关。

（3）顶上小叶：皮质觉如实体觉，两点辨别觉和立体觉丧失。

（4）下小叶（主侧）：失用、失写、失读等。

四、枕叶病变

枕叶的主要功能是视觉功能。

（1）视幻觉如无定形的闪光或色彩常提示枕叶病变。

（2）破坏性病变表现为同向偏盲，伴有"黄斑回避"（即两侧黄斑的中心视野保留）。

（3）双枕叶视皮质受损引起皮质盲，失明，但瞳孔对光反应存在。

（4）梭回后部病变引起精神性视觉障碍，表现为视物变形或失认，患者失明但自己否认（Anton 氏征）。

五、胼胝体病变

胼胝体为连接两侧大脑半球新皮质的纤维，它自前向后依次为胼胝体膝部、体部和压部。

（1）膝部：上肢失用症。

（2）体部：前1/3 病变表现为失语、面肌麻痹，中1/3 损害表现为半身失用、假性球麻痹。

（3）压部：下肢失用和同向偏盲。

（4）胼胝体广泛性损害造成精神淡漠、嗜睡无欲、记忆障碍等症状。

六、半卵圆中心病变

半卵圆中心指大脑皮质与基底节、内囊之间的大块白质纤维。

1. 前部　对侧肢体单瘫和运动性失语。

2. 中部　对侧皮质感觉障碍，远端重于近端。

3. 后部　对侧同向偏盲和听力障碍。

七、基底节和内囊病变

基底节是大脑皮质下的一组神经细胞核团，包括豆状核（包括苍白球和壳核）、尾状核、屏状核、杏仁核。内囊位于豆状核、尾状核和丘脑之间，是大脑皮质与下级中枢之间联系的重要神经束的必经之路。内囊可分三部分，额部称前肢，介于豆状核和尾状核之间；枕部称后肢，介于丘脑和豆状核之间；两部分的汇合部为膝部。

1. 纹状体（包括豆状核和尾状核）　手足徐动症（舞蹈病）、静止性震颤。

2. 内囊

（1）前肢有额桥束通过，受损时表现为双侧额叶性共济失调。

（2）膝部有皮质脑干束通过，受损时出现对侧中枢性面舌瘫。

（3）后肢由前向后依次为皮质脊髓束、丘脑皮质束、视放射和听放射纤维等结构。受损时分别引起对侧肢体偏瘫、对侧半身深浅感觉障碍、偏盲和听觉障碍。

八、间脑病变

间脑位于中脑的上方。从功能和发生上分为丘脑部、丘脑底部和丘脑下部。丘脑部又分为丘脑、丘脑上部和丘脑后部。丘脑为感觉的皮质下中枢，丘脑上部与生物昼夜节律调节有关，丘脑下部与内脏和代谢活动有关。

1. 丘脑部

（1）丘脑上部：病变累及松果体出现性早熟及尿崩。常见于松果体区肿瘤。

（2）丘脑后部：累及外侧膝状体出现对侧同向偏盲，累及内侧膝状体出现听力减退。

（3）丘脑：刺激性症状引起对侧半身丘脑痛，破坏性症状为对侧半身深浅感觉障碍，还可引起共济失调、舞蹈病、多动症和丘脑手等。

2. 丘脑底部　累及 Luys 体导致对侧投掷症。

3. 丘脑下部　主要表现为内分泌和代谢障碍及自主神经功能紊乱。

4. 与丘脑和丘脑下部相关的综合征

（1）无动无语缄默症：丘脑下部网状结构受损。

（2）间脑癫痫：脑外伤、第三脑室肿瘤和丘脑肿瘤均可引起，表现为自主神经系统异常症状，如面部潮红、大汗淋漓等。

九、脑干病变

脑干从上向下分为中脑、脑桥和延髓三部分。司运动的各神经核团位于脑干的前内，司感觉的各神经核团位居后外。脑干神经核团按功能排列，从内向外依次是躯体运动、内脏运动、内脏感觉和躯体感觉。许多非常重要的生命中枢（心血管中枢、呼吸中枢等）均位于脑干。

1. 中脑

（1）中脑腹侧部：Weber 氏综合征表现为同侧动眼神经或神经核损伤造成眼肌麻痹，加上同侧大脑脚受累造成对侧偏瘫。

（2）中脑被盖部：Benedikt 综合征表现为同侧动眼神经和同侧红核受损造成同侧眼肌麻痹加上对侧肢体多动，如舞蹈症、震颤及手足徐动症。

（3）四叠体上丘：Parinaud 综合征表现为眼球共轭运动受损，不能向上凝视。见于松果体区病变。

（4）中脑广泛病变表现为昏迷、去大脑僵直、四肢瘫。

2. 脑桥

（1）脑桥下部腹侧部：FoVille 氏综合征表现为同侧眼球凝视麻痹或伴面神经或展神经麻痹加对侧偏瘫；Millard - Gubler 综合征表现为同侧展神经和/或面神经麻痹加对侧肢体偏瘫。

（2）脑桥下段：Raymond - Cestan 综合征（桥盖综合征）表现为同侧小脑共济失调和对侧半身感觉障碍。

（3）脑桥外侧部：桥小脑角综合征最初表现为第Ⅷ脑神经受累，随之第Ⅴ、Ⅵ、Ⅶ、Ⅸ、Ⅹ、Ⅺ、Ⅻ脑神经也相继受累，多见于听神经瘤、胆脂瘤。

（4）脑桥广泛病变表现为昏迷、双侧瞳孔缩小如针尖、四肢瘫。

3. 延髓

（1）延髓上段腹侧部：舌下神经交叉瘫。

（2）延髓上段背外侧部：延髓背侧综合征（Wallenberg 综合征）表现为交叉性感觉障碍和同侧小脑性共济失调、同侧球麻痹、同侧霍纳氏征（Homner 征）和眩晕、眼球震颤。

（3）延髓上段中央部：此部位损害取决于受损脑神经核，可引起橄榄体前综合征（Jackson 综合征），表现为同侧舌瘫和对侧偏瘫。

（4）延髓广泛损害多表现为急性球麻痹和呼吸循环衰竭而死亡。

十、颅底病变

1. 前颅窝　福 - 肯综合征（Forster - Kennedy 综合征）表现为同侧视神经萎缩，对侧视神经盘水肿伴同侧嗅觉丧失。多见于局限于一侧的嗅沟脑膜瘤。

2. 中颅窝

（1）视交叉综合征：双颞侧偏盲伴垂体内分泌紊乱，同时可伴有视神经萎缩和蝶鞍的改变。为垂体腺瘤向鞍上生长的典型临床症状。

（2）眶上裂和眶尖病变：许多眶后部及视神经孔肿瘤均可引起明确的综合征。

1）眶尖综合征（Rollel 综合征）：第Ⅲ、Ⅳ、Ⅴ脑神经的 1、2 支和第Ⅵ脑神经受累，表现为视神经萎缩或水肿，上睑下垂，眼球固定，角膜反射消失，眼神经和上颌神经分布区感觉障碍。

2）眶上裂综合征（Rochon – Duvigneaud 综合征）：除无视神经变化外，余同上。

（3）海绵窦综合征：病变累及第Ⅲ、Ⅳ、Ⅴ、Ⅵ脑神经，眼球固定，瞳孔散大，角膜反射减弱，可合并突眼及眼静脉回流障碍。海绵窦区病变常因血栓性静脉炎、动脉瘤和鞍内肿瘤累及海绵窦引起。

（4）岩部病变

1）岩尖综合征（Gradenigo 综合征）：同侧三叉神经受累致面部疼痛或麻木，外展神经受累致眼球内斜、复视。岩尖病变常因乳突炎症的扩散和鼻咽部或鼻窦的恶性肿瘤沿颅底裂隙侵蚀。

2）三叉神经旁综合征（Raeder 综合征）：病变位于岩骨前段三叉神经半月节附近，三叉神经受累致面部疼痛，颈动脉交感丛受累致同侧 Homner 征。

3）蝶 – 岩综合征（Jacob 综合征）：蝶岩交界处病变引起第Ⅲ、Ⅳ、Ⅴ、Ⅵ脑神经麻痹，表现为同侧眼肌麻痹和三叉神经感觉障碍，如累及视神经造成视力障碍。

3. 后颅窝

（1）内耳道综合征：病变起自内耳道，同侧面神经外周性瘫痪，同侧位听神经受累引起耳鸣、耳聋、眼球震颤和平衡障碍。

（2）桥小脑角病变：桥小脑角（小脑 – 脑桥池）是指小脑和脑桥的外侧和岩骨嵴内 1/3 之间的三角形空间。其腹侧上有三叉神经从脑桥到岩尖，腹侧下是舌咽神经，外展神经在三角的内侧缘，面神经和位听神经横过此三角走向内耳门。此区域病变常引起相应的脑神经的受累表现，常见于听神经瘤、脑膜瘤等。

（3）颈静脉孔综合征（Vernet 综合征）：第Ⅸ、Ⅹ、Ⅺ脑神经通过颈静脉孔的内侧部，多为原发于颅内的病变容易引起这 3 根神经麻痹，此外还可见于多发性脑神经炎、颈静脉球和颈动脉体瘤。

（4）颅脊管综合征：枕大孔附近的病变常侵犯后颅窝和高位椎管两个间隔，先后累及小脑、延髓、后组脑神经和上段颈髓等结构。

十一、小脑病变

1. 小脑半球　同侧肢体共济失调，眼球震颤，辨距不良，轮替运动障碍。指鼻和跟膝胫试验阳性，同侧半身肌张力降低。

2. 蚓部　躯干性共济失调，小脑暴发性语言，少有肌张力降低和肢体异常。

3. 齿状核　运动过多，肌阵挛。

4. 小脑脚　小脑上脚（结合臂）病变引起同侧小脑性共济障碍，对侧红核病变引起不自主运动，头偏向病侧；小脑中脚（脑桥臂）病变出现额叶性共济障碍；小脑下脚（绳状体）损害引起同侧小脑性共济失调、平衡障碍、眼球震颤及书写障碍。

（王禄伟）

第三节　脑血管病变

一、脑出血

脑出血（intiacerebral hemorrhage）是指脑实质内的出血。按病因分为外伤性和非外伤性两类，后者又称为原发性或自发性脑出血，为脑内的血管病变、坏死、破裂而引起的出血，如高血压、动脉瘤、血管畸形、血液病和脑肿瘤等。以高血压性脑出血最为常见，本节作重点叙述。

高血压性脑出血，其发生率约占脑出血的 40%，发病率在脑血管疾病中仅次于脑梗死，占第二位，但死亡率却占脑血管病的首位。多见于 50 岁以上成人，男女发病率相似。一般认为是在原发性高血压病和脑动脉粥样硬化的基础上，在血压骤升时引起脑小动脉破裂所致。出血部位多见于基底节，约占脑出血的 2/3，其次为丘脑、脑干、小脑，也可见于大脑半球脑叶。脑出血一般分为急性期、亚急性期和慢性期：血肿及周围脑组织在不同时期的 MRI 表现与血肿形成、吸收与囊变三个阶段的病理过程基本一致二血肿破入脑室可使血液流入脑室系统和蛛网膜下隙。

（一）诊断要点

（1）高血压性脑出血多有高血压病史，常在情绪激动或过度体力活动时发病。

（2）起病急骤，多为突然发病，常有剧烈头痛、频繁呕吐、血压升高、语言不清等，病情发展迅速，很快就出现偏瘫、失语及不同程度的意识障碍，甚至昏迷。

（3）除以上一般表现外，各部位出血还可出现相应的症状和体征，常见的出血部位有：

1）基底节出血：常累及内囊，可见典型的偏瘫、偏身感觉障碍和偏盲的"三偏征"。

2）脑干出血：多见于脑桥出血，常有持续性高热、针尖样瞳孔、面部和四肢瘫痪或交叉瘫，严重者可在数分钟内进入深度昏迷。影响脑干呼吸中枢可出现呼吸不规则，于早期就出现呼吸困难。

3）小脑出血：可引起病侧肢体共济失调，但瘫痪不明显，大量出血压迫脑干，甚至发生枕大孔疝。

4）脑室出血：①脑内血肿破入脑室，往往在起病后 1～2 小时进入深度昏迷，出现四肢抽搐或四肢瘫痪。②可有脑膜刺激症状，双侧病理反射阳性。③呼吸深沉带鼾声，脉搏快速、微弱且不规则，血压不稳定，体温升高等。

（4）腰椎穿刺：如脑出血破入脑室或蛛网膜下隙，脑脊液为血性。

（5）CT 检查：新鲜血肿表现为脑内边界清楚的高密度区，血肿周围常伴低密度水肿带。吸收期血肿边缘模糊变淡，血肿密度下降。血肿完全吸收液化形成囊腔。血肿破入脑室及蛛网膜下隙，相应部位呈高密度改变。部分患者可出现脑积水改变。吸收期血肿增强后见周围环形包膜增强。

（二）MRI 表现

脑出血的 MRI 表现比较复杂，其信号强度随出血期龄的不同而异。血肿在 MRI 上可分为四期：超急性期、急性期、亚急性期和慢性期。

1. 超急性期（<6 小时）　新鲜出血 T_1WI 呈稍低信号，T_2WI 为稍高信号。

2. 急性期（6～72 小时）　出血数小时后，红细胞内的氧合血红蛋白逐渐转变为脱氧血红蛋白，脱氧血红蛋白可使 T_2 弛豫时间缩短，因而在 T_2WI 呈低信号，T_1WI 一般为稍低信号（图 8-1）。

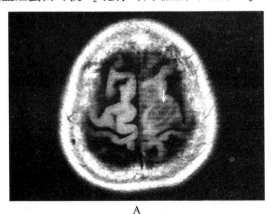
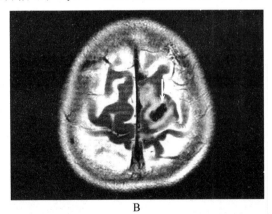

A   B

图 8-1　急性期脑内血肿

A、B. 左额叶血肿在 T_1WI 呈稍低信号（↑），在 T_2WI 上呈明显低信号（长↑），周围见小片状水肿

3. 亚急性期（3 天～1 个月）　从出血后 3～6 天开始，脱氧血红蛋白在红细胞内开始氧化为高铁血红蛋白，这一过程是从血肿的周围逐渐向中心推进。高铁血红蛋白使 T_1 弛豫时间缩短，所以早期在 T_1WI 上常表现为高信号环，而血肿中心部分则为脱氧血红蛋白而呈低或等信号；随着时间的推移，血肿中心的脱氧血红蛋白亦氧化为高铁血红蛋白，血肿在 T_1WI 上则呈均匀的高信号。此期 T_2WI 上血肿信号比较复杂，在亚急性早期，红细胞膜完整，高铁血红蛋白位于红细胞内，使 T_2 弛豫时间缩短，在

T_2WI 上呈低信号；而亚急性晚期，因红细胞溶解，高铁血红蛋白游离于细胞外，使 T_2 弛豫时间延长，在 T_2WI 上则呈高信号（图8-2，图8-3）。

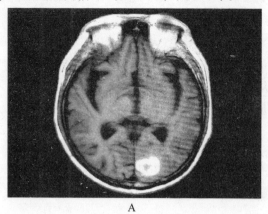
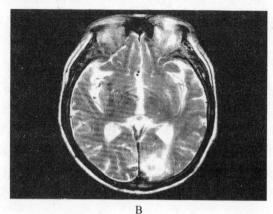

A   B

图8-2　亚急性早期脑内血肿
A、B. 左侧枕叶血肿在 T_1WI 呈环状高信号，中心呈低信号，T_2WI 中心亦为低信号，周围片状水肿

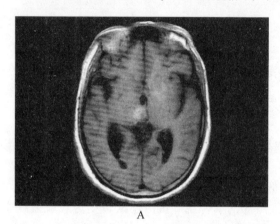
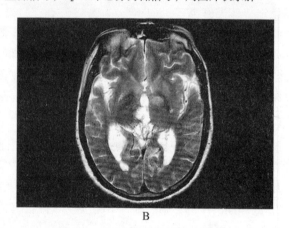

A   B

图8-3　亚急性晚期脑内血肿
A、B. 右侧丘脑血肿在 T_1WI 和 T_2WI 均呈高信号，第三脑室受压

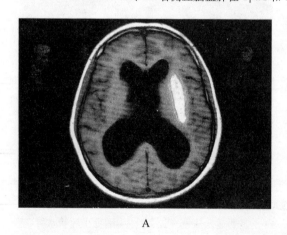
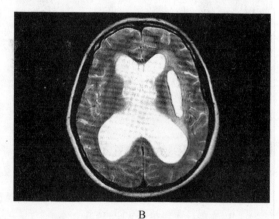

A   B

图8-4　慢性期脑内血肿
A、B. 左侧基底节区血肿，周边在 T_1WI 和 T_2WI 均呈低信号，以 T_2WI 表现明显，血肿中心的高铁血红蛋白在 T_1WI 和 T_2WI 上均为高信号

4. 慢性期（≥1个月）　出血2周后红细胞已经开始溶解，高铁血红蛋白进一步氧化成含铁血黄素，其不溶于水，被巨噬细胞吞噬后在血肿周边沉积。血肿周边的含铁血黄素在任何序列上均呈环状低

信号，在 T_2WI 上明显于 T_1WI，故又称为"含铁血黄素环"或"短 T_2 信号环"，此为慢性期血肿的特点（图 8-4）。血肿中心为液体成分时，T_1WI 呈低信号、T_2WI 呈高信号；如血肿中心含有游离的高铁血红蛋白，则 T_1WI 和 T_2WI 均为高信号。数月至数年后，血肿中心几乎被吸收殆尽，此时仅见条片状短 T_2 信号。

5. DWI 上脑实质内出血的信号变化规律　超急性期和急性期出血在 DWI 上呈明显低信号，ADC 值降低，但常难以精确测量 ADC 值；亚急性早期出血也呈低信号，由于顺磁性敏感效应，ADC 值测量常不可靠；亚急性晚期出血呈高信号，ADC 值降低或增高；慢性期出血也呈高信号，ADC 值增高。

6. 鉴别诊断　根据以上 MRI 表现，脑出血诊断一般不难，但要明确是否为高血压性脑出血，则需要与外伤性脑出血、颅内动脉瘤破裂、动静脉畸形（AVM）破裂所致脑出血、脑肿瘤出血及出血性脑梗死鉴别。

二、脑梗死

脑梗死（cerebral infarction）是指因脑血管阻塞而造成的脑组织缺血性坏死或软化。在急性脑血管疾病中脑梗死占 50% 以上，发生于 40 岁以上者较多，最多见于 55~65 岁。其原因有：①脑血栓形成：继发于脑动脉粥样硬化、动脉瘤、血管畸形、感染或非感染性动脉炎等，以脑动脉粥样硬化引起血栓形成最常见。②脑栓塞：如血栓、气体栓塞、脂肪栓塞。③低血压和凝血状态。根据脑梗死的病理改变，可分为三期，即缺血期、梗死期和液化期。根据发病后时间的长短分为：超急性期（<6 小时）、急性期（6~72 小时）、亚急性期（3~10 天）、慢性早期（11 天~1 个月）和慢性晚期（>1 个月）。

脑梗死可发生在脑内任何部位，但以大脑中动脉供血区为多，梗死的范围与梗塞血管大小、血流量多少及侧枝循环建立状况等有关。脑的穿支动脉闭塞后，可引起大脑深部，尤其是基底节、内囊、丘脑、半卵圆中心、皮质下白质等部位较小的梗死，直径为 5~15mm，称为腔隙性脑梗死。在脑梗死基础上，原梗死区内又发生脑出血称为出血性脑梗死。

（一）诊断要点

1. 症状和体征　脑梗死临床表现较为复杂，取决于脑损害的部位和大小，常见的临床表现如下：

（1）神经系统功能障碍：主要表现有头晕、头痛，部分患者有呕吐及精神症状，一般在最初 24 小时达高峰，可有不同程度的昏迷。

（2）受累血管分布区脑部损害：如"三偏征"、失语、抽搐、共济失调等。较重的可表现为意识丧失、二便失禁、呼吸不规则。

2. 脑血管造影　可直接显示血管闭塞，但不能显示脑梗死

3. CT 检查　CT 平扫表现为边界不清的低密度灶，多在 24 小时后出现，密度可不均匀，其部位及范围与闭塞血管供血区一致，可同时累及皮质与髓质，多呈底在外的三角形或楔形。可出现不同程度的脑水肿和占位性改变。后期梗死灶的密度逐渐下降，最后可形成囊腔。梗死灶可出现脑回状或斑点状、团块状强化。出血性脑梗死表现为低密度梗死区内出现不规则斑片状高密度出血灶。

（二）MRI 表现

（1）常规 MRI 可在梗死发生后 12 小时显示病灶，T_1WI 呈低信号，T_2WI 和 FLAIR 均呈高信号，脑回肿胀，脑沟变窄、消失，灰白质同时受累，呈扇形分布，与血管供血区一致（图 8-5）；分水岭梗死则位于血管供血交界区（图 8-6）。

（2）出血性脑梗死在 T_1WI 上表现为梗死区内斑片状高信号（图 8-7）。

（3）腔隙性脑梗死表现为基底节、丘脑、脑干、小脑等部位斑片状病灶，T_2WI 呈低信号，T_2WI 呈高信号，大小一般为 5~15mm（图 8-8）。

（4）慢性期病灶，在各序列加权像上均与脑脊液信号相似，小病灶可完全吸收消失，大病灶残留一囊腔即卒中囊，周边胶质增生在 FLAIR 上呈高信号，并出现负占位效应（图 8-9）。

（5）DWI：超急性期，梗死区发生细胞毒性水肿，水分子扩散受限，在 DWI 上呈高信号，ADC 值

降低，在 ADC 图上呈低信号。急性期，DWI 上梗死区信号进一步升高。亚急性期，随着血管源性水肿的加重，细胞外间隙水分增多，扩散受限情况逐渐恢复，直到与脑组织相同（约梗死后 10 天），此时在 DWI 上梗死区可以表现为等信号，ADC 值与脑实质相同。慢性期，梗死区发生脑软化，其 ADC 值可逐渐接近脑脊液，在 DWI 上表现为低信号，ADC 图上类似于脑脊液样高信号。

（6）PWI：异常脑组织灌注区表现为 CBF 下降，CBV 正常或轻度升高，严重时 CBV 下降，MTT 基本正常或延长，TTP 延长或消失。

（7）MRA 能够显示狭窄或闭塞的动脉血管分支（图 8 - 10）。

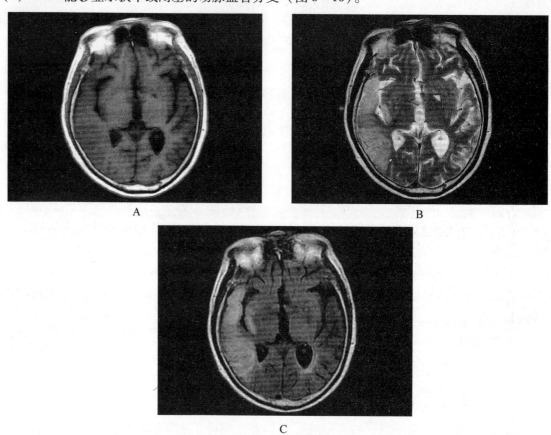

图 8 - 5　急性期脑梗死

A. T_1WI 示右颞叶大片状低信号，病变区脑回肿胀，脑沟消失；B、C. 病灶在 T_2WI 呈高信号，FLAIR 显示更明显，灰白质同时受累，病变与右侧大脑中动脉供血分布区一致

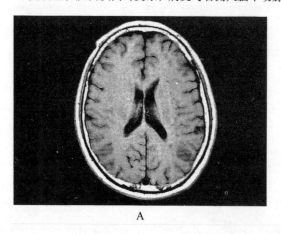

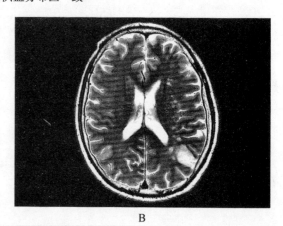

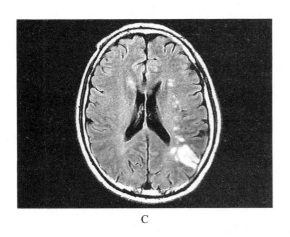
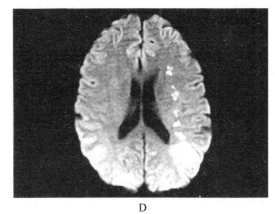

C　　　　　　　　　　　　　　　D

图 8 – 6　急性期脑梗死

A、B. T_1WI 和 T_2WI 示左侧内分水岭区呈线状分布的多个斑片状、后分水岭区片状长 T_1、长 T_2 信号；

C、D. FLAIR 和 DWI 均呈高信号

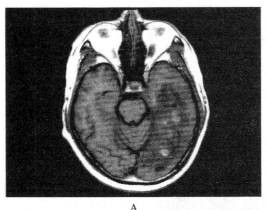
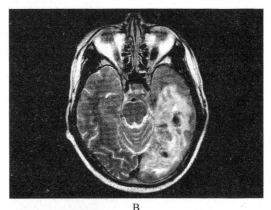

A　　　　　　　　　　　　　　　B

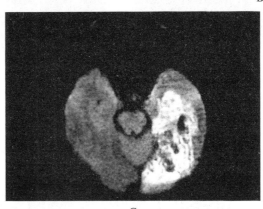

C

图 8 – 7　出血性脑梗死

A~C. T_1WI 和 T_2WI 示左侧颞枕叶大片状脑梗死，呈长 T_1、长 T_2 信号，病灶内见斑片状短 T_1、短 T_2 信号出血；DWI 梗死区呈高信号，出血灶呈明显低信号

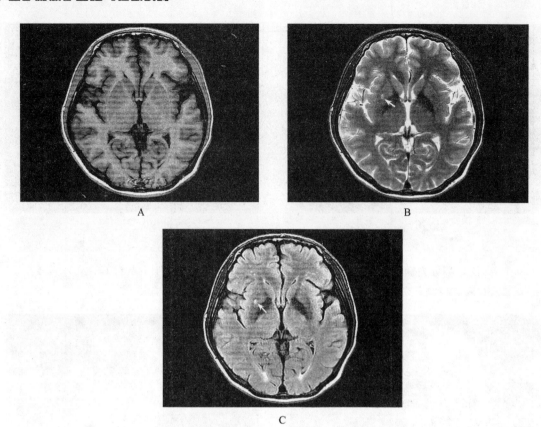

A

B

C

图 8-8 腔隙性脑梗死

A~C. T$_1$WI 示右侧豆状核内小岢状低信号，但不显著；病灶在 T$_2$WI 和 FLAIR 呈高信号（↑）

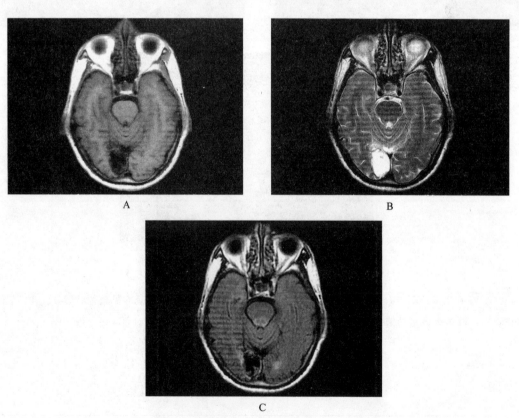

A

B

C

图 8-9 陈旧性脑梗死

A~C. T$_1$WI 和 T$_2$WI 示右侧枕叶囊状脑脊液样信号灶。病灶在 FLAIR 呈低信号，病灶周边见条片状高信号的胶质增生

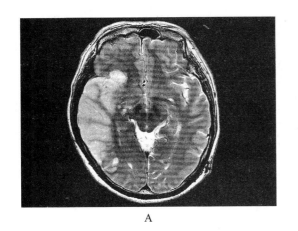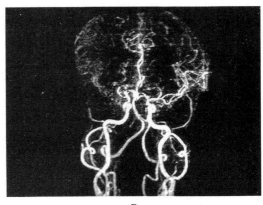

A　　　　　　　　　　　　　B

图 8 - 10　急性期脑梗死

A、B. T₂WI 示右侧额颞岛叶大片状高信号，病变区脑回肿胀，脑沟消失，病变与右侧大脑中动脉供血分布区一致。MRA 示右侧大脑中动脉闭塞

三、皮质下动脉硬化性脑病

皮质下动脉硬化性脑病又称 Binswangel 病、进行性皮质下血管性脑病。为老年人在脑动脉硬化基础上的大脑半球白质弥漫性脱髓鞘性脑病二大多发生在 50 岁以上，在老年人中发病率为 1% ~ 5%，男女发病率相等。主要累及侧脑室周围、半卵圆中心等皮质下脑深部白质，多为双侧性，常伴有腔隙性脑梗死、脑萎缩。临床主要表现为进行性痴呆：

（一）诊断要点

（1）2/3 为慢性发病，1/3 为急性发病。病情可缓解，并反复加重。

（2）临床主要表现为缓慢进行性痴呆，记忆力、认知功能障碍，情感和人格改变，表情淡漠，妄想和轻度精神错乱。

（3）反复发生神经系统局灶性症状，可出现偏瘫、肢体无力、失语等。

（4）CT 检查：平扫侧脑室周围及半卵圆中心脑白质可见斑片状低密度影，以侧脑室前角、后角周围最为明显，严重者大脑各叶白质全部明显累及，双侧对称分布。可伴有不同程度的弥漫性脑萎缩改变。常合并有基底节区、丘脑单发或多发性腔隙性梗死灶。

（二）MRI 表现

（1）病灶主要位于中央半卵圆区及侧脑室周围，尤以前角附近明显。侧脑室周围病灶常常互相融合成不规则带状，且双侧比较对称。

（2）在 T₁WI 上呈低信号，在 T₂WI 上呈高信号。病灶大小不等，形状可不规则，无占位效应。

（3）基底节及丘脑区常同时伴有多发性腔隙性脑梗死灶。

（4）同时伴有普遍性脑萎缩改变，脑室、脑池扩大，脑沟脑裂增宽。

四、蛛网膜下隙出血

蛛网膜下隙出血（subarachnoid hemorrhage，SAH）是指颅内血管破裂后血液流入蛛网膜下隙。按病因分为外伤性和自发性两大类，前者有颅脑外伤病史；后者可因颅内动脉瘤、高血压动脉硬化和颅内血管畸形等导致血管破裂而引起，其中颅内动脉瘤是引起蛛网膜下隙出血最常见的原因，约占 50%。本节主要叙述自发性蛛网膜下隙出血，发病率占急性脑血管疾病的 7% ~ 15%。发病年龄不等，成人多见，以 30 ~ 40 岁年龄组发病率最高，男性稍多于女性。

（一）诊断要点

1. 症状和体征　发病急，往往都是突然起病，之前常有过度劳累、情绪激动、咳嗽、用力排便等明显诱发因素。临床主要表现为突发性剧烈头痛、呕吐、意识障碍、抽搐、偏瘫、脑膜刺激征等。

2. 腰椎穿刺　血性脑脊液为本病确诊依据。

3. 脑血管造影　可以显示蛛网膜下隙出血所造成的脑血管痉挛等征象，可帮助明确蛛网膜下隙出血的原因。

4. CT 检查　表现为基底池、侧裂池及脑沟内较为广泛的高密度区，出血量大时呈铸型。常可并发脑缺血、脑梗死、脑水肿等改变。

（二）MRI 表现

（1）在急性期不敏感，在亚急性期和慢性期显示较好。

（2）急性期以 FLAIR 显示较佳，呈高信号；亚急性期表现为蛛网膜下隙内局灶性信号异常，在 FLAIR、T_1WI 和 T_2WI 上均呈较高信号（图 8 - 11）。

（3）慢性期则在 T_2WI 上出现低信号影，较具特征性。

（4）脑实质内可能同时有出血和梗死存在。

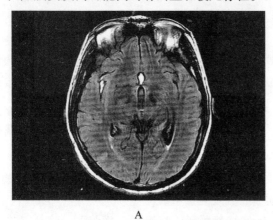
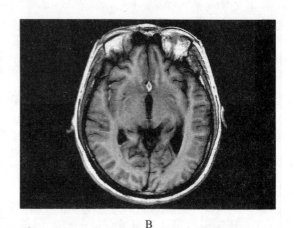

A   B

图 8 - 11　蛛网膜下隙出血
A. T_1WI 示前纵裂池和右侧外侧裂内片状高信号；B. FLAIR 亦为高信号

五、颅内动脉瘤

颅内动脉瘤（intracranial aneurysm）是指颅内动脉的局限性异常扩张。发病率为 0.2% ~ 1%，以 40 ~ 60 岁多见，男女发病之比为 2∶3；根据病因可分为先天性、动脉硬化性、感染性和外伤性等。颅内动脉瘤多数发生在脑底动脉环的前半部，约 90% 起自颈内动脉系统，10% 起自椎 - 基底动脉系统。直径小于 0.5cm 的为小型动脉瘤，0.5 ~ 1.5cm 的为一般动脉瘤，1.5 ~ 2.5cm 的为大型动脉瘤，大于 2.5cm 的为巨型动脉瘤。

（一）诊断要点

1. 症状和体征

（1）未破裂动脉瘤：大多无特殊症状，大型动脉瘤可影响到邻近的脑神经或脑组织而产生相应的症状和体征，如动眼神经麻痹、三叉神经痛、面部感觉减退、视野缺损等，有的可出现持续性偏头痛、突眼、颅内血管杂音等。

（2）动脉瘤破裂：可形成蛛网膜下隙出血或脑内出血、脑室内出血，表现为突发剧烈头痛、恶心、呕吐、偏瘫及精神症状等。

2. 腰椎穿刺　如疑有蛛网膜下隙出血，可行腰椎穿刺检查，脑脊液呈血性。

3. X 线平片　对于巨型动脉瘤诊断有一定参考价值，可发现弧形钙化及由于瘤壁压迫而造成的颅骨骨质吸收改变。

4. 脑血管造影　能直接显示动脉瘤的部位、大小、形态、数目及瘤内有无血栓等。

5. CT 检查　未破裂动脉瘤 CT 平扫表现为圆形或类圆形稍高密度影。增强后瘤腔呈明显均匀强化，边缘清晰；部分病例可见瘤内血栓形成表现为"靶征"。完全血栓形成者增强扫描后动脉瘤壁环状强化而中心部分强化不明显；动脉瘤破裂出血者可显示蛛网膜下隙出血、脑内血肿和脑室内积血。CTA 检查可直接显示动脉瘤、瘤内血栓及载瘤动脉。

（二）MRI 表现

（1）MRI 显示动脉瘤取决于瘤体大小、血流特征、瘤内血栓、瘤壁钙化及含铁血黄素沉积等因素。

（2）动脉瘤的瘤腔在 T_1WI 和 T_2WI 图像上呈低信号。动脉瘤内有涡流时，也可产生轻微的不均质信号。

（3）动脉瘤内血栓显示为高低相间的混杂信号。

（4）MRA 检查可直接显示动脉瘤大小、形态，瘤内血栓及载瘤动脉。

六、颅内动静脉畸形

颅内动静脉畸形（arterio - venous malformation，AVM）发病率为 0.35% ~ 1.1%，可发生于任何年龄，多见于 40 岁以前的青壮年，男性略多于女性。90% 发生于幕上，多见于大脑中动脉分布区的脑皮质，也可发生于侧脑室脉络丛、硬脑膜、软脑膜、小脑及脑干。病灶大小差异很大，动静脉畸形病理表现为迂曲扩张的供血动脉与引流静脉之间无正常毛细血管床，而通过畸形的血管襻直接相通，形成异常的血管团。畸形血管易破裂出血致蛛网膜下隙或颅内出血，由于动静脉短路，周围脑组织因缺血而发生萎缩，称为"盗血现象"。

（一）诊断要点

1. 症状和体征

（1）出血：AVM 主要症状是出血，表现为蛛网膜下隙出血及脑实质出血。发病较突然，出现头痛、呕吐、昏迷、偏瘫，且可反复多次出血。

（2）癫痫：癫痫的发生率仅次于出血，发作可为局灶性，亦可为全身性。

（3）头痛：间歇性反复发作性头痛亦是本病常见的症状，约有 60% 以上患者有长期头痛发作史。

（4）其他表现：进行性神经功能障碍，主要表现为运动或感觉性瘫痪，此外还有智力减退、颅内杂音、眼球突出等。

2. 脑血管造影　是诊断 AVM 可靠的方法，可以显示动静脉畸形异常血管团、明显增粗迂曲的供血动脉及引流静脉、动静脉短路等。

3. CT 检查　平扫表现为局灶性团块状或点线状混杂密度区，形态不规则，边界不清，可有钙化。增强扫描病灶区呈蚯蚓状、团块状强化，有时可见点线状迂曲扩张血管影，其周围可见粗大供血动脉和迂曲扩张的引流静脉。可出现局限性脑萎缩，无占位效应，无脑水肿。AVM 破裂出血呈高密度。CTA 可直接显示畸形血管团、供血动脉和引流静脉。

（二）MRI 表现

（1）畸形血管团由于流空效应，在 T_1WI 及 T_2WI 均无信号。迂曲血管呈蚓状、线状或团状。

（2）回流静脉 T_1WI、T_2WI 为低信号，T_2WI 有时可为高信号；供血动脉表现为低或无信号。

（3）不伴出血时，病灶无占位效应及周围水肿，邻近脑组织呈萎缩改变。

（4）伴出血时可见颅内血肿的表现，同时出现占位性改变及脑水肿。

（5）MRA 能够清晰显示畸形血管团、供血动脉及引流静脉等改变（图 8 - 12，图 8 - 13）。

（6）鉴别诊断：海绵状血管瘤在 T_1WI 上多呈高信号、稍高信号或混杂信号，T_2WI 上呈高低混杂信号，境界清楚。病灶内无流空血管影。T_2WI 病灶周围可见低信号环，使病变呈"爆米花"状，具有特征性。增强扫描看不到增粗的供血动脉及扩张迂曲的引流静脉，病灶轻微强化或无强化。

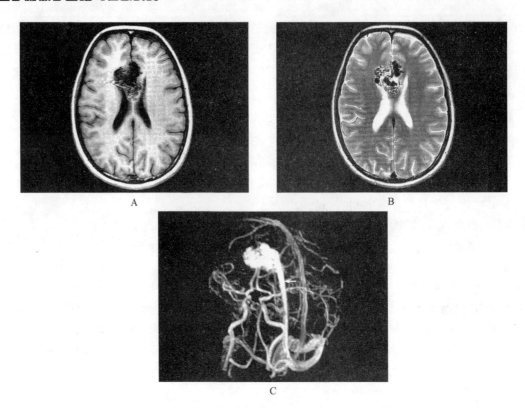

图 8 - 12 动静脉畸形

A、B. T₁WI 和 T₂WI 示双侧额叶和胼胝体膝部迂曲的畸形血管团，呈流空信号，管腔粗细不均；C. MRA 示病灶由双侧大脑前动脉供血，引流入下矢状窦（↑）

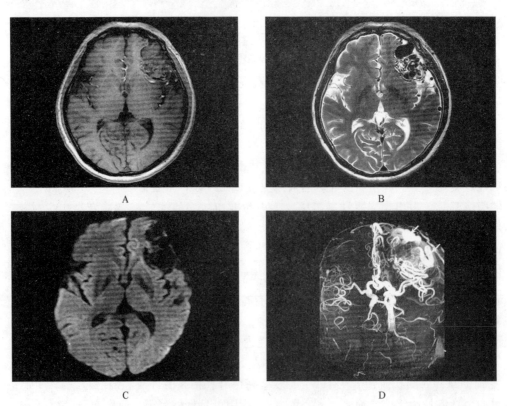

图 8 - 13 动静脉畸形

A、B. T₁WI 和 T₂WI 示左侧额叶迂曲的畸形血管团，T₁WI 上呈流空信号，管腔粗细不均，周围无水肿；C. DWI 呈明显低信号；D. MRA 示病灶由左侧大脑前、中动脉供血，粗大静脉引流入静脉窦（↑）

七、Galen 静脉瘤

Galen 静脉瘤又称为 Galen 静脉畸形（malformation of Galen vein）。本病占颅内血管畸形的 1% ~ 5%。较多见于儿童，特别是婴幼儿，成人偶见。Galen 静脉瘤是由于动静脉短路，大量血液流入 Galen 静脉，造成局部压力过大，血管壁局部膨出呈瘤样扩张所致。典型的 Galen 静脉瘤包括明显扩张的 Galen 静脉和扩大迂曲的引流静脉。因动静脉短路造成盗血现象，可引起相应区域脑缺血。

（一）诊断要点

1. 症状和体征

（1）儿童，特别是婴幼儿常可出现心力衰竭、心脏增大、呼吸困难、发绀、癫痫，头部可闻及颅内杂音。

（2）较大的儿童及青年除癫痫外，尚可引起蛛网膜下隙出血、头痛、智力减退或智力发育迟缓、眩晕、视力障碍、肢体乏力等。

（3）Galen 静脉瘤发生于 Galen 静脉区的特定部位，可引起局部脑缺血，出现相应部位局灶定位体征。较大的 Galen 静脉瘤压迫中脑，导致中脑导水管闭塞，引发梗阻性脑积水。

2. 脑血管造影　可直接显示扩张的瘤体，同时可见扩张的颈动脉或椎动脉分支直接与 Galen 静脉短路。

3. CT 检查　平扫在大脑大静脉区见一边界清楚高密度影，呈圆形、类圆形或三角形，密度均匀，其边缘常可出现点状、线状或弧形钙化。可见第三脑室及以上的脑室系统扩大积水。增强扫描呈均匀强化，有时还可显示增粗的供血动脉和引流静脉及扩张的硬膜窦。CTA 能直接显示球形扩张的瘤体，供血动脉、引流静脉及扩张的硬膜窦。

（二）MRI 表现

（1）MRI 是确诊 Galen 静脉瘤最好的方法。

（2）MRI 上 Galen 静脉瘤表现为大脑大静脉区边界清楚的圆形或三角形信号不均匀的病灶，呈血管流空影像。在 T_1WI 和 T_2WI 上供血动脉、Galen 静脉瘤及引流静脉均呈低信号。

（3）增强扫描呈血管样明显强化。

（4）血流淤滞表现为 T_1WI 呈等或低信号，T_2WI 呈稍高信号。

（5）MRA 和 MRV 更能够直接显示和观察供血动脉和扩张的静脉窦（图 8 - 14）。

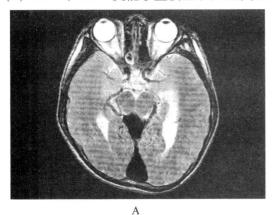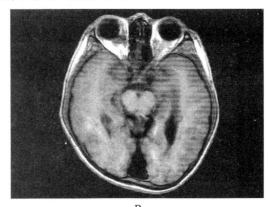

A　　　　　　　　　　　　　　　　B

图 8 - 14　Galen 静脉瘤

A、B. T_2WI 示大脑大静脉明显扩张，呈流空信号，双侧大脑后动脉增粗并与之相连。T_1WI 示病灶内信号混杂，为涡流所致

八、脑内静脉畸形

脑内静脉畸形（cerebral venous malformation，CVM）为脑发育性静脉异常，又名脑静脉性血管瘤，是一种组织学上完全由静脉成分构成的脑血管畸形。任何年龄均可发生，多见于 35～40 岁，无明显性别差异。本病的大体病理特点是由许多放射状排列的扩张的髓静脉连接一条或多条扩张的经皮质或室管膜下引流的静脉，髓静脉被正常脑组织分割。可发生在脑静脉系统的任何部位，但以额叶和小脑最常见。CVM 患者可以同时伴有其他血管畸形，最常见者为海绵状血管瘤。

（一）诊断要点

1. 症状和体征　临床多无症状。也可表现为出血、癫痫、头痛和其他神经功能损害表现。

2. CT 表现　平扫常显示不清，周围无脑水肿；有时可见出血等改变。增强扫描，特别是 CTA，典型表现为额叶或小脑许多细小髓静脉放射状汇入一条或几条引流静脉，最后汇入静脉窦，呈"水母头征"。

（二）MRI 表现

（1）病变常发生于额叶和小脑，以第四脑室周围多见。

（2）CVM 可因病灶大小及血流速度不同而在 MRI 上呈多种信号，T_1WI、T_2WI 多呈流空信号，少数由于血流缓慢也可呈略高信号，FLAIR 呈低信号。

（3）增强扫描后引流静脉和髓静脉均明显强化，典型者可见"水母头征"；收集静脉可走向脑表面而引流至硬膜窦，或走向脑室引流至室管膜静脉。

（4）MRA 一般不能显示病变；MRV 可以显示导静脉及其引流情况，但一般不能显示髓静脉；SWI 对本病显示很敏感。

（5）病灶周围常无脑水肿表现。

（6）病灶有时可见出血等改变。

（7）鉴别诊断

1）脑动静脉畸形：由供血动脉、畸形血管团和粗大引流静脉构成，呈蜂窝状流空信号，病灶内无正常脑组织，占位效应无或轻微。

2）海绵状血管瘤：多可见到不同时期反复出血的产物，除非近期出血，一般无水肿及占位效应。周围脑实质多正常或轻度萎缩改变。MRI 呈爆米花样病变为特征性表现，中心为混杂信号，周边见低信号含铁血黄素环，增强扫描轻度强化或无强化。

九、海绵状血管瘤

海绵状血管瘤（cavernous angioma）约占颅内血管畸形的 4.7%，仅次于动静脉畸形，好发于 40～50 岁的成人，儿童亦可发病。可发生于脑内或脑外，脑内者常见于大脑半球各叶，晒外者以颅底多见。病变主要是由不规则、大小不等的薄壁海绵状血窦组成，其间有增生的胶质组织，没有正常神经组织，可反复少量出血，常有不同程度钙化和含铁血黄素沉着。

（一）诊断要点

1. 症状和体征

（1）多数患者无明显症状，常为偶然发现。

（2）可有头痛、眼球运动障碍、视力减退及眼球突出。

（3）部分患者有癫痫发作、高颅压症状、自发性脑内出血等改变。

2. 脑血管造影　显示率较低，静脉期有密集的静脉池和局部病灶染色是此病的两大特征。

3. CT 检查　CT 平扫表现为圆形或类圆形高密度或稍高密度病灶，边界清楚，病灶内密度多数不均匀，常伴有明显钙化，呈斑点或斑块状；病灶周围一般无水肿。增强扫描病灶常出现不同程度的强化。

（二）MRI 表现

（1）海绵状血管瘤在 T_1WI 上多呈高信号、稍高信号或混杂信号，T_2WI 上呈高、低混杂信号，典型者呈"爆米花"状，境界清楚；病灶内及周边无流空血管影。

（2）病灶周围有含铁血黄素沉积，T_2WI 病灶周围可见低信号环，具有特征性。

（3）增强扫描脑内者病灶可轻度强化，亦可无强化。

（4）病灶无占位效应，周围脑组织无水肿（图 8-15）。

（5）海绵状血管瘤病灶内一次较大量出血时，表现为病灶短期内明显增大，可有占位效应。

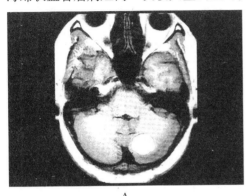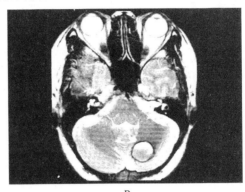

A B

图 8-15 海绵状血管瘤

A. T_1WI 左侧小脑半球圆球形异常高信号，其周围可见线状低信号影围绕；B. T_2WI 病灶呈等、高混杂信号，周围有完整的低信号含铁血黄素环

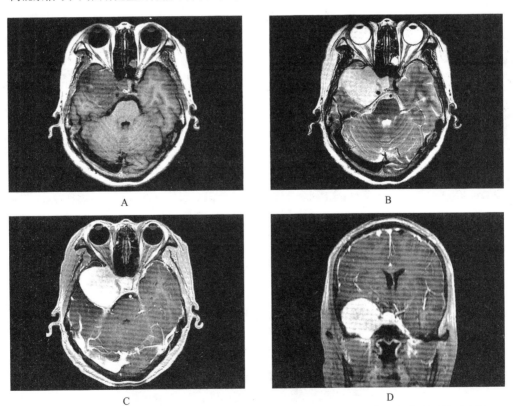

A B

C D

图 8-16 海绵状血管瘤

A. T_1WI 示右侧鞍旁椭圆形低信号灶，边界清楚，并延伸至鞍内；B. T_2WI 示病灶呈明显高信号；

C、D. 增强后横断面和冠状面 T_1WI，病灶强化明显且均匀，无"脑膜尾征"

（6）脑外者多位于鞍旁，呈类圆形，T_1WI 低信号，T_2WI 明显高信号，边界清楚，增强后明显强化且强化均匀（图 8 – 16）。

十、脑颜面血管瘤病

脑颜面血管瘤病（encephalotrigeminal angiomatosis），又称为脑三叉神经血管瘤、面部和软脑膜血管瘤病、Sturge – Weber 综合征。为先天性神经皮肤血管发育异常，此综合征少见，主要为一侧大脑半球顶枕区软脑膜血管瘤，以静脉性血管瘤为主。单侧多见，较少累及双侧。并有同侧颜面三叉神经分布区紫红色血管瘤，常伴有患侧大脑发育不良或皮质萎缩及钙化。

（一）诊断要点

1. 症状和体征　同侧颜面三叉神经分布区，特别是面上部、眼睑的紫红色血管瘤。约 90% 患者出现癫痫发作，常有智力发育障碍和精神异常。对侧肢体轻度偏瘫，感觉异常。少数患者可出现青光眼、眼球突出、隐睾及脊柱裂等。

2. X 线平片　可见顶枕区双轨状弧形钙化。

3. 脑血管造影　可显示皮质表面静脉减少或完全消失，大脑深部静脉增粗。

4. CT 检查　平扫于患侧顶枕区沿大脑表面显示弧线状或脑回状钙化。钙化周围可见脑梗死灶，偶见脑内出血，伴有患侧大脑发育不良或皮质萎缩。少数可有同侧颅腔缩小、颅板增厚等表现。增强扫描可见皮质表面软脑膜异常血管呈脑回状或扭曲状强化，并有向深部引流的扭曲静脉。

（二）MRI 表现

（1）脑内顶枕区异常血管影，在 T_1WI 和 T_2WI 均呈流空低信号（图 8 – 17），也可因其内有血栓形成而呈高信号。

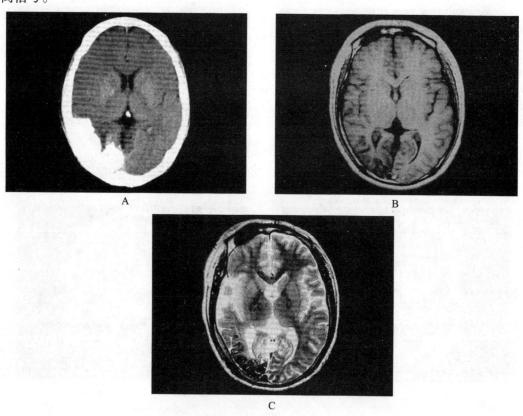

图 8 – 17　脑颜面血管瘤病

A. CT 平扫示右侧颞枕叶皮质脑回样高密度钙化影；B、C. MRI 见右侧颞枕叶皮质脑回样异常信号区，T_1WI 和 T_2WI 呈低信号改变，相应区域脑萎缩

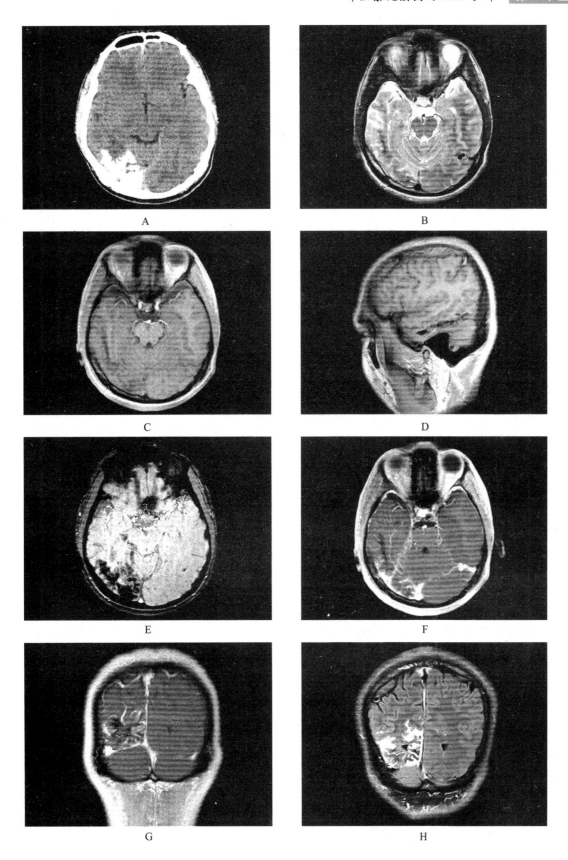

图 8 - 18　脑颜面血管瘤病

A. CT 平扫示右侧颞枕叶皮质脑回样高密度钙化影；B. T_2WI 见右侧颞枕叶皮质脑回样低信号；C、D. 横断面及矢状面示病灶亦呈脑回样低信号改变，相应区域脑萎缩；E. SWI 见右侧颞枕叶片状低信号；F、G. 增强 T_1WI 可发现相应区域畸形软脑膜血管明显强化；H. 增强 FLAIR 冠状面扫描示畸形软脑膜血管明显强化，显示更明显

（2）静脉血栓形成使血流缓慢，也可呈团簇状高信号表现。

（3）脑回样钙化部分在 T_1WI 和 T_2WI 均呈低信号。

（4）MRI 对发现脑白质内胶质增生和脱髓鞘改变优于 CT，在 T_2WI 上呈高信号。

（5）增强扫描可发现畸形软脑膜血管明显强化（图 8 – 18）。

十一、烟雾病

烟雾病（moyamoya disease）又称为脑底异常血管网症、脑底动脉环闭塞症。是以颈内动脉虹吸段至大脑前、中动脉近端狭窄或闭塞，同时伴有广泛侧支循环形成，导致颅底出现异常毛细血管网为特征的脑血管病。发病年龄呈双峰样，第一和第二高峰分别是 10 岁以下和 40～50 岁，在我国男女发病之比是 1.6：1，在日本则是 1：16。

（一）诊断要点

1. 症状和体征

（1）临床表现有脑缺血和颅内出血两大类。儿童绝大多数为颈内动脉系统缺血性改变，而成人多数表现为颅内出血。

（2）儿童患者主要为脑缺血症状，可引起多发性脑梗死且反复发作。表现有发作性肢体瘫痪、偏瘫、半身感觉障碍、精神障碍、痉挛发作等。

（3）成人患者主要为脑出血症状，可引起蛛网膜下隙出血或脑室积血、脑内血肿。表现有头痛、呕吐、偏瘫、意识障碍等。

2. 脑血管造影检查 是确诊烟雾病的主要检查方法，可以显示狭窄或闭塞的动脉及异常扩张的血管网。

3. CT 检查 CT 平扫常表现为双侧额叶、顶叶及颞叶皮质或皮质下区多发脑梗死及脑萎缩改变，也可出现颅内出血。增强扫描有时可见到两侧颈内动脉及大脑前中动脉粗细明显不对称，或者充盈不良，甚至不显影。可显示基底池及基底节区的侧支循环网，大多表现为不规则的扭曲成团的强化血管影。

（二）MRI 表现

（1）脑缺血引起的脑梗死，常为多发，以分水岭区常见，在 T_1WI 呈低信号，T_2WI 上呈高信号。

（2）一侧或双侧颈内动脉、大脑中动脉主干的"流空现象"变弱或消失，异常血管网在 T_2WI 上表现为基底节区和鞍上池内多发细小血管影，呈网状低信号或无信号区。

（3）皮质血管侧支形成时，增强扫描皮质血管明显增多、扩张、强化，呈"常春藤征"。

（4）出血灶信号变化与脑出血信号变化相同。

（5）MRA 可直接显示颈内动脉、大脑前和中动脉狭窄或闭塞，于颅底见烟雾状异常血管网；常可见颈外动脉和椎－基底动脉分支代偿性增粗。

（6）本病的 MRI 表现有特征性，一般不需要与其他疾病鉴别。

十二、颈内动脉海绵窦瘘

颈内动脉海绵窦瘘（carotid – cavernous sinus fistula）是指海绵窦段的颈内动脉或其分支破裂，与海绵窦之间形成动静脉的异常沟通所引起的一组神经眼科综合征。本病75%以上是由外伤引起，以30岁左右的男性多见。其余为自发性或先天性，自发性者以女性多见，约25%见于孕妇；先天性者是由于先天性的动静脉交通或血管壁先天性薄弱破裂所致。颈内动脉海绵窦瘘的原发部位多为单侧，仅极少数为双侧，其眼部征象多出现在患侧。

（一）诊断要点

1. 症状和体征

（1）眼球表面的血管扩张和红眼，扩张的血管以角膜为中心向四周呈放射状。

（2）眼球突出且伴有与心跳同步的搏动，可出现眼睑肿胀，严重者眼睑闭合不全。

（3）额部或眶部可听到血管杂音，压迫患侧颈动脉时杂音消失。

2. 超声检查　B 超可见眼上静脉扩张、搏动，眶内软组织肿胀。CDFI 显示眼上静脉反流和动脉化的血流。

3. 颈动脉造影　可显示颈动脉破裂的位置、瘘口的大小、血流量以及脑循环的代偿情况，其诊断价值最高。

4. CT 表现　眼上静脉扩张和海绵窦扩大，有时可同时合并眼下静脉增粗。增强扫描及 CTA 可更清楚地显示扩张的眼上静脉和海绵窦。眼外肌充血增粗和眼球突出。

（二）MRI 表现

（1）海绵窦扩大，海绵窦内血管信号影增多，且迂曲、粗大、不规则。

（2）同侧眼上静脉明显扩张，呈迂曲的流空信号（图 8 – 19，图 8 – 20）。

（3）MRA 检查一般不易显示瘘口位置。

（4）眼外肌充血增粗和眼球突出。

（5）正常颈内动脉海绵窦段断面结构消失，很易与其他鞍旁实质性肿瘤鉴别。

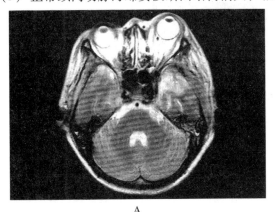
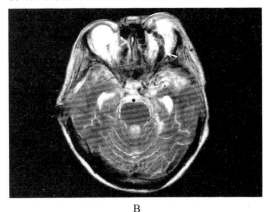

A   B

图 8 – 19　颈内动脉海绵窦瘘

A. T_2WI 示左侧海绵窦扩大，其内血管流空信号增多，同侧眼球突出，内直肌和外直肌增粗；B. T_2WI 示左侧眼上静脉明显扩张、迂曲，呈流空影（↑）

十三、静脉窦和脑静脉闭塞

静脉窦和脑静脉闭塞（venous and cerebral venous occlusion）多由血栓形成所致，常继发于面部或全身感染、严重脱水、脑外伤、产褥期、脑肿瘤侵犯及血液病等，常引起脑静脉回流障碍，所属引流区发生脑水肿、脑梗死和脑出血。

（一）诊断要点

1. 症状和体征　临床表现常不具特征性，可有头痛、呕吐、视盘水肿等颅高压征象。严重者出现抽搐、昏迷和偏瘫。海绵窦闭塞时则表现为眼睑下垂、眼球突出、结膜充血和眼外肌麻痹。

2. 腰椎穿刺　脑脊液压力多增高，脑脊液呈炎性反应，其内白细胞和蛋白增高。

3. 颈动脉造影　可直接显示静脉窦和/或脑静脉闭塞的位置和范围，但无法显示血管外病变。

4. CT 表现　平扫见闭塞的静脉窦和/或脑静脉呈条带状高密度，称为"带征"的特征性表现。相应区域可见低密度水肿和梗死区。增强扫描见"空三角征"。CTA 可直接显示静脉窦和脑静脉闭塞的位置、范围及侧支静脉循环通路。

（二）MRI 表现

（1）静脉窦流空消失，T_1WI 呈高信号，急性期 T_2WI 呈低信号，亚急性及慢性期为高信号。

（2）增强扫描闭塞的静脉窦壁强化，而管腔不强化，呈"空三角征"。

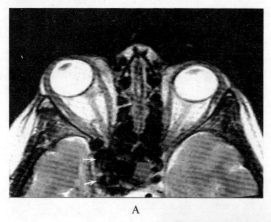
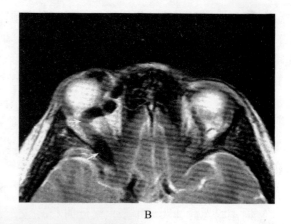

A

B

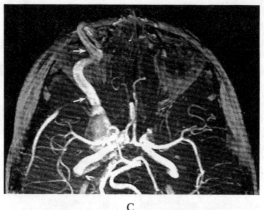

C

图 8 - 20　颈内动脉海绵窦瘘

A、B. T₂WI 示明显扩张的右侧海绵窦和眼上静脉，伴明显的血管流空（↑）；C. MRA 证实颈内动脉海绵
窦瘘和明显扩张的眼上静脉（↑）

（3）闭塞静脉或静脉窦引流区可见出血性静脉性梗塞，呈片状 T_1WI 低信号、T_2WI 高信号区，其内的出血在 T_1WI 上呈高信号，常位于枕叶和顶叶、单侧或双侧，病灶范围与动脉供血区不一致。

（4）有时可见引流区皮质静脉扩张，增强后明显强化。

（5）MRV 可直接显示静脉窦和脑静脉闭塞的位置和范围，表现为病变静脉窦狭窄、不规则或闭塞。

（杨　丽）

第四节　颅脑外伤

一、弥漫性轴索损伤

弥漫性轴索损伤是指颅脑遭受旋转力外伤时，脑白质、脑灰质、灰白质交界处及中线结构等部位被撕裂，神经轴索肿胀、断裂，并伴随小血管的破裂。

（一）诊断要点

1. 症状和体征　临床常发生昏迷，多数患者很快死亡，部分患者长时间处于植物人状态。

2. CT 表现　CT 检查时可表现阴性，也可以显示不同程度的脑肿胀和小灶性出血或者更广泛的损伤。呈弥漫性脑实质低密度改变，边缘不清，脑室变小，或同时伴有斑点状高密度出血等改变，中线结构偏移不明显或偏移。

（二）MRI 表现

（1）典型的弥漫性轴索损伤发生在四个部位，即胼胝体、皮髓交界区、上部脑干和基底节。

（2）病灶在 T_1WI 上呈低信号，T_2WI 上表现为高信号，其内出血在 T_1WI 上呈高信号。

（3）梯度回波序列 T_2WI 或 SWI 可以更容易显示病灶内的出血灶，呈斑点状、小片状低信号。

二、硬膜外血肿

硬膜外血肿（epidural hematoma）是指外伤后积聚在硬膜外腔的血肿。硬膜外血肿占颅脑损伤的 2% ~3%，占全部颅内血肿的 30%，成人多见，小儿较少发生。绝大多数是由于颅骨骨折引起脑膜中动脉撕裂，形成急性硬膜外血肿；少数为静脉源性，血肿形成晚，可呈亚急性或慢性病程。硬膜外血肿大多位于颞部，其次是额、顶部：由于硬脑膜与颅板紧密相贴，故血肿范围较局限。

（一）诊断要点

1. 症状和体征　硬膜外血肿多发生于头颅直接损伤部位，常为加速性头颅外伤所致。硬膜外血肿可继发于各种类型的颅脑损伤，由于原发性脑损伤程度不一，血肿部位又有不同，意识变化也有不同表现。

（1）伤后出现昏迷→意识清醒（好转）→再昏迷，为硬膜外血肿典型的意识表现。

（2）伤后无昏迷，至颅内血肿形成后，逐渐出现颅内压增高及意识障碍。

（3）伤后持续昏迷，且进行性加深。

（4）出现头痛、呕吐、躁动不安等颅内压增高表现，并可以出现血压升高、呼吸和心率减慢、体温上升四曲线的典型变化。

（5）单纯的硬膜外血肿，早期较少出现神经系统体征；当血肿增大压迫脑功能区时，可表现出相应的阳性体征；当血肿继续增大出现瞳孔散大、偏瘫等征象往往提示有脑疝形成。

2. CT 检查　典型 CT 表现为颅骨内板下梭形高密度区，边缘光滑锐利，密度多较均匀。可伴有局部颅骨骨折，有时可见硬膜外积气。中线结构移位较轻。亚急性期或慢性期硬膜外血肿，可呈稍高、等或混杂密度，最后变为低密度。血肿包膜的钙化较常见。增强扫描可显示血肿包膜增强。

（二）MRI 表现

（1）颅骨内板下梭形异常信号，边缘光滑锐利，通常血肿较局限，一般不跨越颅缝。

（2）急性期硬膜外血肿在 T_1WI 信号与脑组织类似，血肿与脑组织间可见线样低信号的硬脑膜，在 T_2WI 血肿呈低信号。

（3）亚急性期硬膜外血肿在 T_1WI 和 T_2WI 均呈高信号（图 8-21）。

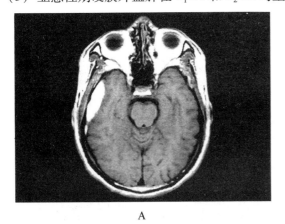 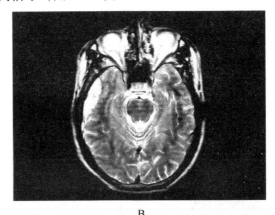

A　　　　　　　　　　　　　　　　　　B

图 8-21　亚急性期硬膜外血肿

A. T_1WI 示右颞部梭形高信号灶，边界清楚，邻近脑组织受压内移；B. 病灶在 T_2WI 亦呈高信号

（4）慢性期硬膜外血肿在 T_1WI 呈不均质等信号或低信号，T_2WI 呈高信号。

（5）增强扫描血肿不强化，包膜可强化。

（6）邻近脑组织受压内移，中线结构向对侧偏移。

三、硬膜下血肿

硬膜下血肿（subdural hematoma）是发生在硬脑膜与蛛网膜之间的血肿。是颅脑损伤常见的继发损害，占颅脑损伤的5%~6%，占全部颅内血肿的50%~60%。根据血肿形成时间和临床表现可分为急性、亚急性和慢性三型。①急性期硬膜下血肿：指发生于3天以内者，最为常见。其中复合型常为脑挫裂伤直接造成皮质血管破裂引起出血，发展迅速，预后较差；单纯型常为脑底静脉窦破裂，而脑原发损伤不明显，此型虽然出血量较大，常为双侧，但手术治疗预后较好。②亚急性期硬膜下血肿：形成于损伤后4天至3周，原发脑损伤常较轻，常为皮质小血管撕裂，出血较缓慢。③慢性期硬膜下血肿：形成于损伤后3周以上者，多见于中老年人。常为桥静脉断裂出血，一般不伴有脑挫裂伤，出血量少而慢，缓慢扩散。硬膜下血肿好发于额颞部，由于蛛网膜几乎无张力，所以血肿范围较广。

（一）诊断要点

1. 硬膜下血肿 一般无颅骨骨折或骨折仅位于暴力部位，常为减速性头颅损伤所致。

2. 急性期硬膜下血肿 病情大多较重，且发展迅速，常表现为持续性昏迷，并呈进行性恶化，较少出现中间清醒期，生命体征变化明显，常缺乏局部定位症状，较早出现颅内压增高、脑受压和脑疝症状。

3. 亚急性期硬膜下血肿 往往表现为头痛、呕吐加剧、躁动不安及意识进行性恶化。常有中间清醒期，至脑疝形成即转入昏迷。

4. 慢性期硬膜下血肿 患者年龄常较大，只有轻微的外伤史，主要表现为慢性颅内压增高、神经功能障碍及精神症状。

5. CT 检查 急性期硬膜下血肿表现为颅骨内板下方新月形高密度区，血肿范围常较广。亚急性期血肿可呈高密度、等密度、混杂密度。慢性期血肿呈低密度改变。中线结构移位明显。

（二）MRI 表现

（1）颅骨内板下方新月形异常信号区，范围常较广，可跨越颅缝，但不越过中线；或位于大脑镰旁、小脑幕上下，呈条带状。

（2）急性期血肿在 T_1WI 上可呈等信号、稍高信号或稍低信号，在 T_2WI 上呈低信号。

（3）亚急性期血肿在 T_1WI 和 T_2WI 上均呈高信号（图8-22，图8-23）。

（4）慢性期血肿在 T_1WI 上多表现为低信号，在 T_1WI 上呈高信号。

（5）增强扫描血肿包膜强化。

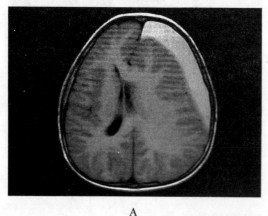
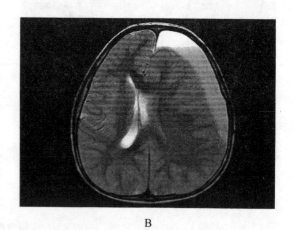

A   B

图8-22 亚急性期硬膜下血肿

A. T_1WI 示左侧半球颅板下方新月形高信号灶，边界清楚，邻近脑组织受压内移，同侧侧脑室受压变窄；

B. 病灶在 T_2WI 亦呈高信号

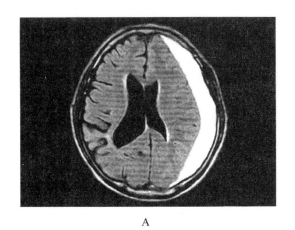
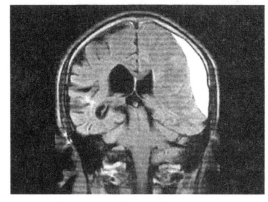

A   B

图 8 - 23 亚急性期硬膜下血肿

A、B. 横断面和冠状面 FLAIR 示左侧额顶部颅板下方新月形高信号灶，边界清楚，邻近脑组织受压内移，同侧侧脑室受压变窄

四、硬膜下积液

硬膜下积液（subdural fluid accumulation）又称硬膜下水瘤，是外伤后硬膜下腔出现的脑脊液积聚，也可见于脑膜炎或脑部手术后等。占颅脑外伤的 0.5% ~1% ，常发生于一侧或两侧额颞部，以双侧额部为多见。硬膜下积液系颅脑外伤引起蛛网膜撕裂，形成单向活瓣，脑脊液只能进入硬膜下腔而不能回流，或液体进入硬膜下腔后，蛛网膜破裂处被血块或水肿阻塞，使脑脊液积聚在硬膜下腔。硬膜下积液可以分为急性和慢性，一般急性少见，在数小时内形成，慢性者可有包膜。

（一）诊断要点

1. 症状和体征 局部脑受压和进行性颅内压增高的表现。外伤后有逐渐加重的头痛、呕吐和视神经盘水肿等。

2. CT 检查 颅骨内板下方新月形低密度区，发生于双侧额部多见，常深入到纵裂前部，接近于脑脊液密度。无或只有轻微占位效应，周围无脑水肿。

（二）MRI 表现

（1）颅内板与脑表面分离，其间为积液，呈带状、新月状。

（2）大脑半球凸面受压变平或轻度内陷，脑沟变平或消失，脑皮质内移。

（3）MRI 各序列均与脑脊液信号一致，呈 T_1WI 低信号，T_2WI 高信号，FLAIR 上呈低信号。

（4）感染所致的硬膜下积液，若其内蛋白较多时，T_1WI 稍高于脑脊液信号，但也可呈脑脊液样信号。

（5）大量积液时可有明显的占位效应，中线移位。

（6）增强扫描不强化。

五、脑内损伤

（一）脑内血肿

外伤性脑内血肿（traumatic intracerebral hematoma）是指脑实质内出血形成的血肿，多数为对冲性脑挫裂伤出血所致，也可为着力部位直接受到冲击伤所致。好发于额叶、颞叶，其次是顶叶、枕叶。血肿多较表浅，少数位于脑深部、脑干及小脑等处。血肿位于深部或靠近脑室者可破入脑室，形成脑室内积血。外伤性脑内血肿大多属于急性，少数患者血肿形成较晚，在外伤后 24 ~72 小时发生迟发性血肿。

1. 诊断要点

（1）外伤性脑内血肿常为多发性，且大多并发有脑挫裂伤、硬膜下血肿和蛛网膜下隙出血，外伤后随即出现进行性颅内压增高及血肿附近脑组织受压征象，严重的可引起脑疝形成。

（2）根据血肿部位、脑挫裂伤程度、出血量多少的不同可表现为不同程度的意识障碍和神经系统的定位体征。

（3）颅脑外伤患者 CT 检查阴性，如果病情进行性加重或突然变化，应密切随访，以尽早发现迟发血肿。

（4）CT 检查：外伤性脑内血肿表现为圆形或不规则形均匀高密度区，一侧或双侧，常为多发，CT值为 50~80HU，周围可有低密度水肿带环绕，伴有占位效应。

2. MRI 表现

（1）急性期脑内血肿，T_1WI 为等信号，T_2WI 为低信号（图 8 - 24），也可因血肿区水分增加在 T_1WI 呈稍低信号，在 T_2WI 呈稍高信号。

（2）亚急性期脑内血肿，T_1WI 和 T_2WI 均表现为高信号，增强扫描可表现为环形强化。

（3）慢性期血肿，由于含铁血黄素沉积，血肿在 T_2WI 呈低信号。

（4）外伤性脑内血肿多同时有明显的脑挫伤，表现为大片脑挫伤区内有出血，出血灶可单发或多发。

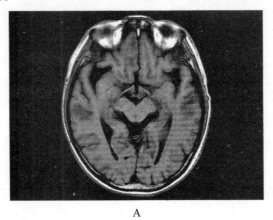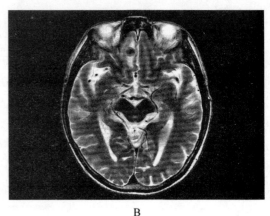

A   B

图 8 - 24　急性期脑内血肿

A. T_1WI 示右额叶圆形等信号灶，边界清楚，周围见片状低信号水肿；B. 血肿在 T_2WI 呈低信号，周边水肿呈高信号

（二）脑挫裂伤

脑挫裂伤（contusion and laceration of brain）为脑挫伤和脑裂伤的统称，是指颅脑外伤所致的脑组织器质性损伤。常发生于暴力打击的部位和对冲部位，尤其是后者。脑挫伤可引起脑组织静脉淤血、脑水肿、脑肿胀、液化、坏死及散在小出血灶；脑裂伤有脑组织、软脑膜和血管撕裂，造成散在、多发小灶出血，二者常同时合并存在。脑挫裂伤如出血较多，可发展成脑内血肿。多见于额极、颞极和颞叶底部，常伴发不同程度的蛛网膜下隙出血，是最常见的颅脑损伤之一。

1. 诊断要点

（1）常有头痛、恶心、呕吐，产生颅内压增高征象，临床表现与致伤因素、受伤部位、损伤范围和程度有关。

（2）轻者可无原发性意识障碍，重者可昏迷。伤情不同，昏迷程度、时间长短各异。

（3）一般都有生命体征改变。早期都有呼吸、脉搏浅弱，节律紊乱，血压下降，常于外伤后不久逐渐恢复。若持续低血压或已恢复正常随后又发生变化者要注意有无复合损伤、颅内血肿等继发改变。

（4）脑皮质功能受损时，可出现相应的定位体征，如瘫痪、感觉障碍、局灶性癫痫等征象。

（5）如合并有蛛网膜下隙出血，常有脑膜刺激征象。

（6）CT 检查：急性脑挫裂伤表现为斑片状或大片状低密度脑水肿区，其中呈现有多发、散在点状高密度出血灶。可有不同程度的占位效应。重者出现脑疝征象。

2. MRI 表现

（1）脑挫裂伤的 MRI 表现变化较大，常随脑水肿、出血和液化的程度而异。

（2）非出血性脑挫伤，呈斑片状 T_1WI 低信号和 T_2WI 上高信号。

（3）出血性脑挫裂伤，随着血肿内成分的变化，信号强度也有所变异，T_1WI 上一般表现为片状低信号内见斑片状高信号出血。

（4）常可在对冲部位见到表现相似的对冲伤。

（5）慢性期坏死组织液化吸收，呈囊状或片状脑脊液样信号，周围胶质增生在 FLAIR 上呈高信号，局部脑组织呈萎缩改变。

（杨　丽）

第五节　脑白质病

一、多发性硬化

多发性硬化（multiple sclerosis，MS）是以病灶多发、病程呈缓解与复发交替为特征的中枢神经系统最常见的脱髓鞘疾病之一。多见于中年女性，起病年龄为 10～50 岁。45%～50% 的 MS 患者同时累及脊髓。一般认为，本病是一种自身免疫性疾病。病理上以白质脱髓鞘改变为主，呈典型的硬化斑和白质软化坏死。常见受累部位有大脑半球、脑干、脊髓及视神经。

（一）诊断要点

1. 症状和体征　常见于中青年女性。起病年龄多在 10～50 岁之间。临床上起病急，病程短，症状重，反复加重与缓解交替进行为其特征。常有癫痫、感觉或运动障碍以及精神症状等，视神经损害是早期症状之一。本病肾上腺皮质激素治疗有效。

2. 脑脊液检查　脑脊液 IgG 增高是病变活动的生化指标。

3. 脑电图检查　诱发电位的测定有利于诊断。体感诱发电位及视觉诱发电位均明显延迟。

4. CT 检查　平扫示脑白质内多发类圆形低密度灶，增强后活动期病灶均匀或环形强化。

（二）MRI 表现

（1）病变主要位于大脑半球白质、脑干及脊髓，也可见于小脑半球。

（2）病灶在 T_1WI 上呈低信号，在 T_2WI 呈高信号。

（3）病灶多发，大小不一；在轴位多呈圆形或类圆形，在冠状面和矢状面呈条状，垂直于侧脑室，称为"直角脱髓鞘征"。

（4）无明显占位效应，少数周围有水肿。

（5）增强后相对静止期病灶无强化，活动期病灶呈均匀或环形强化。同一患者可以新旧病灶同时存在。

（6）晚期患者可伴有脑萎缩。

（7）MRS 可区分急性斑块和慢性斑块，急性病灶表现为 Cho 峰明显升高，Cr 峰降低，NAA 峰明显降低，Cho/Cr 比例升高，可出现 Lip 峰、Lac 峰；慢性期 Cho 峰及 Cho/Cr 比例趋向正常，Lip 峰和 Lac 峰消失，NAA 峰降低。

二、同心圆性硬化

同心圆性硬化又称 Balo 病，是罕见的大脑白质脱髓鞘性疾病，现在多数学者认为本病可能是弥漫性硬化的一个变异型。发病年龄一般在 20～50 岁，以青壮年女性为多。本病特征性的病理改变是在大脑半球白质病变区内常见多个同心圆形改变，即脱髓鞘区和髓鞘保存区交替呈同心圆形排列，距中心区越远，髓鞘脱失区越宽。

（一）诊断要点

（1）症状和体征：多数发病急，个别呈亚急性起病：临床上可有精神症状，表现为木僵、缄默、性格和行为异常，可有锥体束征阳性。随后出现大脑多病灶性征象，包括失语、斜视、眼球浮动、掌颏反射或吮吸反射阳性等。可以合并感染而发热。

（2）肾上腺皮质激素治疗有效。

（3）CT检查：两侧大脑半球深部白质圆形或类圆形低密度区，其内可见同心圆形改变，黑白相间，增强扫描病灶可强化。

（二）MRI 表现

（1）双侧大脑半球深部白质圆形或类圆形病灶，常为多发，也可单发，额叶、顶叶和半卵圆中心是好发部位。

（2）T_1WI 上病灶呈同心圆形结构，低信号为髓鞘脱失区，等信号为髓鞘相对正常区。

（3）T_1WI 上病灶呈高信号，同心圆结构多显示不明显。

（4）矢状面和冠状面上病灶与侧脑室相垂直。

（5）增强扫描等信号部分呈轻、中度葱皮样强化。

三、肾上腺脑白质营养不良

肾上腺脑白质营养不良（adrenleukodystrophy）是一种罕见的伴性隐性遗传性疾病。本病使脑白质脱髓鞘，肾上腺皮质功能低下。本病多发于 3~12 岁男孩，成人偶见。病理上大脑皮质厚度正常或萎缩，顶叶、枕叶、颞后脑白质出现对称性的脱髓鞘改变，可侵及胼胝体，额叶脱髓鞘多呈不对称性改变。临床上将肾上腺脑白质营养不良分为三种类型：新生儿型、儿童型、成人型。

（一）诊断要点

1. 症状和体征

（1）临床表现为进行性的智力减退、行为异常及皮肤色素异常沉着症，患者在几年内死亡。

（2）成人型病程长，可表现为肾上腺功能不全、性功能减退、小脑性共济失调以及智力减退等。新生儿型在出生后 4 个月内出现症状，常见面部畸形、肌张力减退、精神发育迟缓等，2 岁前死亡。

（3）肾上腺皮质功能低下。

2. CT检查　平扫为两侧顶枕叶侧脑室后角周围白质区对称性低密度病灶，增强扫描活动性病灶边缘呈花边样强化。

（二）MRI 表现

（1）双侧大脑半球白质内片状 T_1WI 低信号和 T_2WI 高信号，以侧脑室三角区周围最好发，呈"蝶翼状"。

（2）典型表现为病灶最先见于两侧顶枕区，呈对称性分布，继而向前发展累及额部，1H-MRS 检查可显示这一发展过程。

（3）病灶无占位效应。

（4）增强后病灶边缘呈不规则环形强化。

四、脱髓鞘性假瘤

脱髓鞘性假瘤（inflammatory demyelinating pseudotumor）是一组介于急性弥漫性脑脊髓炎和多发性硬化的中间型，其病因不明，可能与早年的麻疹病毒感染有关。病理上病变部位见淋巴细胞和巨噬细胞浸润，为其一个显著特征。冰冻切片上不易与星形细胞瘤鉴别，免疫组化 HAM-56 和 CD-68 染色可很好地鉴别两者。女性多见，平均年龄为 37 岁。

（一）诊断要点

（1）症状和体征：急性或亚急性起病，颅高压症状出现时间早，主要临床表现为头痛、视盘水肿、偏瘫、癫痫等。

（2）发病前常有病毒感染史或疫苗接种史。

（3）肾上腺皮质激素治疗有效。

（4）CT 检查：脑白质内类圆形低密度灶，有占位效应，增强后可强化。

（二）MRI 表现

（1）病灶多单发，少数可多发，可发生在中枢神经系统任何部位，多位于白质内，也可位于灰白质交界处、基底节、丘脑。

（2）圆形或类圆形，T_1WI 呈低信号，T_2WI 呈高信号。

（3）占位效应和瘤周水肿轻微，与病灶大小不成比例。

（4）增强后病灶多呈条状、环形或均匀强化。环形强化一般为开环形，强化缺口位于灰质侧。

（5）PWI 原始图像可见条形血管贯穿病灶，具有特征性。

（6）MRS：NAA 峰正常或轻度降低，Cho 升高，可见 Lac 峰。

五、急性播散性脑脊髓炎

急性播散性脑脊髓炎（acute disseminated encephalomyelitis，ADEM）是一种发生在某些感染后的中枢神经系统髓鞘脱失，如麻疹、水痘、腮腺炎、流行性感冒等，亦可发生于狂犬病等疫苗接种后。任何年龄均可发生，但多见于儿童和青年，无明显性别差异。病理上病变处血管周围炎性细胞浸润、血管充血、水肿，髓鞘肿胀、断裂、脱失，形成点状软化灶，并可相互融合呈大片状。本病起病急，头痛和呕吐为常见首发症状，严重者可出现嗜睡，甚至昏迷。

（一）诊断要点

1. 症状和体征　急性起病，头痛和呕吐为常见首发症状。发病前 1～2 周常有感染、疫苗接种史。发病前多有前驱感染症状，有脑实质损害的症状和体征，常伴有不同程度的精神症状和意识障碍。

2. 脑脊液检查　正常或轻度异常。

3. 脑电图检查　脑电图可出现不同程度弥漫性或局限性慢波。

4. 激素治疗　治疗效果较明显。

5. CT 检查　脑内多发低密度灶，边缘模糊，增强扫描病灶常有不同程度强化。

（二）MRI 表现

（1）脑内多发病灶，不对称，多位于皮质下脑白质，一般无占位效应。

（2）病灶在 T_1WI 上呈低信号，T_2WI 上呈高信号，境界清楚，周边水肿多轻微。

（3）FLAIR 示病灶呈高信号。

（4）丘脑可受累，此可与 MS 相鉴别。

（5）增强后病灶一般有轻度强化，亦可表现为部分病灶强化。

六、急性出血性脑白质脑炎

急性出血性脑白质脑炎（acute haemorrhagic leucoencephalitis，AHL）少见，一般认为是 ADEM 的一个亚型。病理上病变脑组织水肿、血管纤维性坏死、周围白质脱髓鞘、出血或坏死，并有中性粒细胞和单核细胞浸润。

（一）诊断要点

1. 症状和体征　起病前常有病毒感染：起病急骤，病情发展迅速。典型的临床表现为发热、头痛、呕吐、神经功能障碍和癫痫，2～3 天内进展为嗜睡、昏迷，甚至死亡。

2. 脑脊液检查　正常或轻度异常，或混有红细胞。

3. 脑电图检查　脑电图可出现不同程度弥漫性或局限性慢波。

4. CT 检查　脑内多发低密度区，内有出血。

（二）MRI 表现

（1）脑内多发病灶，不对称性，可仅位于一侧半球或一个脑叶。

（2）病灶在 T_1WI 上呈低信号，T_2WI 上呈高信号；病灶内见出血信号。

（3）病灶进展迅速。

七、进行性多灶性脑白质脑病

进行性多灶性脑白质脑病（progressive multifocal leucoencephalopathy，PML）是最常见的病毒性脱髓鞘性病变，由乳头多瘤空泡病毒引起。发病年龄多在 50~70 岁。通常发生在细胞免疫反应缺陷的患者，如白血病、淋巴瘤、癌症、SLE、AIDS、其他慢性疾病或长期接受免疫抑制剂的患者。

（一）诊断要点

1. 症状和体征　多灶性症状，不对称，多表现为缓慢发展的记忆障碍、偏盲、偏瘫、语言障碍等。大部分患者起病后 3~6 个月内死亡。患者常有细胞免疫缺陷。

2. 脑脊液检查　通常脑脊液检查正常。

3. 脑电图检查　有弥漫性或局灶性异常。

4. CT 检查　脑白质多发低密度灶，增强后无强化。

（二）MRI 表现

（1）白质内多发病灶，位于侧脑室旁和皮质下，不对称。

（2）病灶在 T_1WI 上呈低信号，T_2WI 和 FLAIR 上呈高信号。

（3）增强后一般无强化，少数边缘轻度强化。

（4）一般无出血和占位效应。

（牛合平）

第六节　颅内囊肿及脑脊液循环异常 MRI 表现

一、网膜囊肿

（一）临床表现与病理特征

颅内蛛网膜囊肿是指脑脊液样无色清亮液体被包裹在蛛网膜所构成的袋状结构内形成的囊肿，分先天性囊肿和继发性囊肿。可发生于各个年龄段，以儿童及青少年多见。患者可终身无症状，常因头部外伤、体检或其他原因行头颅影像检查而发现。常见症状有颅内压增高、脑积水、局灶性神经功能缺失、头围增大、颅骨不对称等异常。

（二）MRI 表现

蛛网膜囊肿在 T_1WI 呈低信号，T_2WI 呈高信号，与脑脊液信号相同，边界清楚，增强扫描无强化，周围脑组织无水肿，有时因占位效应使部分脑组织受压、移位。与 CT 相比，MRI 无颅骨伪影干扰，故可清晰显示中线部位、颅后窝及跨越两个颅窝的病变，揭示病变与脑实质及脑池的关系，获得更多的诊断信息。

（三）鉴别诊断

1. 与脂肪瘤、皮样囊肿、表皮样囊肿鉴别　这些病变的 CT 值均为负值，可资区别。

2. 与囊性胶质瘤鉴别　囊壁上有瘤结节，可资区别。

3. 与血管网织细胞瘤鉴别　特征为"大囊小结节"，且结节紧贴囊壁边。

二、皮样囊肿

（一）临床表现与病理特征

表皮样囊肿来自外胚层，又称胆脂瘤或珍珠瘤，是胚胎发育过程中外胚层残余组织异位所致。囊壁为正常表皮，内含角质物，有时含胆固醇结晶。约占颅内肿瘤的 0.2% ~ 1.8%。多发生于桥小脑角、岩尖斜坡（岩斜）区，手术全切除较为困难。

临床症状与病变部位有关。①桥小脑角型：最常见，早期三叉神经痛，晚期出现桥小脑角征，脑神经功能障碍，如面部疼痛、感觉减退、麻木、共济失调；②岩斜区型：常为三叉神经痛及三叉神经分布区感觉运动障碍，由于肿瘤生长缓慢、病情长，且囊肿沿间隙生长，故肿瘤大而临床表现轻；③脑实质内型：多位于大脑半球，常有癫痫发作及颅内压增高，颅后窝病变可引起共济失调及后组脑神经麻痹。

（二）MRI 表现

肿瘤多发生于额、颞叶邻近颅底的表浅部位，如桥小脑角、鞍上池、岩斜区等，形态不规则，边缘不光整。肿瘤沿蛛网膜下隙匍行生长，具"见缝就钻"特性。由于病变内胆固醇和脂肪大多不成熟，且含量较少，所以决定 MR 信号的主要因素是上皮组织。囊肿病变在 T_1WI 呈低信号，T_2WI 高信号，且信号明显高于脑组织和脑脊液。增强扫描时，囊肿通常无强化，有时在其边缘及局部可有轻度至中度强化。

（三）鉴别诊断

1. 低级别星形细胞瘤　病灶边界清楚、无水肿、无强化、可囊变、可钙化，但是，病变常位于白质内，以稍长 T_1、稍长 T_2 信号为主，形态规则多见，这与本病不同。

2. 间变型星形细胞瘤与多形性胶质母细胞瘤　以不均匀长 T_1、长 T_2 信号及囊变、坏死和出血为特征，与本病类似，但是，局部血管源性水肿明显，不规则花环状强化明显，易与本病区别。

3. 恶性多形性黄色星形细胞瘤　常位于颞叶表浅部位，囊实性肿块伴有出血、坏死，信号不均匀，瘤内可有脂肪信号与本病类似，但是，肿瘤强化明显，瘤周水肿明显，脑膜常受累，有助于两者鉴别。

4. 同心圆性硬化　表皮样囊肿偶有同心圆形等 T_1、略长 T_2 信号，但是，同心圆性硬化多发生于脑白质，半球脑白质及脑干白质内常有小圆形长 T_1、长 T_2 信号病灶，与 MS 的硬化斑表现类似，有助于鉴别诊断。

三、皮样囊肿

（一）临床表现与病理特征

颅内皮样囊肿是罕见的先天性肿瘤，起源于妊娠 3 ~ 5 周外胚层表面，与神经管分离不完全而包埋入神经管内，胎儿出生后形成颅内胚胎肿瘤，占颅内肿瘤的 0.2%。常发生在中线部位硬脑膜外、硬脑膜下或脑内，位于颅后窝者占 2/3，以小脑蚓部、第Ⅳ脑室及小脑半球为多。常见于 30 岁年龄组，无性别差异。

临床表现与其占位效应和自发破裂有关。皮样囊肿的胆固醇粒子进入蛛网膜下隙可引起脑膜刺激症状。癫痫和头痛最常见。囊壁破裂后可引起化学性脑膜炎、血管痉挛、脑梗死等。少数囊壁通过缺损的颅骨与皮肤窦相通，感染后可引起脑脓肿。

（二）MRI 表现

皮样囊肿呈囊状，边界清楚，在 T_2WI 呈高信号但信号强度低于脑脊液，在 T_1WI 呈高信号或低信号。由于其内含有毛发等不同成分，信号强度往往不均匀，以 T_2WI 为著。注射 Gd – DTPA 后囊肿无强化，部分囊壁轻度强化。囊肿破裂后，病灶与周围组织分界欠清，蛛网膜下隙或脑室内出现脂肪信号。脂肪抑制像可见高信号消失。在桥小脑角区短 T_1、短 T_2 信号病变的鉴别诊断中，应考虑皮样囊肿。

四、松果体囊肿

（一）临床表现与病理特征

松果体囊肿是一种非肿瘤性囊肿，是一种正常变异。囊肿起源尚不清楚，大小一般 5～15mm。囊肿壁组织学分 3 层，外层为纤维层，中层为松果体实质，内层为胶质组织，无室管膜细胞。患者大多无症状。但由于囊肿上皮具有分泌功能，可随时间延长而使囊肿逐渐增大，以致形成占位效应，出现临床症状，称为症状性松果体囊肿。症状包括：①阵发性头痛，伴有凝视障碍；②慢性头痛，伴有凝视障碍、眼底水肿及脑积水；③急性脑积水症状。

（二）MRI 表现

松果体区囊性病变，椭圆形或圆形，边缘光滑、规整。囊壁薄、均匀完整，在各个 MR 脉冲序列上与脑皮质等信号。增强扫描可见部分囊壁环状强化，部分不强化。强化表现由囊壁中残余的松果体实质碎片引起或是邻近囊肿的血管强化所致。囊内容物 MR 信号与脑脊液信号相似。

（三）鉴别诊断

主要有蛛网膜囊肿、松果体瘤囊变、第三脑室后表皮样囊肿、皮样囊肿及单发囊虫病。

1. 蛛网膜囊肿　其信号表现与松果体囊肿相似，但前者无壁，且在 T_2 FLAIR 呈低信号，与后者不同。

2. 松果体瘤液化囊变　其囊壁厚且不规则，有壁结节，增强扫描时囊壁和壁结节明显强化，与松果体囊肿的壁强化不同。

3. 第三脑室后表皮样囊肿和皮样囊肿　其信号表现与松果体囊肿不同，特别在 T_2 FLAIR 和 DWI 序列。

4. 单发囊虫病　有感染史，MRI 显示囊壁内头节，结合实验室检查，鉴别不难。

五、Rathke 囊肿

（一）临床表现与病理特征

Rathke 囊肿是一种先天性发育异常，又称垂体囊肿或 Rathke 袋囊肿。从组织学讲，在胚胎 4 周时，消化管的颊泡发育生长并形成一憩室样结构，即 Rathke 囊袋，而后囊袋内细胞向颅内生长形成颅咽管。约于胚胎 11 周时消失，随后 Rathke 囊袋前壁和后壁增生并分别形成垂体的前部和中部，漏斗部增生形成神经垂体（垂体后叶）。在垂体前部和中部之间残留一个小腔隙，在大多数成人，该腔隙填充上皮细胞，但有部分人该腔隙终身保持。一般情况下无临床意义。当腔隙内分泌物增加，腔隙扩张且成为较大囊肿时，即形成 Rathke 囊肿，并可产生一系列症状和体征。囊肿壁细胞常覆以单层柱状上皮，含有黏液分泌腺。

最常见的症状是头痛，其次为视力视野障碍及垂体功能低下等。较大者压迫第三脑室，造成阻塞性脑积水。

（二）MRI 表现

典型的 Rathke 囊肿为圆形或类圆形薄壁囊状病变，多数以垂体为中心生长，病变较小时局限于鞍内，病变较大时可穿过鞍膈、突入鞍上池。囊肿边界清楚，周围无水肿，可见正常垂体结构。囊肿信号通常均匀，T_1WI 呈低信号或稍高信号，T_2WI 呈高信号。由于囊内容物成分复杂（如黏液样物质、胶样物质、蛋白质、胆固醇），MR 信号随之不同。冠状面观察有时可见这些不均匀信号物质沉积在囊肿下部。在增强 T_1WI 囊肿一般无强化或仅见囊壁强化。

（三）鉴别诊断

包括囊性垂体腺瘤、颅咽管瘤、蛛网膜囊肿等。

1. 囊性垂体瘤　主要位于鞍内，囊壁较厚而欠均匀，强化表现较明显；囊内常残留肿瘤组织，故亦可出现强化。正常垂体结构消失。而 Rathke 囊肿因无实性成分，内容物无强化，可见正常垂体组织，可与前者鉴别。

2. 颅咽管瘤　多为囊性，也可为囊性与实性混合；多位于鞍上，发生钙化较多。一般鞍上肿瘤钙化，特别是壳状钙化者，绝大多数是颅咽管瘤。

六、胶样囊肿

（一）临床表现与病理特征

胶样囊肿又称室间孔囊肿，起源于神经上皮组织的包绕折叠，常位于第三脑室前上部，靠近室间孔后方，且多附着于该处室管膜或脉络丛上，少数位于脉络丛、蛛网膜下隙，甚至脑实质。病理组成主要为致密黏稠的胶样物质，同时含有大量其他成分，如陈旧出血、含铁血黄素、胆固醇结晶、脑脊液以及顺磁性物质钠、钙、镁、铁、铜等。

临床表现取决于囊肿大小及脑室阻塞的程度。小囊肿无症状，仅在尸检中偶然发现。囊肿引起室间孔阻塞，导致脑积水及颅内压升高时，出现头痛、呕吐症状。在疾病早期，阻塞多为间歇性，表现为间歇性头痛，有时在头位改变后能缓解，因此常被忽略。随着疾病的发展，头痛的持续时间及发作频率均增加，最后呈持续性。但无其他定位及特异性症状。视盘水肿可能是唯一的神经体征。有些表现为痴呆、步态不稳与尿失禁，颇似正常压力性脑积水。

（二）MRI 表现

第三脑室前部圆形或卵圆形肿物，MR 信号特点为 T_1WI 高信号，T_2WI 从极低至极高信号均可出现。部分胶样囊肿在 T_2WI 呈低信号病变伴有等信号囊壁。增强扫描时，囊肿不同程度强化。可伴有梗阻性脑积水。CT 扫描有时见囊肿内钙化斑。

（三）鉴别诊断

因胶样囊肿所在位置和特征性 MRI 表现，诊断比较容易。若病变较大可突向鞍上池区，需与发生在鞍上的囊性颅咽管瘤鉴别。后者病灶多为分叶状，常伴壁结节，实性部分及囊壁常见钙化；而胶样囊肿形态规则、壁薄。

七、第五、六脑室

（一）临床表现与病理特征

第五、六脑室多为先天性发育不良，部分继发于颅脑外伤、前交通动脉瘤破裂等病变。前者是由于先天性透明隔闭合不全而成，与脑室及蛛网膜下隙不通；后者是由于颅脑外伤、颅内出血时脑脊液或血液撕裂透明隔所致，与脑室和蛛网膜下隙相通。先天性五、六脑室因其内压力膨胀，可压迫周围结构。五脑室内的压力变化可造成室间孔活瓣样闭塞，引起间歇性颅内压增高，导致头痛。而脑室对胼胝体的刺激可引起脑部异常放电，导致癫痫；对胼胝体和穹隆等边缘系统的损害可造成精神发育迟滞。

（二）MRI 表现

影像表现方面，第五脑室在第三脑室上部层面，位于两侧侧脑室额角之间，腔壁平行，不并存第六脑室时呈倒三角形。第六脑室常位于第五脑室后端，呈烧瓶状。正常情况下第五脑室将逐渐融合而消失，如发育到一定年龄尚未融合且有脑脊液充填，即形成第五脑室。另外，颅脑外伤可使已闭合的透明隔撕裂而后填充脑脊液，形成第五脑室。如第五脑室外形膨大，则形成透明隔囊肿。第六脑室形成系海马联合闭合不全所致，也常由第五脑室向后扩展而成；有时单独存在。它位于侧脑室体部，横径超过3mm 有临床意义。

八、脑积水

（一）临床表现与病理特征

脑积水可宽泛地定义为脑脊液（CSF）因形成、流动或吸收紊乱，导致其在中枢神经系统内所占的体积增加。急性脑积水在数天内发生，亚急性脑积水在数周内，慢性脑积水在数月或数年内发生。如脑室和蛛网膜下隙之间存在完整的交通，称为交通性脑积水。这是由 CSF 生成过多、吸收障碍或静脉回流不畅所致。脑室系统内或其通往蛛网膜下隙的出口处 CSF 流动受阻，导致脑室与蛛网膜下隙无交通，称为非交通性脑积水。

脑积水的发病原因多种多样。主要有：①占位性病变：其压迫脑室系统可造成梗阻性脑积水，松果体区及脉络丛肿瘤则多引起 CSF 循环障碍，出现交通性脑积水；②颅脑损伤：造成脑积水的原因是，一方面，蛛网膜下隙出血后，由于血凝块及随后的纤维增生使 CSF 流动受阻，基底池多见。蛛网膜颗粒粘连和梗阻（梗阻性脑积水），有时形成脑凸面脑积水，或红细胞堵塞蛛网膜颗粒，妨碍 CSF 吸收（交通性脑积水）；另一方面，脑内出血进入 CSF，或小脑、脑干血肿阻塞 CSF 循环；③脑血管病变：颅内血肿与脑梗死可能与脑凸面梗阻性脑积水有关；④感染：脑炎或室管膜炎引起导水管粘连、狭窄；⑤发育畸形：如脑穿通畸形、先天性脑发育不全、先天性导水管狭窄或闭塞。

（二）MRI 表现

主要是脑室扩张，脑实质变小。头颅增大见于婴幼儿。第三脑室扩张相对于正常值最为明显，侧脑室体部增大较脑室额角增大明显。颞角扩大多见于梗阻性脑积水。间质性脑水肿 MRI 表现为脑室旁条带状或片状长 T_1、长 T_2 信号，多发生在脑室旁，尤其侧脑室旁，可能因脑室压力增高，脑室内 CSF 经室管膜向外渗漏所致。

外部性脑积水是交通性脑积水的一种特殊类型，发生在早期婴儿，临床呈良性、自愈性过程。MRI 表现为额顶区蛛网膜下隙增宽，大脑纵裂前半部增宽，后半部正常。病变均发生在额、额顶区而不出现于后枕部为其特征。额顶区脑沟加深增宽，且蛛网膜下隙扩大愈明显，脑沟变化愈显著。基底池亦可扩大，包括鞍上池、桥前池和桥小脑角池。脑室系统表现往往正常。

（三）鉴别诊断

1. 脑萎缩　大脑脑沟普遍加深变宽，有时小脑脑沟加深增宽，脑室相应扩大，颞角可轻度扩大。而脑积水的颞角扩大较为明显。

2. 硬膜下积液　硬膜下腔扩大，其内侧缘光滑平直，脑回受压、变扁，双侧可不对称，一般有外伤或炎症病史。而脑积水时蛛网膜下隙增宽，其内缘凹凸不平，依脑沟走行。

（牛合平）

第七节　伴有深部灰质受累的神经变性类疾病 MRI 表现

现在讨论一些以深部灰质或基底神经核受累为主的神经变性类疾病。其主要病理改变为神经元变性，白质结构亦可受累。临床表现主要为不同类型的运动障碍，也可出现大脑皮质及小脑受累的症状，如痴呆、共济失调。

一、慢性进行性舞蹈病

（一）临床表现与病理特征

本病又称遗传性舞蹈病，亨廷顿病。是一种遗传性慢性中枢神经系统变性病。病理改变以大脑皮质及新纹状体受累为主，特点为尾状核及壳核变性、萎缩，额叶皮质萎缩。其生化改变为基底核中多巴胺（DA）含量过多，而 γ-氨基丁酸（GABA）及胆碱含量减少。

多为中年发病，有遗传家族史，偶见散发病例。临床表现为以上肢远端及面部表情肌为明显的多动症，舞蹈样动作多变，安静时减轻，睡眠时消失，可因随意运动及情绪影响而加重。可有情感淡漠、抑郁、激惹、人格改变等，最终精神衰退而致痴呆。

（二）MRI 表现

可见双侧尾状核头萎缩和继发性侧脑室额角扩张。有人测量额角及尾状核，发现本病患者额角与尾状核比例明显小于正常人。如脑萎缩导致双侧脑室明显扩张，尾状核萎缩相对不明显。注射对比剂后增强扫描时无强化。MRI 可显示双侧半球皮质及皮质下萎缩，由前向后发展，最初见于额叶，而后逐渐扩展至顶叶、枕叶，基底核、脑干、小脑也可受累。病变区呈长 T_1、长 T_2 异常信号，基底核区过量铁质沉积时可见明显的局限性低信号。

二、肝豆状核变性

（一）临床表现与病理特征

本病也称威尔逊（Wilson）病，为家族性常染色体隐性遗传性铜代谢障碍型神经系统变性类疾病。该病三大主征为小叶性肝硬化、豆状核变性软化及角膜色素环（K-F 环）形成。病理改变为胃肠道吸收过多金属铜，肝脏合成血浆铜蓝蛋白的能力下降，血中"直接反应铜"增加，部分随尿液排出，部分沉积于额叶皮质、基底核、角膜及肝肾等处，导致壳核、苍白球、尾状核及额叶皮质变性，红核、黑质及齿状核也可受累。受累部位神经胶质增生。临床表现为儿童期或青春期发病，有家族史者约占1/3。基底核损害症状包括震颤、僵直与多动症。皮质损害症状主要为衰退型精神障碍。查体可有结节性肝硬化及角膜 K-F 环表现，实验室化验检查提示铜代谢异常。

（二）MRI 表现

基底核、脑白质、脑干及小脑内出现长 T_1、长 T_2 异常信号，以基底核区受累最常见。病变在壳核、苍白球最明显，尾状核头部、小脑齿状核、脑干次之。丘脑也可见长 T_1、长 T_2 异常信号。这些信号改变可能与铜沉积造成脑组织缺血、坏死、软化有关。有时在高信号区混有局限性低信号，代表胶质增生与铜、铁等沉积并存。尾状核、大脑、小脑可有萎缩表现。

三、帕金森病

（一）临床表现与病理特征

帕金森（Parkinson）病又称震颤麻痹。病因不明者，称为原发性帕金森病。部分患者可能为病毒感染所致。继发于脑炎、脑血管病、脑瘤、脑外伤、毒物或药物中毒性脑病者，称为帕金森综合征。病理方面，主要的原发病变部位在黑质及黑质-纹状体通路。正常情况下，黑质内含有多巴胺神经元，它们止于纹状体。由于黑质破坏，神经细胞减少、变性、空泡形成。细胞质内可见同心形的包涵体，导致黑质-纹状体通路分泌的多巴胺明显减少。多巴胺是纹状体产生的抑制性神经递质，而乙酰胆碱是纹状体的兴奋性神经递质。正常情况下，这两种递质处于平衡状态。在帕金森病患者，黑质与纹状体中多巴胺含量降低，使乙酰胆碱的作用相对增强而产生症状。此外，病变亦可累及蓝斑、网状结构和迷走神经背核。多数患者出现不同程度脑萎缩。

临床表现有三大主征：肌张力增强（肌强直），运动减少、迟缓、缺失，震颤。多在 50 岁以后发病，男性多于女性。肌张力增强使面部表情呆板，呈"面具脸"。运动缓慢表现为行走时起步困难，呈慌张步态。典型的手部震颤呈"搓丸样震颤"。继发症状包括抑郁、焦虑、认识能力下降、易激动、发音及吞咽困难等。晚期死于并发症。

（二）MRI 表现

MRI 可见基底核区异常信号，提示局部变性改变；大脑皮质及深部灰质核团萎缩，特别是第三脑室周围及额叶萎缩。在帕金森病患者，高分辨率 MRI 可显示黑质（致密带）萎缩，T_2WI 上局限性低信号提示过量铁沉积。

以下讨论一组涉及多系统变性的疾病。多系统变性是指原因不明的中枢神经系统多部位变性与萎缩，又称多系统萎缩。其临床特点为，多在中年以后发病，隐匿渐进，经数年或十余年后死于继发感染及器官衰竭。临床症状与锥体外系、小脑、脑干、运动性脑神经核、脊髓前角、锥体束、大脑皮质等受累有关。可伴有智能障碍。感觉系统正常。本组疾病包括原发性体位性低血压（Shy – Drager 综合征）、进行性核上性麻痹（Steele – Richardson – Olszewsky 综合征）、橄榄 – 脑桥 – 小脑萎缩（OPCA）、纹状体黑质变性等。分述如下：

四、原发性体位性低血压

（一）临床表现与病理特征

病理改变为脊髓灰质侧角星形神经胶质细胞增生，病变也可累及基底核、第三脑室周围灰质、黑质、小脑等部位，常双侧对称发生。临床主要表现为直立性低血压、中枢神经损害症状及自主神经症状。

（二）MRI 表现

大脑皮质、小脑和脑干可见非特异性萎缩，而基底核无萎缩。在 T_2WI，典型表现为壳核信号强度明显减低，尤其是沿壳核边缘减低。低信号提示铁或其他金属元素异常沉积。高场 MRI 显示低信号更佳。

五、进行性核上性麻痹

（一）临床表现与病理特征

一般认为是一种退行性改变，无家族倾向，病因不明，可能与病毒感染有关。主要病理改变为神经细胞变性，发生在基底核到脑干的某些部位，以苍白球、黑质、上丘、动眼神经核、小脑齿状核最明显。

（二）MRI 表现

影像检查可见明显的中脑萎缩，环池、四叠体池、三脑室等继发性扩大。MRI 显示脑干萎缩外，在 T_2WI 可见苍白球、黑质、四叠体上丘、壳核信号强度减低，以黑质低信号最明显。

六、橄榄 – 脑桥 – 小脑萎缩

（一）临床表现与病理特征

本病属于脑干小脑型变性或遗传性疾病。病理检查见变性涉及下橄榄核、脑桥横过纤维与固有核以及小脑蚓部与皮质，也可累及锥体外系各核、脑干、脑神经核及大脑皮质。临床表现为中年后发病，小脑性共济失调为首发症状，其后渐出现帕金森综合征或脑干脑神经核受损的症状，晚期锥体束征阳性。

（二）MRI 表现

MRI 显示颅后窝结构明显萎缩，也可有大脑皮质萎缩。在 T_2WI 可见壳核、苍白球、黑质低信号，提示过量金属沉积。

七、纹状体黑质变性

（一）临床表现与病理特征

病理改变主要为纹状体、黑质及蓝斑核变性，可累及丘脑底核、小脑齿状核及迷走背核。临床发病年龄为 40 ~ 50 岁，以帕金森综合征为首发症状，但静止性震颤较轻或阙如，可有小脑共济失调或锥体束征。病情渐进性，对左旋多巴治疗无效。

（二）MRI 表现

CT 可见双侧壳核对称性低密度区，全脑萎缩。MRI 在 T_2WI 可见壳核低信号，推测与过量金属沉积有关。与正常状态相反，壳核信号强度与苍白球低信号成比例。增加 T_2 弛豫时间扫描（延长 TE）时，在尾状核及黑质也可见异常低信号。

八、苍白球黑质变性

（一）临床表现与病理特征

本病也称进行性苍白球变性综合征、Hallervorden – Spatz 综合征。病因不明，呈显性遗传的家族性疾病。发病可能与铁和类脂质代谢紊乱有关。病理检查见苍白球、黑质以及神经节细胞变性，髓鞘脱失，胶质增生，有大量青绿色或锈褐色的铁盐及类脂质沉积。临床表现为 10 岁左右发病，全身性强直由双下肢开始，渐累及上肢及面部，智能衰退。少数伴有色素性视网膜炎及视神经萎缩。

（二）MRI 表现

本病 MRI 特征是，豆状核（尤其苍白球）在 T_2WI 呈低信号，为过量铁沉积所致。在 T_2WI，脑室前白质信号增加，基底核区呈高信号，可能反映局部脱髓鞘改变。

九、亚急性坏死性脑病

（一）临床表现与病理特征

本病又称 Leigh 综合征。病因不明，可能为与维生素 B_1 有关的一种先天性代谢障碍。中枢神经系统病变广泛，主要为对称性出血灶，除大脑外，尚可累及脑桥、脊髓、苍白球以及视神经。临床表现为乳儿期缓慢起病，有家族史。进行性视、听及智力障碍。共济失调，肌力及肌张力低下。一般在发病后 2~3 年，因延髓性麻痹（球麻痹）出现吞咽和呼吸困难加重而死亡。

（二）MRI 表现

脑干受累区域主要为背盖部及导水管周围灰质，病变呈长 T_1、长 T_2 异常信号。基底核及丘脑也常受累，T_2WI 呈高或低信号。低信号可能与铁或其他顺磁性物质沉积有关。

十、先天性氨基酸代谢异常

（一）临床表现与病理特征

是一组遗传性代谢障碍性疾病。以某种氨基酸及其代谢产物在血液大量积蓄及大量随尿液排出为特征，常伴神经系统损害症状。发病原因包括酶缺陷导致氨基酸代谢过程阻滞，以及肠道、肾小管对氨基酸的吸收运转功能障碍。大都出现常染色体隐性遗传表现。病理改变包括髓鞘形成延迟及脑白质海绵状变性。虽然对许多氨基酸代谢障碍的病因已有了解，但仅有少数的影像改变被描述。本组疾病因病种不同而有不同的症状，但多数高氨基酸血症患者有发育障碍、智能低下、痉挛发作，以及阵发性呕吐、嗜睡、共济失调、惊厥、意识障碍等氨中毒表现。部分患者有尿色、尿味异常以及皮肤、毛发异常。

（二）MRI 表现

在丙氨酸血症或甲基丙二酸尿症，脑白质内可见弥漫性长 T_1、长 T_2 异常信号，增强扫描时无强化。这种异常在正确治疗后可以恢复。有些患者在双侧苍白球可见长 T_1、长 T_2 异常信号。鸟氨酸转氨甲酰酶异常患者也有类似表现。枫糖尿病患者灰质和白质内可见长 T_1、长 T_2 异常信号，提示脑水肿。在非酮症性高甘氨酸血症，MRI 可见明显的幕上、幕下结构萎缩，胼胝体发育障碍，以及幕上脱髓鞘或髓鞘形成障碍。在苯丙酮酸尿症患者，MRI 显示室旁（尤其侧脑室三角区周围）长 T_1、长 T_2 异常信号。这种改变与病程及神经功能障碍不相关。

十一、Wallerian 溃变

为一种大脑半球病损所致沿神经纤维轴索发生的局部脑组织溃变、容积减少的情况。例如，一侧半球大面积卒中如果引起大量神经纤维溃变、受损，可出现大脑脚、脑桥、延髓体积减小及外形萎缩。受损区胶质增生在 T_2WI 呈小灶高信号。

十二、一氧化碳中毒性脑病

一氧化碳中毒所致的脑病多发于北方地区的冬季。根据中毒及神经变性的程度不同，临床表现可为轻度头晕至重度昏迷。病理生理学改变与缺血缺氧性脑病类似，病变主要是基底神经节区的神经核团变性、坏死，半卵圆中心区脱髓鞘。MRI 显示双侧基底核区及室旁白质对称性长 T_1、长 T_2 异常信号。

（李　焜）

参考文献

[1] 姜玉新，张运．超声医学高级教程．北京：人民军医出版社，2012.

[2] 杨舒萍，沈浩霖．临床心脏超声影像学．北京：人民卫生出版社，2011.

[3] 金征宇．多层螺旋CT影像诊断学．北京：科技文献出版社，2009.

[4] 高剑波，郭华，张永高．实用临床放射和CT影像学．郑州：郑州大学出版社，2013.

[5] 高元桂，张爱莲，程流泉．肌肉骨骼磁共振成像诊断．北京：人民军医出版社，2013.

[6] 祁吉．放射学高级教程．北京：人民军医出版社，2011.

[7] 唐光健，奉乃姗．现代全身CT诊断学．北京：中国医药科技出版社，2013.

[8] 白人驹，张雪林．医学影像诊断学．第3版．北京：人民卫生出版社，2014.

[9] 金征宇．医学影像学．北京：人民卫生出版社，2013.

[10] 王子轩，刘吉华，曹庆选．骨关节解剖与疾病影像学诊断．北京：人民卫生出版社，2009.

[11] 郭万学．超声医学．北京：人民军医出版社，2015.

[12] 李雪，曾登芬．医学影像科护理工作手册．北京：人民军医出版社，2014.

[13] 孟庆学，柳澄，田军．实用CT诊断学．北京：科学技术文献出版社，2009.

[14] 曹丹庆，蔡祖龙．全身CT诊断学．北京：人民军医出版社，2013.

[15] 郭晓山，焦俊．腹部影像诊断学图谱．贵阳：贵州科技出版社，2009.

[16] 张雪林．磁共振成像诊断学．北京：人民军医出版社，2013.

[17] 郑穗生，高斌，刘斌．CT诊断与临床．安徽：安徽科学技术出版社，2011.

[18] 邢伟，丁乙．临床X线鉴别诊断学．南京：江苏科学技术出版社，2011.

[19] 陈方满．放射影像诊断学．合肥：中国科学技术大学出版社，2015.

[20] 赵见喜，韩书明，戎雪冰．X线诊断入门与提高．北京：人民军医出版社，2011.

[21] 郭启勇．介入放射学．第3版．北京：人民卫生出版社，2010.

[22] 徐霖，罗杰．实用介入放射学手册．湖北：华中科技大学出版社，2015.

[23] 黄钢．核医学与分子影像临床应用指南．北京：人民卫生出版社，2016.

[24] 付占立．核医学病例图谱．北京：北京医科大学出版社，2016.